日本生体医工学会監修
臨床工学シリーズ

改訂 医用電子工学

東北大学名誉教授	工学博士	松尾 正之
東京電機大学教授	工学博士	根本 幾
慶應義塾大学名誉教授	工学博士	南谷 晴之
早稲田大学名誉教授	工学博士	内山 明彦

共著

コロナ社

臨床工学シリーズ編集委員会

	元杏林大学教授	医学博士	伊藤寛志
	東京女子医科大学名誉教授	医学博士	太田和夫
	神奈川県立保健福祉大学教授	工学博士	小野哲章
代表	上智大学名誉教授	工学博士	金井　寛
	東京大学名誉教授	工学博士	斎藤正男
	東京大学名誉教授	医学博士	都築正和

(五十音順)

序

　近年の医療機器の高度な発達に伴い，これらの機器を安全・有効に活用するために工学技士が必要となり，臨床において多数の技士が働いている。昭和62年，関係各位の努力によりこれらの工学技士のために，臨床工学技士法が制定された。これに伴って，臨床工学技士の教育が差し迫った重要な問題になり，日本エム・イー学会†CE委員会が中心になり，日本医科器械学会，透析療法合同専門委員会の協力を得て，適正な教科書の早期発行を検討してきた。

　臨床工学技士は将来の医療機器の発展に対応できるよう，臨床における工学的問題に広く対処できる能力を持つことが必要とされている。このためには工学的基礎を体系的に理解することがきわめて重要であるが，同時に医学の基礎知識を修得しなければならない。3年という短い養成期間に工学と医学双方の基礎を理解させるよう教育することはたいへん困難で，従来の工学教育および医学教育を縮めるだけではとても不可能である。そこで臨床工学的視点に立った工学および医学の教育が必要となる。しかしこれまでこのような観点からの教科書はまったくなかった。

　本シリーズはこのような状況を踏まえ，臨床工学技士の学校教育にはもちろん，臨床工学を体系的に学びたい医療関係者のニーズにも十分応えられるよう企画したものである。

1990年1月

「臨床工学シリーズ」編集委員会

代表　金井　寛

---

†　2005年4月，「日本エム・イー学会」は「日本生体医工学会」に名称変更になりました。

改訂に当たって

　現在の医療は診断のみならず治療においても高度化された電子機器が多く用いられている。また，チーム医療が多くなり，コメディカルのサポートが重要になっている。特に臨床工学技師においても，高度な専門知識が要求されている。

　本書は，臨床工学シリーズの中の電子工学部門を対象としてまとめたものである。初版においては，故 松尾正之 東北大学名誉教授の監修執筆をもとに1991年8月に発行された。その後技術の進歩が速く，内容の一部は古くなりさらに新たな技術も実際に使用されている。

　今回は全体を見直して内容の重複，配列について検討し全面的な改訂を行った。国家試験の出題範囲を超えている内容もあるが，これらについては医療機器の開発にも役立つものと思われる。さらに，単に国家試験のために利用するのみならず，電気・電子系の学生の講義にも使用しうるものと思われる。

　ここに記載されていない項目，例えばソフトウェア関連などは本シリーズ7巻『情報工学』を参照されることを希望する。

　なお，できる限り理解しやすいように記述してあり，誤りのないように校正を行ったが，不明な点などについては著者あてにご連絡いただきたい。

2005年2月

著　者

目　　次

1　序

1.1　電　子　工　学 …………………………………………………… 1
1.2　臨床工学と電子工学 ………………………………………………… 4
1.3　電子工学に用いられる単位系 ……………………………………… 6

2　電子デバイス

2.1　電　気　伝　導 …………………………………………………… 7
　2.1.1　電荷と電界 ……………………………………………………… 8
　2.1.2　電　　　位 ……………………………………………………… 9
　2.1.3　オームの法則 …………………………………………………… 11
　2.1.4　拡　　　散 ……………………………………………………… 13
2.2　半　　導　　体 …………………………………………………… 20
　2.2.1　導体・半導体・絶縁体 ………………………………………… 20
　2.2.2　半導体中のキャリヤ …………………………………………… 25
　2.2.3　状　態　密　度 ………………………………………………… 27
　2.2.4　フェルミ-ディラック分布 …………………………………… 29
2.3　pn接合における現象 ……………………………………………… 35
　2.3.1　pn　接　合 ……………………………………………………… 35
　2.3.2　拡散電位の計算 ………………………………………………… 38
　2.3.3　整流特性の説明 ………………………………………………… 40
　2.3.4　ダイオード ……………………………………………………… 47
2.4　トランジスタ ……………………………………………………… 50
　2.4.1　バイポーラトランジスタ ……………………………………… 50

2.4.2　電界効果トランジスタ ………………………………………… 55
2.5　集積回路および他のデバイス ………………………………………… 60
　　2.5.1　集 積 回 路 ………………………………………………………… 60
　　2.5.2　サイリスタ ………………………………………………………… 63
　　2.5.3　CCD ………………………………………………………………… 64
　　2.5.4　SQUID 素子 ……………………………………………………… 65
2.6　光デバイスと回路 ……………………………………………………… 68
　　2.6.1　光ファイバ ………………………………………………………… 69
　　2.6.2　発 光 素 子 ………………………………………………………… 71
　　2.6.3　受 光 素 子 ………………………………………………………… 75
　　2.6.4　光 　 回 　 路 ……………………………………………………… 80
2.7　電　　　　池 …………………………………………………………… 84
　　2.7.1　電池の役割と歴史 ………………………………………………… 84
　　2.7.2　化学電池の原理 …………………………………………………… 85
　　2.7.3　一 次 電 池 ………………………………………………………… 87
　　2.7.4　二 次 電 池 ………………………………………………………… 89
　　2.7.5　燃 料 電 池 ………………………………………………………… 92
参　考　文　献 ……………………………………………………………… 92
演　習　問　題 ……………………………………………………………… 93

3　電　子　回　路

3.1　増 幅 と 雑 音 ………………………………………………………… 95
　　3.1.1　生体信号と増幅 …………………………………………………… 95
　　3.1.2　増幅器の諸特性 …………………………………………………… 96
　　3.1.3　雑音と SN 比 ……………………………………………………… 104
　　3.1.4　各種増幅器の基本回路 …………………………………………… 109
　　3.1.5　電 源 回 路 ………………………………………………………… 130
　　3.1.6　スイッチングレギュレータ ……………………………………… 133

3.2 アナログ回路……………………………………………………………… 136
 3.2.1 発振回路……………………………………………………………… 137
 3.2.2 微分回路と積分回路………………………………………………… 145
 3.2.3 アナログフィルタ…………………………………………………… 148
 3.2.4 ディジタルフィルタ………………………………………………… 158
 3.2.5 コンパレータ………………………………………………………… 164
 3.2.6 $V\text{-}f$ コンバータと $f\text{-}V$ コンバータ…………………………… 165
 3.2.7 ピーク値検出回路…………………………………………………… 167
 3.2.8 サンプルホールド回路……………………………………………… 168
 3.2.9 AD コンバータと DA コンバータ………………………………… 170
 3.2.10 PLL…………………………………………………………………… 175
3.3 ディジタル回路と電子計算機………………………………………… 178
 3.3.1 パルス回路…………………………………………………………… 178
 3.3.2 論理回路……………………………………………………………… 195
 3.3.3 順序回路……………………………………………………………… 200
 3.3.4 電子計算機…………………………………………………………… 210
参 考 文 献………………………………………………………………………… 213
演 習 問 題………………………………………………………………………… 214

4 通　　　　信

4.1 情 報 伝 送……………………………………………………………… 224
 4.1.1 正弦波変調…………………………………………………………… 225
 4.1.2 パルス変調…………………………………………………………… 230
 4.1.3 スペクトル拡散通信………………………………………………… 239
 4.1.4 多重化と変調の組合せ……………………………………………… 240
 4.1.5 ネットワーク………………………………………………………… 244
4.2 信 号 処 理……………………………………………………………… 253
 4.2.1 アナログ信号処理…………………………………………………… 254
 4.2.2 ディジタル信号処理………………………………………………… 256

| 4.2.3　スペクトル処理 …………………………………………………… 257
4.3　医　用　情　報 …………………………………………………………… 261
　　　4.3.1　医用画像処理 …………………………………………………… 261
　　　4.3.2　電子カルテ ……………………………………………………… 263
　　　4.3.3　医用テレメータ ………………………………………………… 264
　　　4.3.4　電磁波障害 ……………………………………………………… 265
参　考　文　献 ………………………………………………………………… 266
演　習　問　題 ………………………………………………………………… 267

演習問題解答 ………………………………………………………………… 268
索　　　　引 ………………………………………………………………… 271

1 序

　現在，臨床医学に用いられている電子機器はきわめて多い。心電計や脳波計のような比較的簡単なものから，超音波診断装置やX線CTのような複雑な画像診断装置，あるいは血液の自動分析装置など，数え上げることが困難である。さらに半導体集積回路（IC）の急速な発展により，コンピュータが普及し，臨床に用いられる機器はますます高機能化し複雑なシステムとなっていく。このような複雑な機器の仕組みを理解し，これを使いこなすためには，電気，電子，通信，情報などの諸工学の広い知識が必要となる。本書においては臨床工学の基礎知識としての電子工学，通信工学の概略について学ぶことにする。本シリーズの「医用電気工学」，「情報工学」，あるいは他の専門書も適宜参考にしていただきたい。

1.1 電子工学

　電子工学とは，物質中の電子や光子の性質・働きを調べ，それを利用した装置とその設計・試験および応用について研究する工学，と考えられており，おおよそ電子物性・電子デバイスと回路，およびその応用，の三つの分野に分けられる。このような電子工学を全般にわたり学ぶことは容易ではない。しかし臨床工学技士として求められる電子工学の基礎知識は，電子デバイスと回路であると考えてよい。

1. 序

電子工学の基礎となるのは電気工学である。電気工学の中心となるのが電磁気学と電気回路であるように，電子工学の中心となるのが電子デバイスと電子回路である。本書では通信を切り離して独立な章としてある。これは，通信はその方式や信号処理法などが重要であり，基本的なタイプがいくつか定まっている電子回路とは，別に考えたほうがよいからである。

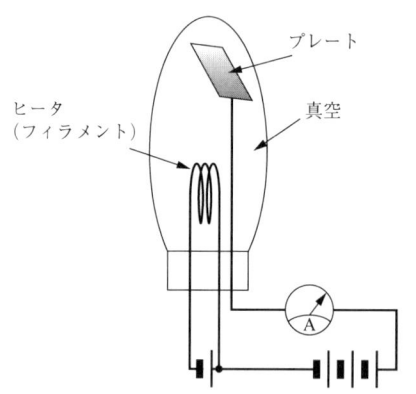

図 1.1 エジソン効果。図のようにプレート側を正にすると電流が流れる

電子デバイスといえば昔は真空管（電子管）であった。これはその名のとおり，真空中を走る電子の運動を制御して，交流の整流，高周波の検波，増幅などを行わせるデバイスである。真空管の原理の発見者は，あの発明王のトーマス・エジソンである。1884年，彼は電球の研究をしているとき，発光のためのフィラメントの近くに金属板（プレート）を置き，フィラメントとプレートの間に電池を入れた回路を作ったところ，プレート側を正極にしたときのみ，この回路に電流が流れることを発見した（**図 1.1** 参照）。

これは高熱になったフィラメントから飛び出してくる電子が，プレート側が正のときのみ，真空中を飛んでプレートに飛び込み，回路を流れるからである。これを**エジソン効果**と呼ぶ。エジソンはここで整流作用を発見したわけであるが，不思議なことに彼はこの応用を考えつかなかったという。エジソンは，例えば，音とは物体の振動が空気の疎密波として伝わり，鼓膜を振動させるものだという昔から知られていた原理を使って，だれも考えなかった（それもいまとなっては不思議なのだが）蓄音機を作った（1877年）（機械振動を溝にそのまま記録するというこの原理的にきわめて原始的な方式は，20数年前にCDが商品化されるまでじつに1世紀も続いたのである）。このように，原理が知られていたものを実用化することに天才だったエジソンが，整流作用の

応用を考えつかなかったというのは，ちょっとした皮肉で興味深い．筆者などは，彼が商用電源として直流を用いることを主張したことと関係があるのではないか，などと変な勘ぐりをしてしまうのである．

エジソン効果を利用して真空管（二極管）を作り，整流器，検波器として応用したのはフレミング（Fleming，1904 年）である．さらに，ドゥフォレー（de Forest，1907 年）は格子状の電極（グリッド）を電子の通り道に置いて，これに電圧をかけることにより，電子が通過する量を制御できることを発見した．これが三極管であり，グリッドに信号電圧をかければ，ヒータ（フィラメント）とプレート間に流れる大電流をその信号どおりに制御することができる．これは信号を増幅することにほかならない（図 1.2）．これによって人類は能動的な作用をもつ電子素子を手に入れたことになり，これが電子工学の始まりとなったといってよいだろう．

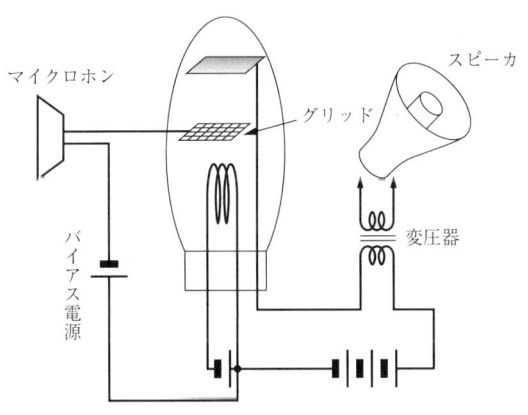

図 1.2　三極管による増幅の原理図

その後の電子管とそれを応用した電子回路技術の発展は，特に通信技術の発達により社会を一変させた．ほかの技術と同じく，電子工学も軍事目的で飛躍的に発展した部分が多いが，電話やラジオや音響技術，さらにテレビジョンなどわれわれの生活に密着し，商業的にも重要な部分もはじめから多かった．さ

らに電子工学は，マスメディアの発達に決定的な重要性をもち，われわれの世界観にも影響を与えてきたのである。筆者らの世代が子供のころ（昭和20年代から30年代）は，そのようなことを身の周りにひしひしと感じる時代であった。

　第二次世界大戦直後は，また電子工学にとっても大革命が起こりつつあるときであった。まず電子管を利用した電子計算機 ENIAC が von Neumann らによって作られた（1945年）。現在使われている汎用のプログラム内蔵式電子計算機の最初のものとなった。電子管で0, 1の2状態を作るもので，増幅への応用とは発想を異にする。同じころ（1948-49年），J. Bardeen, W. H. Brattain, W. Shockley らにより，トランジスタが発明された。これは真空の中を飛ぶ電子ではなく，シリコンなど，半導体と呼ばれる固体の中を拡散したりドリフトする電子や，電子の抜けたあとの正孔の運動を利用するというもので，電子管とはまったく異なる原理で動作するものである。電子管と比べてけた違いに小さくなる（本質的に小さくなければ作動しないから，微細加工技術が要求されるようになった）こと，ヒータのような熱源がないこと，信頼性が高いこと（故障が少ない）によって，つぎつぎと電子管を放逐していった。特にコンピュータがトランジスタ化されたことは，コンピュータの発展には欠かせない決定的な段階であった。

　その後，トランジスタが集積回路技術によって，ほかの素子，抵抗やコンデンサとともにチップに組み込まれ，その集積度が年々上がっている状況は現在まで続いている。したがって，トランジスタが発明されてから，代表的な半導体シリコンSiは，半世紀にわたってエレクトロニクスの中心的な物質であり続けている。いつかシリコンが他の物質にとって代わられることがあるのだろうか。

1.2　臨床工学と電子工学

　そもそも臨床工学の必要性は，電子工学の医学応用から始まったと考えてよい。放射線検査，脳波・心電図検査などが工学の本格的な医学応用の最初の分

野であった。ではなぜ特に電子工学が臨床工学の中でも特に重要な位置を占めているのだろうか。

　診断について考えてみよう。まず思いつくことは脳波・心電図のように身体から出てくる信号自体が電気信号であるものが多いことである。しかしそれだけではなく，ほかの物理量と比較して電圧や電流などは，必要に応じて増幅器やフィルタを用いて，簡単に感度良く精確に計測・処理できるということが非常に大きな要素である。例えば，温度計で温度を計測することはできるが，温度という物理量そのものをどう料理しても，微妙な温度変化を時間とともに自動的に記録するようなことは不可能である。光の強さを定量化しようというときに，光そのものを増幅したり信号処理したりするのはたいへんに困難である。しかしいろいろな物理量に担われた情報も，ひとたび電気信号に変換してしまえば，それを増幅したり必要な処理を施すのは，現在ではきわめて容易になっている。さらに，コンピュータによる情報処理に対しても，電気信号が最も適した情報の形態であることはいうまでもない。

　治療のための工学についても同様である。まず思いつくのは心臓ペースメーカのような機器であるかもしれないが，最終的に与える物理量が電気信号であれ，他の物理量であれ，まず電子工学的に制御された信号を最終的に他の物理量に変換する方法が，最適な場合が多い。多くの機器が，組み込まれたマイクロコンピュータによって制御されている現在では，特にそうである。

　このように，電子工学はその基礎となる電気工学とともに，臨床工学において中心的な役割をもつものである。電気工学はもちろんそうであるが，電子工学もなにを学ぶべきかという体系は一応そろっていて，それをしっかり理解していれば，つぎつぎと起こる技術革新にも勉強を続けていくことによりついてゆくことができる。最先端の技術でも原理的には昔からよく知られていたものも多いし，新しい原理もそれを支える基礎がなければ生まれない。したがって，電子工学を勉強する際には，特に臨床ということを意識する必要はない。ときに応じて臨床で用いる機器や測定法を思い浮かべる程度でもよいであろう。

1.3 電子工学に用いられる単位系

電子工学における単位系は，特に磁気関連の単位が入ってくると面倒である。MKSA単位系とcgs単位系があり，慣用でcgs系を用いることもあってなおさら面倒である。しかし単位系は，その次元も含めて一度理解しておけば，後は必要に応じて表を見直せば使えるであろう。次元を考えることにより，新しく出会った公式をすばやく理解できることもある。

国際単位系（SI単位）には**表1.1**に示すように七つの基本単位が定められている。ほかのすべての単位はこれらの組合せで作られる（組立単位という）。われわれに関係の深い単位を**表1.2**に示す。

表1.1 基本単位

量	単位	記号
長さ	メートル	m
質量	キログラム	kg
時間	秒	s
電流	アンペア	A
温度	ケルビン	K
物質量	モル	mol
光度	カンデラ	cd

表1.2 その他の主要単位

量	単位	名称	記号
電位，電位差	$m^2\,kg\,s^{-3}\,A^{-1}$	ボルト	V
電気抵抗	$m^{-2}\,kg^{-1}\,s^{-3}\,A^{-2}$	オーム	Ω
電気量	$A\,s$	クーロン	C
容量	$m^{-2}\,kg^{-1}\,s^4\,A^2$	ファラッド	F
電界の強さ	$m\,kg\,s^{-3}\,A^{-1}$	ボルト/メートル	V/m
誘電率	$m^{-3}\,kg^{-1}\,s^4\,A^2$	ファラッド/メートル	F/m
磁界の強さ	$m^{-1}\,A$	アンペア・回/メートル	A-turns/m
磁束	$m^2\,kg\,s^{-2}\,A^{-1}=V\,s$	ウェーバー	Wb
インダクタンス	$m^2\,kg\,s^{-2}\,A^{-2}=Wb\,A^{-1}$	ヘンリー	H
透磁率	$m\,kg\,s^{-2}\,A^{-2}$	ヘンリー/メートル	H/m
周波数	s^{-1}	ヘルツ	Hz
力	$kg\,m\,s^{-2}$	ニュートン	N
圧力・応力	$kg\,m^{-1}\,s^{-2}=N\,m^{-2}$	パスカル	Pa
エネルギー・熱量	$kg\,m\,s^{-2}=N\,m$	ジュール	J
電力・仕事率	$kg\,m^2\,s^{-2}=J\,s^{-1}$	ワット	W

2 電子デバイス

本章では，ダイオードやトランジスタをはじめとする半導体デバイスを中心に電子デバイスについて学ぶ。われわれはデバイスの専門家になろうというわけではないので，ここでは高校物理の知識があれば理解できるほどの内容にとどめることにする。トランジスタなどを使って簡単な回路を作ったり回路図を理解するためには，極端なことをいえば，各デバイスをブラックボックス（中身の機構はわからないが入力と出力の関係だけはわかっているもの）として扱ってもある程度のことはできる。まして現在は集積回路の時代であり，電子回路の知識があまりなくても結構高級な回路を組み立てることもできる。

しかしながら，機器の安全性の検討，故障時の処置，保守・管理，さらには機種選定などの仕事において，電子回路の中心的な役割を担っているデバイスに関する知識は重要なものである。本章では，数式だけで議論を進めるのをできるだけ避け，直観的・物理的な理解に重点をおいて，まず半導体における電気現象とそれを利用したデバイスについて解説する。さらに，必ずしも半導体デバイスではないが，ほかのデバイスについて簡単な説明をする。

2.1 電気伝導

本章を勉強するにあたって最小限必要な電磁気学について，ごく簡単に復習してから，電気伝導に関して一般的に考察しよう。

2.1.1 電荷と電界

電荷（electric charge）が移動すると**電流**（electric current）が流れるといわれる。しかし，これも考え方しだいである。単位系の決め方を考えると，電流の単位 A（アンペア）のほうがより基礎的な単位とされているから（表1.1参照），電流によって電荷が運ばれると考えることもできる。そこで1Aの電流によって単位時間に運ばれる電荷を1C（クーロン）とする。したがって，クーロンという単位は A・s（アンペア・秒）と同じ次元をもつ。それでは電荷とはなにかといわれると，これに答えるのは難しい。電荷が存在するとき起こる現象を理解したときに，電荷とはなにかがわかったような気になればよいのである。

同じ極性の電荷は反発しあい，反対の符号をもつ電荷は引き合うので，このとき電荷の移動が起こる。この場合には二つの電荷が直接作用しあうのではなくて，一つの電荷から出ている**電界**が他の電荷に作用し力が発生すると考える

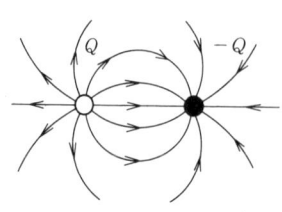

図2.1 電荷の間の相互作用

（図2.1）。電界は方向と大きさをもつベクトルである。正の電荷からは電界は発散するベクトルである。1Cの電荷に対して1N（ニュートン）の力を及ぼす電界の強さを1V/m（ボルト/メートル）と定義する。この単位の意味は2.1.2項で明らかになる。電界 E の中に電荷 Q が存在するときには，この電荷には

$$F = QE \quad [\text{N}] \tag{2.1}$$

の力が働く。F と E とはベクトルなので太字で表した。この関係からわかるように，電界の次元は〔N/C〕または〔N/(A・s)〕であるが，電界を力学的な力に結び付けて測定することはほとんどないので，〔V/m〕という単位が用いられている。

ところで，電荷を置くと，電荷付近の電界に影響を与え，それがもとの電界を作っていた原因に作用して，測定しようとしている電界そのものを変化させてしまう可能性があることに注意する必要がある。したがって，ある電界の強

さを電荷に働く力を測定することによって測ろうというときには，理想的には

$$E = \lim_{Q \to 0} \frac{F}{Q}$$

とすべきである。要するに，測ろうとする対象をできるだけ乱さないことが大事である。

2.1.2 電　位

ここで**位置エネルギー**のことを思い出そう（図2.2）。質量 m〔kg〕の物体を地上 h〔m〕の高さまでゆっくり持ち上げるとき，物体にかかる重力 mg（g は重力加速度）に逆らって物体を距離 h だけ動かすので，mgh の仕事をしたことになる。このとき物体には mgh の**ポテンシャルエネルギー**（potential energy，または位置エネルギー）が与えられたという。ポテンシャルとは「潜在的な」というほどの意味である。実際，この物体を離せば落下運動をするから，h へ持ち上げられたことによって潜在的なエネルギーを得るという考え方は納得できる。

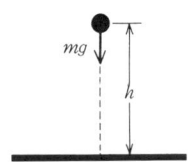

図2.2　位置エネルギー（ポテンシャルエネルギー）

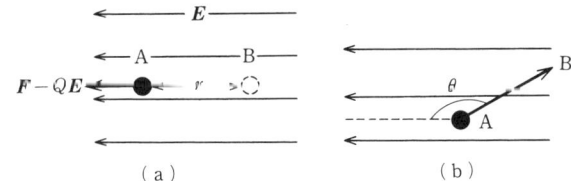

図2.3　電位差の説明。A から B へ電荷 Q を移動すると，$Qr|E|$ のエネルギーを電荷に与えることになる。

重力場におけるポテンシャルエネルギーとまったく同じ考え方が，電界についても当てはまる。図2.3(a)のように，一様な電界 E 中の一点 A に（微小な）電荷 Q をおき，電界から受ける力 $F = QE$ に逆らって，これを距離 r〔m〕離れた点 B までベクトル E に沿って動かすと，電荷は $Q|E|r$ のポテンシャルエネルギーを与えられる。ここで $|E|$ はベクトル E の大きさである。このとき，地点 B は A に対して**電位**が $|E|r$ 高いと定義する。つまりある二点の電位差とは，電荷をその2点間を移動させるのに要するエネルギーで，単

位電荷(正の)当りの大きさということになる。

移動させる方向が E と一致しない場合には,移動を表すベクトル r と E とがなす角度を θ とすれば,移動に必要なエネルギーは $Q|r||E|\cos\theta$ となる(図2.3(b))。そこで,この場合BとAとの電位差 V_{BA} は

$$V_{BA} = -E \cdot r \tag{2.2}$$

である。ここで・はベクトルの内積を表す。これは,Aを基準としたときのBの電位である。負号は,E と逆向きの方向へ単位電荷を移動させるとポテンシャルエネルギーが増加することを表している。

さらに一般の場合には,電界が一様とは限らない。このときは,ABの間を N 個の小区間に分け,各小区間の中では電界は一様と考えられるようにして

$$V_{BA} = -\sum_{i=1}^{N} E_i \cdot r_i \tag{2.3}$$

を電位差とすればよい。ここで E_i, r_i は第 i 区間における電界,およびその区間の両端を始点と終点とするベクトルである。これをもっと正確にするには,各小区間をどんどん小さくしていった極限を考えればよい。この極限を

$$-\int_{A}^{B} E(r) \cdot dr \tag{2.4}$$

と積分の形で書く。ここで $E(r)$ は,場所 r における電界を表す。式(2.4)が,電界が与えられたときの,任意の二点の電位差を求める最も一般的な式である。電位差の単位はV(ボルト)であるから,電界の単位が〔V/m〕である理由がわかる。

電子(electron)の電荷を本書では $-q(\cong -1.602\times10^{-19}\,\mathrm{C})$ と表すことにする。電位が V だけ低い地点へ移動させると,電子は qV 〔J〕のエネルギーを得ることになる。そこで,電子がある基準点に対してもつエネルギーを,電子の存在する点と基準点との間の電位差を用いて表すことがある。この単位としてeV(電子ボルト)を用いる。1eVはJで表すと

$$1\,\mathrm{eV} = 1.602\times10^{-19}\,\mathrm{CV} = 1.602\times10^{-19}\,\mathrm{J}$$

である。

上の議論から,大きな電界中に電子や陽子を送り込めば,これらの荷電粒子

を加速できることがわかる。大きな運動エネルギーをもつ電子や陽子を作り出す粒子加速器は，素粒子研究の道具として使われてきた。最近では医学・生物学をはじめ，多くの分野に利用されている。大きな加速器では，電子を 100 GeV（10^{11} eV）以上加速できるものもある。

2.1.3 オームの法則

さて，電界が存在して自由に動ける電荷があればそれは移動するから，電流が流れる。われわれが通常，電流として考えるのは固体や液体中の電流である。電子などの荷電粒子は加速器の中でのように加速され続けず，短時間で定常状態に達する。これは，真空中とは違って，荷電粒子がまったく自由には移動できないからである。定常状態では定常的に電流が流れる。金属の導線の両端に電池の両極を接続すると，このような状態になる（図 2.4）。この場合，電流の運び手は電子である。**オームの法則**（Ohm's law）は，この両端の電圧 V と電流 I の関係が

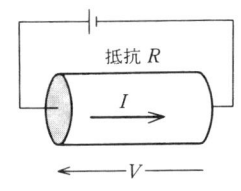

図 2.4　オームの法則

$$I = \frac{V}{R} \tag{2.5}$$

のような線形関係であることを述べたもので，R を**抵抗**（resistance）と呼び，単位は Ω（オーム）である。I/R はコンダクタンスと呼ばれ，その単位は S（ジーメンス）である。

高校物理で学んだように，R は導線の面積に反比例し長さに比例する。したがって導線の材料固有の抵抗の大きさを表すには，寸法を統一して比較する必要がある。そこで，各辺 1 m の立方体の相対する 2 面に電極を接続したときの抵抗を，抵抗率と呼ぶことにする（単位は〔Ω・m〕）。半導体材料の抵抗率は習慣的に〔Ω・cm〕で表される。

抵抗率をつぎのように解釈することもできる。オームの法則は，より原理的には

$$J = \kappa E \qquad (2.6)$$

と書ける。ここで，E は電界，J は（単位面積当りの）電流密度〔A/m²〕であり，比例定数 κ は**導電率**〔S/m〕と呼ばれる。κ の逆数を**抵抗率**と呼ぶ。

表2.1 に代表的な金属，半導体，絶縁体の抵抗率のオーダを示す。絶縁体と良導体とではその抵抗率に非常に大きな開きがあるという事実は，電気を利用しやすくしている大きな要因の一つである。

表2.1 抵抗率のオーダ

	例	抵抗率〔Ω·m〕
導 体	Ag, Cu, ニクロム, Pt, Ni	$10^{-8} \sim 10^{-6}$
半導体	黄鉄鉱, Ge, Se, ZnO, Si	$10^{-6} \sim 10^{6}$
絶縁体	塩化ビニル, 磁器, 雲母, ダイヤモンド	$10^{6} \sim 10^{16}$

上述のオームの法則が成立する理由を考えよう。簡単のため，電界が空間的に一様で大きさ E であるような，断面が 1 m × 1 m の物体を考える（図2.5）。電荷 Q をもつ粒子は QE の力を受ける。その粒子が速度 $v = dx/dt$ で移動するとき，さらに $-cv$ という力も受けると仮定する。これは速度と逆の方向で速度に比例した力であり，粒子がその運動に対して受ける抵抗，すなわち摩擦力のようなものである。粒子の質量を m とすると，「加速度×質量」の力も受けるから

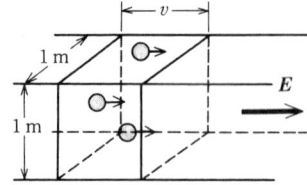

図2.5 一様電界中の荷電粒子の運動による電流

$$m \frac{d^2 x}{dt^2} = QE - c \frac{dx}{dt} \qquad (2.7)$$

がこの粒子に対する運動方程式である。さて，定常状態では速度一定であるから，$d^2 x/dt^2 = 0$ であり，これから

$$v = \frac{Q}{c} E \qquad (2.8)$$

が得られる。すなわち，定常状態において電荷をもつ粒子の速度は電界の強さ

に比例する。ところで，1 m³ 中の粒子の個数，すなわち密度を n とすると，1秒間にある断面を通過する粒子の個数は nv となる。これは，図2.5より明らかである。1秒間に 1 m² の断面を通過する電荷量が電流密度 J であるから

$$J = Qnv = |Q|n\mu E \tag{2.9}$$

と表される。ここで $\mu = |Q|/c$ とおいた。

粒子が電子のように小さいときには，電子の運動を妨げる摩擦力のような力を説明するのは単純ではないが，巨視的，平均的にみると，上で考えたような状況が成立しており，電流密度は電界に比例する。電子の電荷を $-q$ とすると電流密度は

$$J = qn\mu E \tag{2.10}$$

である。ここで μ を電子の**移動度**（mobility）と呼ぶ。明らかにこれはオームの法則（式（2.6））を表している。

このように，電界から荷電粒子が力を受けて移動することにより流れる電流を，**ドリフト電流**（drift current）と呼ぶ。ドリフトとは漂うという意味だから，なんとなく現象に対してそぐわないと思われるかもしれないが，電子のような粒子は通常，不規則運動をしており，全体的にみれば電界から力を受けて一定方向に動いて見えるということを考えれば，「漂う」という言葉も不適当ではないだろう。

2.1.4 拡　　　散

〔1〕 **ランダムウォークとブラウン運動**

拡散については前にも触れたが，ここですこし詳しく考察しよう。まず**ランダムウォーク**（random walk）から考える。図2.6のように，数直線を等間隔 Δx の区間に分割する。この区間を不規則にわたり動く粒子を考える。移動は離散時刻 $l\Delta t$ において（l は自然数）起こるとする。時刻 t においてある区間 $[k\Delta x, (k+1)$

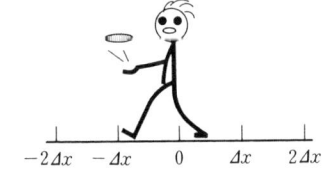

図2.6　ランダムウォーク。コインが表なら前へ，裏なら後ろへ

Δx] の中にある粒子は，つぎの時刻 $t+\Delta t$ に確率 1/2 で区間 [$(k+1)\Delta x$, $(k+2)\Delta x$] へ，確率 1/2 で区間 [$(k-1)\Delta x$, $k\Delta x$] へ移る。このような運動をランダムウォークと呼んでいる。区間の中ならどの点でもよいとしよう。サイコロをふってこの実験をするのは簡単だから，一度試されるとよい。

上のようなランダムウォークをする粒子が，時刻 t において x を中心とした幅 Δx の区間 $\left[x-\dfrac{\Delta x}{2},\ x+\dfrac{\Delta x}{2}\right]$ に存在する確率を $p(t,x)\Delta x$ と表すことにする。$p(t,x)$ は単位長さ当りの確率密度である。時刻 t でこの区間に存在するためには，時刻 $t-\Delta t$ においてその一つ左の区間に存在するか右の区間に存在するしかないから

$$p(t,x) = p(t-\Delta t, x-\Delta x) \times \frac{1}{2} + p(t-\Delta t, x+\Delta x) \times \frac{1}{2} \qquad (2.11)$$

となる。この両辺から $p(t-\Delta t, x)$ を引くと

$$p(t,x) - p(t-\Delta t, x) = \frac{1}{2}(p(t-\Delta t, x+\Delta x) - p(t-\Delta t, x))$$
$$- \frac{1}{2}\{p(t-\Delta t, x) - p(t-\Delta t, x-\Delta x)\}$$

$$(2.12)$$

が得られる。

ところで，高校数学で学習したように，連続関数 $f(x)$ の微分 $f'(x)$ は

$$f'(x) = \lim_{\Delta x \to 0} \frac{f(x+\Delta x) - f(x)}{\Delta x}$$

と定義される。また $f(x)$ の 2 階微分は

$$f''(x) = \lim_{h \to 0} \frac{f'(x+h) - f'(x)}{h} = \lim_{h \to 0} \frac{f'(x) - f'(x-h)}{h}$$

だから

$$f''(x) = \lim_{h \to 0} \frac{\lim\limits_{\Delta x \to 0}\dfrac{f(x+\Delta x) - f(x)}{\Delta x} - \lim\limits_{\Delta x \to 0}\dfrac{f(x-h+\Delta x) - f(x-h)}{\Delta x}}{h}$$

である。ここで数学的厳密性には目をつぶり，$h = \Delta x$ とおき上式を形式的に

整理すると

$$f''(x) = \lim_{\Delta x \to 0} \frac{f(x+\Delta x) - 2f(x) + f(x-\Delta x)}{(\Delta x)^2} \tag{2.13}$$

を得る。

さて，式 (2.12) へ戻ろう。両辺に $1/(\Delta t)$ を掛けすこし細工をすると

$$\frac{p(t,x) - p(t-\Delta t, x)}{\Delta t}$$
$$= \frac{(\Delta x)^2}{2\Delta t} \cdot \frac{p(t-\Delta t, x+\Delta x) - 2p(t-\Delta t, x) + p(t-\Delta t, x-\Delta x)}{(\Delta x)^2} \tag{2.14}$$

となる。つぎに $D = (\Delta x)^2/(2\Delta t)$ を一定にしたまま $\Delta t \to 0$ とする。このときもちろん Δx は $\sqrt{\Delta t}$ と同程度の速さで 0 に近づく。上で述べた微分，2 階微分の表現を用いると，式 (2.14) の $\Delta t \to 0$ における極限は

$$\frac{\partial p(t,x)}{\partial t} = D \frac{\partial^2 p(t,x)}{\partial x^2} \tag{2.15}$$

と書ける。$\partial p/\partial t$ は**偏微分**の意味で，$p(t,x)$ において x を定数のように扱って，t に関してのみこれを微分するという意味である。$\partial^2 p/\partial x^2$ は t を定数のように扱って x に関して 2 階微分したものである。これらの計算方法は普通の微分と変わりないが，式 (2.17)，(2.18) の計算を後で参照すれば具体的に理解できるだろう。D を**拡散定数**と呼ぶ。D が大きいほど速く拡散する。なお，ここで p は確率密度であるが，これを粒子の密度（単位体積当りの個数）ρ でおきかえても同じように拡散方程式が成り立つ。

　式 (2.15) は拡散方程式または熱伝導方程式と呼ばれ，半導体に限らずいろいろな場面に登場する重要な偏微分方程式である。この方程式の解には，数多くのたいへん興味深い性質があるが，ここでは正規分布との関係についてのみ述べておく。

〔2〕　拡散方程式の解としての正規分布

　正規分布という名前は聞いたことがあると思う。読者諸氏が悩まされたかも

しれない偏差値という尺度も，正規分布から発したものである．例えば，同性・同年齢の人間を無作為に多数選んで，身長のヒストグラムを作ると，だいたい図2.7のようになるであろう．このヒストグラムは正規分布密度関数

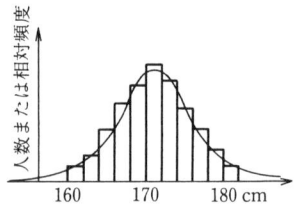

図2.7　身長の分布は正規分布に近い

$$f(x)=\frac{1}{\sqrt{2\pi\sigma^2}}\exp\left\{-\frac{(x-\mu)^2}{2\sigma^2}\right\} \quad (2.16)$$

という関数でうまく表すことができる．ここで x は身長であり，μ はその平均値，σ^2 はその分散である．この世の中の数値には，経験的に（少なくとも近似的に）正規分布することが知られているものが多い．

ところで，試しに $\sigma^2=t$ とおいて f を x と t の関数と考える．まず $\partial f/\partial t$ を計算すると

$$\frac{\partial}{\partial t}\left[\frac{1}{\sqrt{2\pi t}}\exp\left\{-\frac{(x-\mu)^2}{2t}\right\}\right]$$

$$=\frac{1}{\sqrt{2\pi}}\left[-\frac{1}{2t\sqrt{t}}\exp\left\{-\frac{(x-\mu)^2}{2t}\right\}+\frac{1}{\sqrt{t}}\exp\left\{-\frac{(x-\mu)^2}{2t}\right\}\frac{(x-\mu)^2}{2t^2}\right]$$

$$=\frac{1}{2t\sqrt{2\pi t}}\exp\left\{-\frac{(x-\mu)^2}{2t}\right\}\left\{\frac{(x-\mu)^2}{t}-1\right\} \quad (2.17)$$

つぎに，$\partial^2 f/\partial x^2$ を計算すると

$$\frac{\partial^2}{\partial x^2}\left[\frac{1}{\sqrt{2\pi t}}\exp\left\{-\frac{(x-\mu)^2}{2t}\right\}\right]$$

$$=\frac{1}{\sqrt{2\pi t}}\cdot\frac{\partial}{\partial x}\left[\exp\left\{-\frac{(x-\mu)^2}{2t}\right\}\left(-\frac{x-\mu}{t}\right)\right]$$

$$=\frac{1}{\sqrt{2\pi t}}\left[\frac{(x-\mu)^2}{t^2}\exp\left\{-\frac{(x-\mu)^2}{2t}\right\}-\frac{1}{t}\exp\left\{-\frac{(x-\mu)^2}{2t}\right\}\right]$$

$$=\frac{1}{t\sqrt{2\pi t}}\exp\left\{-\frac{(x-\mu)^2}{2t}\right\}\left\{\frac{(x-\mu)^2}{t}-1\right\} \quad (2.18)$$

となる．したがって $\partial f/\partial t=(1/2)\partial^2 f/\partial x^2$ となり，$D=1/2$ とした拡散方程式を満足することがわかる．$\sigma^2=ct$ とおくとどうなるかは演習問題とする．

分散が時間に比例するような正規分布密度関数は，拡散方程式を満足することがわかった。微分方程式の解は一般に唯一に決まらず初期状態に依存するが，$t=0$ で $x=0$ に集中している密度関数を初期状態とすると（具体的には $p(0, x) = \delta(x)$，δ はデルタ関数），$t>0$ における解は，分散が時間に比例する正規分布密度関数になることが示される。分散が時間に比例するということは，時間とともに分布が広がっていく状態を表している（図2.8）。これは水面にインクを一滴たらしたときの様子を思い起こさせる。

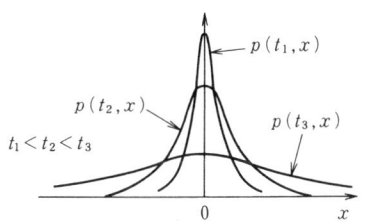

図2.8　時間とともに分散が大きくなるような正規分布

実際，拡散方程式はこのような状況をうまく記述するのである。$t=0$ では $x=0$ にあり，存在確率分布が，分散が時間に比例する正規分布密度関数になるような確率的な運動のことを，**ブラウン運動**（Brownian motion）と呼ぶ。

確率密度関数　　ここでついでに確率密度関数について考察しよう。式 (2.15) における p は確率**密度**であることに注意しなければならない。一般に f が確率変数 x の確率密度関数であるとき，x が区間 $[a, a+\Delta x]$ に存在する確率 $P\{a \leq x \leq a+\Delta x\}$ は

$$P\{a \leq x \leq a+\Delta x\} = \int_a^{a+\Delta x} f(\xi) d\xi$$

である。逆に，そのような性質を満足する関数を確率密度関数という。$\Delta x > 0$ が十分小さければ

$$P\{a \leq x \leq a+\Delta x\} \cong f(a) \Delta x$$

としてよいことは図2.7をもう一度見て考えればわかると思う。密度関数のグラフを描いたときに，グラフの下の面積が確率になるということをよく理解されたい。

ブラウン運動では，p は**一つの粒子の状態**に対する確率密度であったから，$p(t, x) \Delta x$ は時刻 t においてその粒子が $[x, x+\Delta x]$ の区間に存在する確率

とだいたい等しい。いま粒子が数多くありそれらが独立にブラウン運動していれば，$p(t,x)\Delta x$ は時刻 t において区間 $[x, x+\Delta x]$ に存在する粒子の数の，全個数に対する割合とだいたい等しくなるだろう。全体の粒子の個数が N であれば，$Np(t,x)\Delta x$ がその区間に存在する粒子の個数にだいたい等しくなる。したがって，$Np(t,x)$ は同区間に存在する粒子の**単位体積当りの個数，すなわち密度**（確率密度ではない）に等しい。ここでは一次元モデルを考えたから密度は単位長さ当りの個数だが，三次元モデルなら，単位体積当りの個数である。

〔3〕 **拡 散 電 流**

拡散による電流の大きさは荷電粒子の密度の勾配に比例することをつぎに示そう。再び断面積が $1\,\mathrm{m}^2$ の柱状の物体を考える（**図 2.9**）。物体中の荷電粒子の総数を N とする。時刻 t において，断面 A と B とで囲まれた領域内の荷電粒子の個数は $Np(t,x)\Delta x$ である。したがって $Np(t,x)$

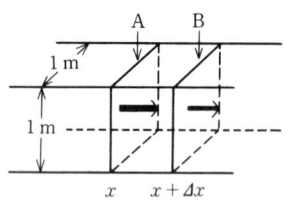

図 2.9 拡散電流の計算

は粒子の密度を表す。ここで A と B との距離 Δx は十分小さいとする。時刻 $t+\Delta t$ にはこの個数は $Np(t+\Delta t,x)\Delta x$ となる。ここで Δt が十分小さければ

$$Np(t+\Delta t,x)\Delta x - Np(t,x)\Delta x \cong N\frac{\partial p(t,x)}{\partial t}\Delta t\Delta x \tag{2.19}$$

であることは，2.1.4項〔1〕で復習した微分の定義から導かれる。ところでこの左辺は，いま考えている領域中の，Δt の間に増えた粒子の数を表している。この数は，Δt の間に A を通過した粒子の数 n_A から，Δt の間に B を通過した粒子の数 n_B を引いたものと等しい。時刻 t における A での電流密度を $J(t,x)$，B でのそれを $J(t,x+\Delta x)$ と表すことにしよう。すると

$$J(t,x)\Delta t = n_A Q, \qquad J(t,x+\Delta x)\Delta t = n_B Q \tag{2.20}$$

であるから

$$N\frac{\partial p(t,x)}{\partial t}\Delta t\Delta x = n_A - n_B = \frac{1}{Q}\{J(t,x)\Delta t - J(t,x+\Delta x)\Delta t\}$$

が得られる。この両辺を Δt で割り，さらに

$$J(t,x) - J(t,x+\Delta x) \cong \frac{\partial J(t,x)}{\partial x}\Delta x$$

を用いると

$$N\frac{\partial p(t,x)}{\partial t}\Delta x = -\frac{1}{Q}\cdot\frac{\partial J(t,x)}{\partial x}\Delta x$$

を得る。ここで，この粒子はブラウン運動をしており，それがある場所に存在する確率密度が拡散方程式（2.15）を満たすとすれば

$$\frac{\partial J(t,x)}{\partial x} = -NQ\frac{\partial p(t,x)}{\partial t} = -NQD\frac{\partial^2 p(t,x)}{\partial x^2}$$

となる。この両端は x のみに関する微分だから，任意に t を固定しても両端は等しい。したがって

$$\frac{dJ}{dx} = -NQD\frac{d^2 p}{dx^2} = -QD\frac{d^2\rho}{dx^2} \tag{2.21}$$

が任意の時刻で成立する。ここで $\rho = Np$ とおいたが，これが粒子の密度であることはすでにみた。これを積分して積分定数を 0 とすれば

$$J(t,x) = -QD\frac{d\rho(t,x)}{dx} \tag{2.22}$$

を得る。これが**拡散電流**である。これは ρ の勾配に比例してその逆向きの電流が流れることを表す。つまり，混んだところから空いたところへと粒子が流れるといっているのだから，この結論は直観的にわかりやすい。しかしこれは，われわれが電車に乗るとき，混んだ車両を避けて空いた車両へ移っていくのとはわけが違う。ランダムウォークの仮定では，各粒子はまったく独立に不規則運動するのであって，周囲の混雑状況は各粒子に影響しない。それでも全体的にみればこのような流れが生じるのである。

このことを図 2.9 を使って直観的に説明することもできる。壁 A の左の領域は右の領域よりも粒子の密度が高いとしよう。どちら側の粒子も 1/2 の確率で右または左へ動くとする。すると左側からも右側からも壁 A を通り抜ける粒子があるが，左から右へいく粒子の数のほうが多いはずである。したがって

全体的にみれば，左から右へ粒子の流れがあるようにみえる．式 (2.21) は式 (2.15) を用いれば

$$-\frac{\partial \rho(t,x)}{\partial t}=\frac{1}{Q}\cdot\frac{\partial J(t,x)}{\partial x} \tag{2.23}$$

とも書ける．これは荷電粒子の密度の時間変化が電流の勾配に比例することを示している．

〔4〕 密度勾配と電界の両方がある場合

結論から先にいうと，この場合，流れる電流はドリフト電流と拡散電流の和になる．すなわち，式 (2.9) と式 (2.22) の和

$$J=|Q|n\mu E - QD\frac{d\rho}{dx} \tag{2.24}$$

が全体の電流である．これは簡単で魅力的な結論ではあるが，荷電粒子はドリフトするものと拡散するものに分かれているのではなく，各粒子がドリフトしながら拡散もしているのであるから，本当にそうなるのか疑問に思っても当然である．これはつぎのように考えればよいだろう．電界が存在せずブラウン運動のみ存在するときには，粒子の位置の平均（各粒子の位置の期待値，または全粒子の位置の平均値）は時間とともに変化しない．ここで電界 E を加えると，式 (2.8) により速度 $v=QE/c$ で粒子の平均位置が変化する．これは，ブラウン運動している各粒子の速度に均一に v を加算したものと考えられる．これより式 (2.24) の妥当性がわかる．

2.2 半　導　体

2.2.1 導体・半導体・絶縁体

〔1〕 原子の構造と結晶構造

2.1.3項で述べたとおり，導体から絶縁体までは導電率にして約 10^{20} 倍以上もの開きがある．これは，電子がどれだけ自由に原子から離れて，**伝導電子**としての役目を果たすことができるかということが，物質により極端に異なるからである．

が得られる．この両辺を Δt で割り，さらに

$$J(t,x)-J(t,x+\Delta x)\cong \frac{\partial J(t,x)}{\partial x}\Delta x$$

を用いると

$$N\frac{\partial p(t,x)}{\partial t}\Delta x = -\frac{1}{Q}\cdot\frac{\partial J(t,x)}{\partial x}\Delta x$$

を得る．ここで，この粒子はブラウン運動をしており，それがある場所に存在する確率密度が拡散方程式（2.15）を満たすとすれば

$$\frac{\partial J(t,x)}{\partial x}=-NQ\frac{\partial p(t,x)}{\partial t}=-NQD\frac{\partial^2 p(t,x)}{\partial x^2}$$

となる．この両端は x のみに関する微分だから，任意に t を固定しても両端は等しい．したがって

$$\frac{dJ}{dx}=-NQD\frac{d^2p}{dx^2}=-QD\frac{d^2\rho}{dx^2} \tag{2.21}$$

が任意の時刻で成立する．ここで $\rho=Np$ とおいたが，これが粒子の密度であることはすでにみた．これを積分して積分定数を 0 とすれば

$$J(t,x)=-QD\frac{d\rho(t,x)}{dx} \tag{2.22}$$

を得る．これが**拡散電流**である．これは ρ の勾配に比例してその逆向きの電流が流れることを表す．つまり，混んだところから空いたところへと粒子が流れるといっているのだから，この結論は直観的にわかりやすい．しかしこれは，われわれが電車に乗るとき，混んだ車両を避けて空いた車両へ移っていくのとはわけが違う．ランダムウォークの仮定では，各粒子はまったく独立に不規則運動するのであって，周囲の混雑状況は各粒子に影響しない．それでも全体的にみればこのような流れが生じるのである．

このことを図 2.9 を使って直観的に説明することもできる．壁 A の左の領域は右の領域よりも粒子の密度が高いとしよう．どちら側の粒子も 1/2 の確率で右または左へ動くとする．すると左側からも右側からも壁 A を通り抜ける粒子があるが，左から右へいく粒子の数のほうが多いはずである．したがって

全体的にみれば，左から右へ粒子の流れがあるようにみえる。式 (2.21) は式 (2.15) を用いれば

$$-\frac{\partial \rho(t,x)}{\partial t}=\frac{1}{Q}\cdot\frac{\partial J(t,x)}{\partial x} \qquad (2.23)$$

とも書ける。これは荷電粒子の密度の時間変化が電流の勾配に比例することを示している。

〔4〕 **密度勾配と電界の両方がある場合**

結論から先にいうと，この場合，流れる電流はドリフト電流と拡散電流の和になる。すなわち，式 (2.9) と式 (2.22) の和

$$J=|Q|n\mu E-QD\frac{d\rho}{dx} \qquad (2.24)$$

が全体の電流である。これは簡単で魅力的な結論ではあるが，荷電粒子はドリフトするものと拡散するものに分かれているのではなく，各粒子がドリフトしながら拡散もしているのであるから，本当にそうなるのか疑問に思っても当然である。これはつぎのように考えればよいだろう。電界が存在せずブラウン運動のみ存在するときには，粒子の位置の平均（各粒子の位置の期待値，または全粒子の位置の平均値）は時間とともに変化しない。ここで電界 E を加えると，式 (2.8) により速度 $v=QE/c$ で粒子の平均位置が変化する。これは，ブラウン運動している各粒子の速度に均一に v を加算したものと考えられる。これより式 (2.24) の妥当性がわかる。

2.2 半　導　体

2.2.1 導体・半導体・絶縁体

〔1〕 **原子の構造と結晶構造**

2.1.3項で述べたとおり，導体から絶縁体までは導電率にして約 10^{20} 倍以上もの開きがある。これは，電子がどれだけ自由に原子から離れて，**伝導電子**としての役目を果たすことができるかということが，物質により極端に異なるからである。

原子の模型として，原子核の周りを電子が回っているというものはおなじみであろう（図2.10）。また，これが不正確な描写であり，本当は電子がどこに存在するのかは確率的にしか知りえないので，その存在確率分布が雲のように原子核を取り巻いているようなものと考えるべきだということも，聞いたことがあると

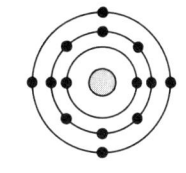

図2.10 シリコン（Si）の原子模型

思う。また電子は粒子のような性質と波動のような性質をあわせもつことも，高校物理で学習したことと思う。いずれにしても，電子は原子核の周りにあり，とびとびの値のエネルギーをもっている。この，「とびとびの値」が量子力学の「量子」の意味である。また，とびとびの値のエネルギー（この値を**エネルギー準位**と呼ぶ）をもつということは，決まった軌道上を回転するイメージにつながるし，また決まった振動数をもつ波動のイメージともつながるのである。

余談であるが，われわれが物質として認識できるすべての物質のように，原子核の周りに電子が回っているという構造のものをバリオン物質と呼ぶ。われわれが直接見たり他の手段で観測できるのは，このバリオン物質に限られているが，じつはこの宇宙にはバリオン物質より多くの，暗黒物質と呼ばれる別の「もの」があるといわれている。

電子の状態を表す数として**量子数**（quantum number）という概念が用いられる。軌道の種類も，この量子数を決める一つの要素である。量子数によって電子のエネルギーも決まるが，一つのエネルギー準位には一般に多くの量子数が対応する。量子数に関して**パウリの排他律**と呼ばれる法則がある。これは，一つの量子数を複数の電子が占めることはできないという法則である。

物質としての性質は，原子1個の性質だけで決まるのではなく，それがどのように結合しているかに大きく依存する。結合の際，電子が大きな役割をもっていることは，特に化学で学んだことと思う。そのときに大きな役割をもつ電

子は，いちばんエネルギーの大きな外側の軌道の電子である．すなわち最外殻電子（**価電子**）である．伝導電子となりうるのも最外殻電子である．半導体材料の代表であるSiやGeなどは，Cと同じく周期表で4B族に属し，4個の価電子をもっている．これらの結晶における結合の様式は共有結合である（図**2.11**）．例えば，一つのSi原子に着目すると，その周囲に4個のSi原子があり，各原子に対して1個ずつの価電子を共有結合用に差し出している．各原子は対等だから，周囲の原子からも1個ずつ共有する電子を割り当てられている．したがって，どの価電子も2個の原子の軌道の上を動く．**図2.12**にはこれより単純な共有結合の例として，水素分子の様子の模式図を示す．この場合は2個の原子がそれぞれの電子（1個ずつしかない）を共有している．SiやGeなどの場合に，各電子についてこのような絵を書いてはたいへんだから，省略して図2.11のように書くが，各電子が図2.12のような状況にあることを，イメージとしてもっていただきたい．

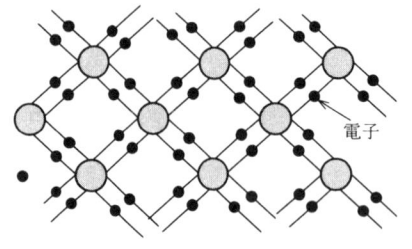

図2.11 Siの構造の模式図

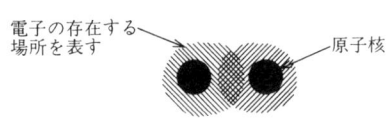

図2.12 水素分子の共有結合の模式図。二つの電子は斜線部分に存在。両原子核の中心あたりの存在確率が高い。

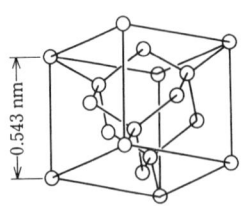

図2.13 ダイヤモンド構造 (Si)

図2.11は平面的な図であるが，Siの立体的な構造はどうなっているのだろうか．図2.11の単純な拡張として，立方体の各頂点に原子を配置しただけでは，各原子が6個の最近接原子をもつのでうまくない．じつは**図2.13**のようなダイヤモンド構造をとるのである．名前のとおり，Cがこのような結晶構造をとるときダイヤモンドとなる．SiやGeは精

製して人工的にこのような結晶を作る。ダイヤモンド構造はなかなか理解しにくいかもしれないが，どの原子に注目しても，ほかの四つの原子を頂点とする正四面体の中心になっていることがわかる。

このような構造が，一つの塊全体にわたって規則正しく繰り返されているものを**単結晶**と呼ぶ。単結晶 Si の精製技術が半導体産業にとってまず最初に重要な技術である。局所的には単結晶であるものが多数集まって一つの塊をなすものを**多結晶**と呼ぶ。各単結晶と単結晶の間では軸方向が異なる。多結晶 Si も半導体として用いられる。固体にはこれら結晶と，**無定形質体（アモルファス）**がある。典型的な無定形体はガラスであるが，アモルファス Si として用いられるものは，近距離原子間では規則性が保たれ，離れると保たれなくなるようなものである。製法によって，必要な半導体としての性質をもたせることができ，安価に大面積の半導体が得られる。

〔2〕 **エネルギー帯（energy band）**

1個の原子を考えると，前述のとおりその周囲の電子はとびとびの値のエネルギーをとる。ここで，結晶のように多くの原子が並んでいるとどうなるか考えよう。この場合，各電子は周囲の多くの原子の影響を受けるようになる。いろいろな考え方があるが，電子のとりうる軌道の数が増えることは，想像しやすい。いままで一つの原子核に対する電子の状態，すなわち量子数を考えればすむところが，多くの原子核に対する状態を考えなければならないのだから，軌道の数が増えても不思議ではない。特に，この場合でも多くの電子に対して，集団としてパウリの排他律が満足されなければならないので，とりうるエネルギー準位の数は非常に増えて，実質的に帯状に見えるようになる。これをエネルギーの**帯域構造**と呼んでいる。

とりうるエネルギー準位が増えたからといって，それらの準位をとる電子が必ずあるというわけではない。準位は要するに電子のために用意された席であって，そこに電子がいるかどうかは別問題である。

多くの原子の影響を受けるということは，逆に一つの原子の束縛が弱くなることを意味している。すると熱エネルギーその他の原因で，本来の軌道から飛

び出していく電子が出てくる。そのような電子は，一つの原子の束縛から自由になった新たな準位をとると考えられる。半導体や絶縁体では，一つの原子核による束縛の強い準位の帯と，束縛の弱い帯との間に，ある程度のギャップがある。このギャップを超えるようなエネルギーを獲得した電子が，新たな準位に移ることができる。これに対して導体では，二つの帯域が重なる部分があるのでギャップがない。図 2.14 にこの様子を示す。

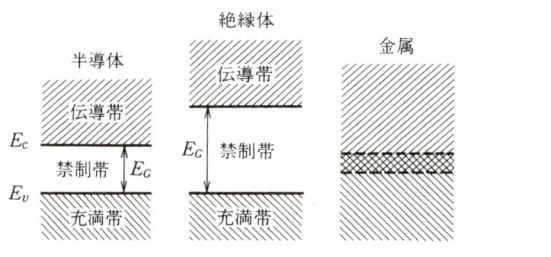

図 2.14　エネルギー帯域構造

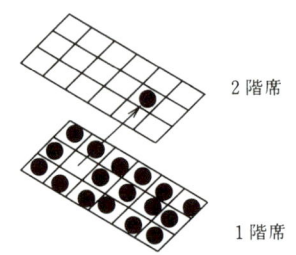

図 2.15　満員の 1 階席から空いた 2 階席へ

　半導体において，上の帯域に飛び出る電子の数は全体からみれば少数だから，上の帯域には空席の準位がいっぱいある。逆に下の帯域はほぼ満席である。劇場で人気スターが登場したので，前のほうへ席を移動したいと思っても，1 階の座席はほぼ満席で動きがとれない。ところが 2 階はがら空きなので，自由に移動できる。このような状態が半導体の帯域構造である（図 2.15）。したがって，2 階の帯域へ飛び出した電子は，電界があればドリフトし**伝導電子**となるのである。このような理由から 2 階のがら空きの帯域を**伝導帯**（conduction band），1 階の満員に近い帯域を**充満帯**（filled band）または**価電子帯**（valence band）と呼んでいる。2 帯域間のギャップを**禁制帯**（forbidden band）と呼ぶ。禁制帯の幅は，Si で約 1.1 eV，Ge で約 0.7 eV，ダイヤモンドで約 5.5 eV である。温度 $T=300$ K のときの電子の熱による運動エネルギーは $kT \cong 0.0025$ eV 程度であるから（k は Boltzmann 定数），常温では Si や Ge の禁制帯を超える電子は非常に少ないことがわかる。

　なお，この議論からわかるように，半導体は温度が高いほど電子が充満帯か

ら飛び出しやすくなり伝導電子が多くなって抵抗率は下がる.すなわち,**半導体の抵抗の温度係数は負**である.金属の場合には電子は禁制帯を飛び越える必要なく,温度を上げると格子の熱運動が電子の移動を妨げるようになるので,**金属の抵抗の温度係数は正**である.

2.2.2　半導体中のキャリヤ

〔1〕　正孔-電子対の発生

　充満帯から飛び出した電子は伝導電子となるが,それが抜けた後の孔も,荷電粒子としてふるまう.図 2.16 によってこれを考えてみよう.電子が飛び出した後は満たされない準位が孔のように残る.いままでこの電子を共有していた原子は,電子を失ったことに

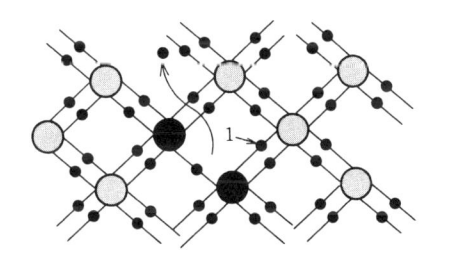

図 2.16　正孔-電子対の発生

より全体的に正電荷を帯びることになる.したがって電子の脱け殻を,正電荷をもった孔,**正孔**(英語ではただの **hole** である)と呼ぶ.正孔は近くの電子を招きやすい.共有結合の電子は図 2.16 のように二つの原子に対等に所属しているから,図 2.16 の 1 の電子が,できた孔をふさぐように入り込むことは容易である.すると,1 の位置に正孔が移ったように見える.当然のことであるが,最初の段階で電子が飛び出したことと,いま 1 が孔に飛び込んだのとでは,原因も結果も異なる.最初の段階では自由な電子が飛び出したが,今度は電子は隣の孔に納まった.さらに 1 のところにできた正孔もまた移る可能性がある.この半導体中に電界が存在すれば,最初の飛び出した電子はドリフトするし,さらにその脱け殻である正孔も,逆の方向にドリフトする.正孔の移動は,単に空席の場所が移動するのであり,本当に動いているのは電子なのであるが,正電荷をもつ粒子が動くと考えるほうがいろいろと便利なので,正孔は正の電荷粒子と考える.したがって,半導体において**電流を担う荷電粒子**(これを**キャリヤ,carrier** という)は,電子と正孔の 2 種類ということになる.

容易に想像できるように，正孔のほうが電界に対する移動度が小さい。

つぎに**正孔-電子対**の発生と**再結合**（recombination）について考察する。この対が発生する過程は確率的なものである。常温でも，禁制帯を超えるほどのエネルギーをもった電子も存在し，そのような電子は飛び出して電子－正孔対ができる。これは半導体のあちこちで起こるから，別の場所で発生した電子が移動の途中で正孔と**再結合**して，対が消滅することもありうる。この二つの過程は例えば

$$NaCl \rightleftharpoons Na^+ + Cl^-$$

のような，イオン化の2方向の過程とよく似ている。いま，半導体中の伝導電子密度（単位体積中の個数）を n，正孔の密度を p とする。n が増える機構としては，正孔-電子対の発生以外ないとすれば，増える速さは電子を失っていないSi原子の密度（[Si] としよう）に比例するであろう。また n の減少する速さは，積 np に比例するであろう。なぜならば，1個の電子が正孔に遭遇して再結合する確率は p に比例するから，伝導電子全体では np に比例するからである。したがって，正の定数 c_1, c_2 を用いて

$$\frac{dn}{dt} = c_1[Si] - c_2 np$$

と書ける。正孔の発生・消滅と電子のそれとは同時に起こるから，p についてもまったく同じ関係があるはずである。平衡状態とは $dn/dt = dp/dt = 0$ という状態だから，このとき $np = c_1[Si]/c_2$ である。電子-正孔対の発生確率はきわめて小さいので，[Si] は時間的にほぼ一定であるとしてよい。したがって，np は一定となる。また純粋な（不純物の量は $1/10^{10}$ 以下）SiやGeの結晶では，n と p とが異なるということは，その発生過程から考えてありえない。そこで n と p との値を $n_i = n = p$ とおくことにより

$$np = n_i^2 \tag{2.25}$$

という重要な関係が得られる。これは，なんらかの原因で n が大きい場合には p が小さくなるという反比例関係を表している。数の多いほうのキャリヤを**多数キャリヤ**，少ないほうを**少数キャリヤ**と呼ぶ。

〔2〕 **外因性半導体**

キャリヤの密度をアンバランスにすることによって，電子や正孔の動きをうまく制御できるようになる。このためには例えば，原子番号15，5B族のリン（P）をわずかに混ぜてやる。Pは5個の価電子をもつので，そのうち4個の電子がSiとの共有結合に使われると，1個余る（図 2.17）。余った電子に対する束縛力は弱いので，これは伝導電子となりうる。その後にはイオン化したP$^+$が残る。したがって，Pを不純物として含むSiは伝導電子密度nがn_iより大きいので，n形半導体と呼

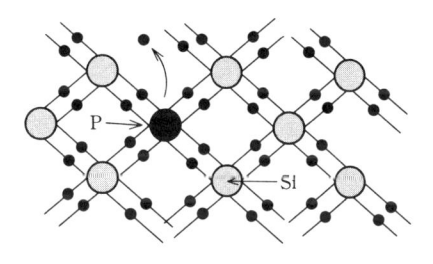

図 2.17 外因性半導体（SiにPを混入）

ぶ。Pは電子を供給するのに用いられるので，**ドナー**（donar）と呼ぶ。Pの代わりに原子番号5，3B族のホウ素（B）を混入すれば，逆に電子が一つ不足するので，正孔ができることになる。このような半導体をp形半導体と呼ぶ。このときのBのような原子を**アクセプタ**（acceptor）呼ぶ。

不純物を含まない半導体を**真性半導体**（intrinsic semiconductor），ドナーやアクセプタを含む半導体を**外因性**（extrinsic）**半導体**と呼ぶ。外因性半導体でも，上で述べたように式（2.25）は成立する。外因性という意味は，キャリヤの密度がその半導体本来の性質だけでなく，外部的な要因（要するに不純物）で決まるという意味である。ドナーはわずかなエネルギーで電子を放出するのだから，伝導帯の底E_cよりわずかに低いところにエネルギー準位があるはずである。これを**ドナー準位**と呼ぶ。一方，充満帯にある電子でも近くにアクセプタがあれば，そちらへは容易に飛び移れるから，E_vよりわずかに高いところにエネルギー準位はあるはずである。これを**アクセプタ準位**と呼ぶ。

2.2.3 状態密度

半導体の電気現象を解明する際，nやp，すなわちキャリヤ密度を求める必要がある。そのためには状態密度とフェルミ－ディラックの分布が必要である。

まず状態密度について説明しよう。2.2.1項で説明したとおり，電子は多くのエネルギー準位をとりうる。そこで，エネルギー準位の分布を表す尺度が**状態密度**である。これを $g(E)$ とすると，$g(E)\varDelta E$ は E と $E+\varDelta E$ との間にあるエネルギー準位の，単位体積当りの個数である。図2.15でいえば，これは単にある高さの席の個数を表すのであって，E と $E+\varDelta E$ との間のエネルギーをもつ電子の数を表すわけではない。一つのエネルギー準位 E が電子によってふさがれる確率（確率密度ではない）を $f(E)$ で表す。再び図2.15で考えれば，2階において f は小さく，1階においてほぼ1ということになる。E と $E+\varDelta E$ との間のエネルギーをもつ電子の単位体積当りの数，すなわち密度は

$$g(E)\varDelta E \cdot f(E) \qquad (2.26)$$

で与えられる。席の数に，各席が使われる確率を掛けたものが，実際に座っている人数になるのである。

エネルギーの帯域構造の説明をしたところでは，どちらかというと束縛を離れた伝導電子に対する説明であったので，ここでは充満帯について考え，伝導帯と充満帯の状態密度が対称的な形をしていることを，定性的に説明しよう。

伝導帯は，自由になった電子がとりうる準位が非常に多くあることによって発生する。同様に充満帯は，正孔をつぎつぎに埋めていく電子のエネルギー準位が，非常に多くあるために発生する。正孔があると，その付近の電子のポテンシャルエネルギーが減少するのは理解できるだろう。正孔が移動していくと，エネルギーの低くなった電子が存在する領域も移動していく。より速く動く正孔は，より速くつぎからつぎへと電子を引きつけていく正孔だから，それらの電子は，より低いポテンシャルエネルギーを引き継いでいくと考えてよいだろう。

つまり，より速く動く正孔は，より低いエネルギー準位の電子に対応しているのである。この場合，正孔という実体のないもののほうが，「軌道」という概念になじみやすいこともわかる。もし正孔が，伝導電子と同じような多くの軌道をとる可能性があるとしたら，充満帯にも伝導帯と同じようなエネルギー準位が存在することになろう。伝導帯では，より自由に動く電子は原子からの

束縛が弱いので高いポテンシャルエネルギーのところにあるが，充満帯では上で述べたように，より自由に動く正孔は低いポテンシャルエネルギーの電子に対応している。そこで，エネルギー準位の数を $g(E)$ という関数で表した状態密度は，**図 2.18** のように，伝導帯の底のエネルギー準位 E_c と充満帯の天井のエネルギー E_v を境にして対称的な形となるのである。すなわち，$\varepsilon \geqq 0$ に対して

$$g(E_v - \varepsilon) = g(E_c + \varepsilon)$$

となっている。また，E_c と E_v との間は禁制帯だから当然

$$g(E) = 0, \quad E_v < E < E_c$$

である。

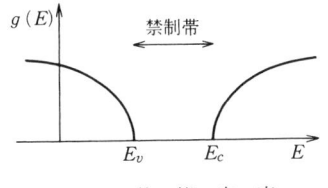

図 2.18 状態密度

2.2.4 フェルミ-ディラック分布

〔1〕 導出方法

確率 $f(E)$ はすでに述べたように，あるエネルギー準位 E が電子によってどれだけ好まれるかを示す量であるが，これは以下のような関数で表されることが知られている。

$$f(E) = \frac{1}{1 + \exp\left(\dfrac{E - E_F}{kT}\right)} \tag{2.27}$$

ここで，k は Boltzmann 定数（1.38×10^{-23} J/K），T は絶対温度，さらに E_F はフェルミエネルギーと呼ばれる。この $f(E)$ のことをフェルミ-ディラック分布と呼ぶ。ここでこの関数の導出方法を示そう。

エネルギー準位が E_1, E_2, $\cdots$, E_N の N 個あり，各エネルギー準位に属する量子状態の数（前のたとえでは席の数になる）を q_1, q_2, $\cdots$, q_N とする。エネルギー準位 E_i をとる電子の数を n_i，電子の総数を n，全エネルギーを u とする。すなわち

$$n = n_1 + n_2 + \cdots + n_N \tag{2.28}$$

$$u = n_1 E_1 + n_2 E_2 + \cdots + n_N E_N \tag{2.29}$$

と仮定する。求めたいものは

$$f(E_i) = \frac{n_i}{g_i}$$

であることは了解されるだろう。さて，パウリの排他律は，一つの量子状態を二つ以上の電子がとることを禁じるから，エネルギー準位 E_i をとる電子が n_i 個あるということは，g_i 個の量子状態に n_i 個の電子を1個ずつ入れることを意味する。これには ${}_{g_i}C_{n_i}$ 通りの方法がある。要するに，g_i 個の状態のうち n_i 個の状態が占有される**場合の数**である。したがって，これをすべてのエネルギー準位について考えると，各エネルギー準位にある電子の個数を $n_1, n_2, \cdots, n_n$ とするような場合の数は全部で

$$B = \prod_{i=1}^{N} {}_{g_i}C_{n_i} = \prod_{i=1}^{N} \frac{g_i!}{n_i!(g_i - n_i)!} \tag{2.30}$$

である。

B は n_i の関数であるが，現実に起こる状態は，B が最も大きくなるように電子が各エネルギー準位へ配分された状態であろう。これは，例えば二つのサイコロを振って二つの目の数の和をとるとき，7となる場合の数が6で (1+6, 2+5, 3+4, 4+3, 5+2, 6+1) 最も多いので，7をとる確率が最も高いということと同じ原理である。そこで B が最大になるような n_i を求めてみよう。B と $\ln B$ とは単調な関係にあるから

$$\ln B = \sum_{i=1}^{N} \ln \frac{g_i!}{n_i!(g_i - n_i)!} = \sum_{i=1}^{N} \{\ln g_i! - \ln n_i! - \ln(g_i - n_i)!\}$$

を最大にすれば B も最大になる。ここで Stirling の公式

$$n! \sim \sqrt{2\pi n}\, n^n e^{-n}$$

を用いると

$$\ln n! \sim \ln(\sqrt{2\pi n}\, n^n e^{-n}) = \frac{1}{2}\ln(2\pi n) + n \ln n - n \sim n \ln n$$

であるから

$$\ln B \sim \sum_{i=1}^{n} \{g_i \ln g_i - n_i \ln n_i - (g_i - n_i) \ln(g_i - n_i)\} \tag{2.31}$$

となる．〜は g_i や n_i が限りなく大きくなるとき相対誤差が 0 に近づくという意味で，詳しくは漸近的に等しいという．

われわれの問題は式 (2.28) と式 (2.29) の条件のもとで $\ln B$ を最大にするという，純粋に微分の問題となった．一般にこの種の問題は Lagrange の未定乗数法で解くことができる．これによると，λ_1，λ_2 を未定乗数として

$$\frac{\partial}{\partial n_i}\{\ln B - \lambda_1(n_1 + \cdots + n_N) - \lambda_2(n_1 E_1 + \cdots + n_N E_N)\} = 0, \quad i = 1, 2, \cdots, N \tag{2.32}$$

を解けばよい．実際に式 (2.32) の左辺を計算すると

$$\ln \frac{g_i - n_i}{n_i} - \lambda_1 - E_i \lambda_2 = 0, \quad i = 1, 2, \cdots, N \tag{2.33}$$

が解くべき方程式である．これは容易に解けて

$$f(E_i) = \frac{n_i}{g_i} = \frac{1}{1 + e^{\lambda_1 + E_i \lambda_2}}, \quad i = 1, 2, \cdots, N \tag{2.34}$$

を得る．式 (2.34) の右辺は E_i が十分大きければ，$e^{-\lambda_2 E_i}$ と近似できる．つまり E_i が大きいときには $f(E_i)$ は古典力学系の粒子と同じく Boltzmann 分布

$$f(E) = e^{-E/(kT)} \tag{2.35}$$

に従うことになる．したがって，$\lambda_2 = 1/(kT)$ である．つぎに，$\lambda_1 = -E_F/(kT)$ とおけば，式 (2.27) が得られる．ここで $f(E_F) = 1/(1+1) = 1/2$ となるから，フェルミエネルギー E_F は，電子がその準位をふさぐ確率がちょうど $1/2$ であるようなエネルギー準位ということになる．これは便利なのでよく使われるパラメータである．

関数 $f(E)$ の概略の形を調べよう．$f(E)$ が図 2.19 のように T が小さいほど低エネルギーのほうに集

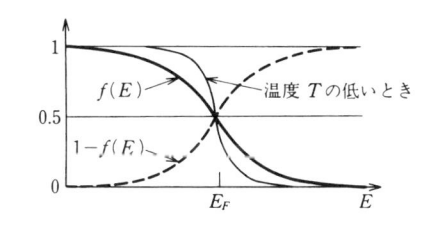

図 2.19 フェルミ-ディラック分布 $f(E)$ の形

中してくるのは，直感と一致するであろう．さらに，$f(E)$はフェルミエネルギー E_F を中心にして点対称のような形をしている．これは，$\varepsilon>0$ がある程度大きければ

$$f(E_F+\varepsilon)=\frac{1}{1+e^{\varepsilon/(kT)}}\cong e^{-\varepsilon/(kT)}$$

で，また

$$f(E_F-\varepsilon)=\frac{1}{1+e^{-\varepsilon/(kT)}}\cong 1-e^{-\varepsilon/(kT)}$$

だからである．これからまた，$f(E)$ と $1-f(E)$ のグラフは直線 $f=1/2$ を中心にしてだいたい線対称の関係にあることもわかる．ε としてわれわれが考えるのは，禁制帯の大きさのオーダであり，これは前にみたように kT よりもずっと大きいから，上の近似はかなりよい近似である．

〔2〕 **フェルミエネルギー**

さて，式 (2.26) から伝導電子の密度は

$$n=\int_{E_c}^{\infty}g(E)f(E)\,dE \tag{2.36}$$

で求まる．ここで E_c は伝導帯の下端のエネルギーの値である．E_c 以上のエネルギーをもった電子が伝導電子になるのだから，E_c 以上の範囲で積分する．他方のキャリヤ，正孔の密度 p は

$$p=\int_{-\infty}^{E_v}g(E)\{1-f(E)\}dE \tag{2.37}$$

で与えられる．$1-f(E)$ とするのは，E のエネルギー準位を電子がふさがないときに正孔ができるからである．真性半導体では $p=n$ であるから

$$\int_{-\infty}^{E_v}g(E)\{1-f(E)\}dE=\int_{E_c}^{\infty}g(E)f(E)\,dE \tag{2.38}$$

である．**図 2.20** は $g(E)$，$f(E)$，$1-f(E)$ の概略の形を，禁制帯と E_F の位置関係を変えて表示したものである．これから，式 (2.38) を成り立たせるには，E_F が禁制帯の真ん中にこなければならないことがわかる．これは，g にも f にも上で述べたような対称性があるからである．図をよく見て考えられたい．さらに，伝導電子の多い，すなわち n の大きな半導体では，E_F は E_c

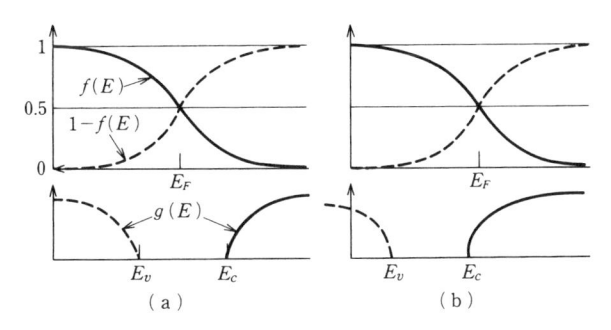

図 2.20 フェルミエネルギーが禁制帯の中心にくることの説明。式 (2.38) より上のグラフと下のグラフの実線どうし，破線どうしを掛けて積分したものが，それぞれ n, p になる。(a) では $p=n$ となるが，(b) ではそうならない。

のほうに偏り，逆に p が大きい場合には E_F は E_v のほうに偏ることは，容易にわかるだろう。つぎにこれをすこし詳しく調べよう。

ここで，指数関数 $y_1(x)=e^x$ のつぎのような簡単な性質を復習しよう。$y_1(x)$ のグラフ（図 2.21）を右へ a だけずらした関数を $y_2(x)$ とすると

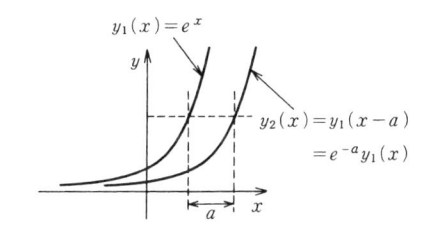

図 2.21 指数関数の性質

$$y_2(x)=y_1(x-a)=e^{x-a}=e^x e^{-a}=e^{-a} y_1(x)$$

であるから，$y_2(x)$ は至るところで $y_1(x)$ の e^{-a} 倍になる。当然，任意の関数 $h(x)$ に対して $y_2(x)h(x)$ はやはり $y_1(x)h(x)$ の e^{-a} 倍になる。さらに $\int y_2(x)h(x)dh$ も $\int y_1(x)h(x)dh$ の e^{-a} 倍になる（積分が存在すれば）。

フェルミエネルギー E_F を真性状態におけるその値 $E_I=(E_c+E_v)/2$ から x だけずらすということは，$f(E)$ のグラフを x だけ右へずらすということである。また，E が E_F よりある程度大きければ，われわれは式 (2.35) のように $f(E)$ を指数関数 $\exp\{-(E-E_F)/(kT)\}$ で近似した。したがって，指数関数の上のような性質を用いれば，フェルミエネルギー E_F を真性状態より x

だけ動かすと，伝導電子密度 n は，真性状態での値 n_i の $e^{x/(kT)}$ 倍になる。すなわち，フェルミエネルギーが $E_F = E_I + x$ であるときの n は

$$n = n_i \exp\left(\frac{E_F - E_I}{kT}\right) \tag{2.39}$$

となる。これから

$$E_F = E_I + kT \ln\frac{n}{n_i} \tag{2.40}$$

となることもただちにわかる。一方，p は $1 - f(E)$ と $g(E)$ の積の積分であるが，$1 - f(E)$ も積分範囲で指数関数近似できるとしたから，上の議論がまったく同様に適用でき

$$p = n_i \exp\left(-\frac{E_F - E_I}{kT}\right) \tag{2.41}$$

$$E_F = E_I - kT \ln\frac{p}{n_i} \tag{2.42}$$

が得られる。式 (2.39) と (2.41) は，$np = n_i^2$ という関係（式 (2.25)）も満たしており，前の議論と矛盾しない。

これから n 形半導体や p 形半導体のフェルミエネルギーはただちに求まる。n 形半導体におけるドナー密度を N_D とする。通常 $N_D \gg n_i$ となるようにドナーの注入をするから，n 形半導体の伝導電子のほとんどはドナーから供給されるので，n 形半導体においては

$$n = N_D, \qquad p = \frac{n_i^2}{N_D} \tag{2.43}$$

としてよい。同様に p 形半導体においては，アクセプタ密度を N_A とすると

$$p = N_A, \qquad n = \frac{n_i^2}{N_A} \tag{2.44}$$

としてよい。そこで n 形半導体におけるフェルミエネルギーを E_{Fn}，p 形半導体におけるそれを E_{Fp} とすれば，式 (2.40)，(2.42) より

$$E_{Fn} = E_I + kT \ln\frac{N_D}{n_i} \tag{2.45}$$

$$E_{Fp} = E_I - kT \ln\frac{N_A}{n_i} \tag{2.46}$$

となる。

フェルミ-ディラック分布には，さらにつぎのような重要な性質がある。いま二つの物質を隣り合せにおいて，これを熱平衡状態にしたとき，これら二つの物質のポテンシャルエネルギーの基準は，フェルミ-ディラックの分布の値が共通になるように決まるのである。われわれは電子のことを考えているのだから，図 2.22 のように，二つの電子の集団 A と B の間の平衡状態を考えればよいことになる。熱平衡状態では，もちろん A と B の間で電子の**正味**の移動はない。したがって，A において確率 p でふさがれるエネルギーは，B においても同じ確率 p でふさがれなければならない。そうでなければ，同じエネルギー準位でもよりふさぎやすいほうへ移動するはずだからである。フェルミ-ディラックの分布の値が共通になるように，ということはフェルミエネルギー E_F の値が A と B とで共通になるということであることに注意しよう。

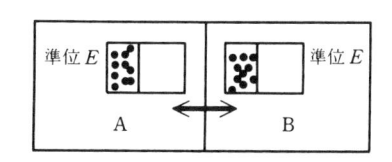

図 2.22　隣接し熱平衡状態にある電子の集団 A と B。両者のフェルミエネルギーは一致する

2.3　pn 接合における現象

p 形半導体と n 形半導体の接合である pn 接合は，整流特性を示す。この機構は，半導体デバイスの原理となる重要なものである。本節ではこの原理についてすこし詳しく解説する。

2.3.1　pn 接　合

pn 接合は p 形半導体と n 形半導体をつないだものである。実際の pn 接合は同一の結晶でできており，不純物の注入によってできた 2 領域が接しているものである。

図 2.23 のような pn 接合があったとする。接合ができる前には，n 領域には伝導電子が

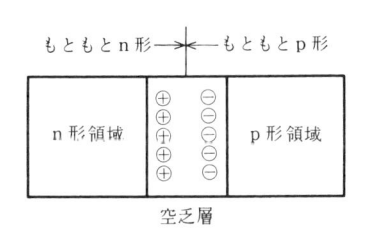

図 2.23　pn 接　合

多いが，それはもともと電子が一つ多いドナーが存在しているからであって，この領域は負に帯電しているわけではなく，電気的に中性であることはいうまでもない．p形領域についても同様である．

つぎのようなことは実際にはできないが，思考実験として考える．pn接合ができた瞬間では，接合のすぐ左のn領域側は伝導電子の密度が高く，右のp領域は正孔密度が高いから，2.1節で述べたように，電子が左から右へ，正孔が右から左へ拡散により移動する．これはいつまで続くだろうか．両領域が同じキャリヤ密度をもつようになるまで続くだろうか．答はノーである．

左からくる電子と右からくる正孔は，遭遇して再結合する確率が高く，接合を挟んだ短い領域はキャリヤがなくなってしまう．この領域を**空乏層**（depletion layer）と呼ぶ．ところでn領域だったところの空乏層には電子を失った，すなわちイオン化したドナーがある．電気的に中性であったときにもっていた電子を失ったのだから，この領域は正に帯電していることになる．同じ理由で，p形だったところの空乏層には負電荷をもつアクセプタイオンが存在する．この理由から，空乏層のことを**空間電荷領域**とも呼ぶ．空間電荷領域の存在により，n領域からの電子もp領域からの正孔も反発力を受けるので無制限には拡散できず，ある程度のところで平衡状態に達する．

空間電荷によって空乏層中には電界が生じる．したがって，電位差が生じる．この電位のことを**拡散電位**または**固有障壁電位**と呼ぶ．この電位によって，電子と正孔の拡散があるところで止まると考えられる．さて，電界と電位の関係は2.1節で述べたが，電荷により生じる電界についてはまだ述べていなかった．これはGaussの法則によって関係づけられるのであるが，これを本格的に学ぶのは電磁気学に任せることとし，ここではつぎのような単純なモデルについて考察しよう．これでも考え方の本質はわかる．

まずつぎの①②を仮定する．

① 空間電荷領域の外では電界はゼロ
② 空間電荷領域中の電界はx軸に沿って平行

もしn形，p形領域に電界があればキャリヤは動くから，定常状態でないこ

2.3 pn接合における現象

とになる。したがって①が正当化される。②はつぎの説明の経過から納得がいくと思う。

いま，電荷 q をもつドナーイオンと $-q$ をもつアクセプタイオンが図 **2.24** のように空乏層に一組相対していたとすると，図の矢印に示したような電気力線が生じる。これは各点での電界の方向を示している。本来，自由空間中の正電荷から発する電界は，すべての方向に均等に発散するのであるが，①の仮定によりこの場合には負電荷に終端せざるをえない。負電荷に収束する電界についても同じことがいえる。つぎに図 **2.25** のように，正-負電荷の組が複数個存在すればどうなるか考えよう。左端から右へ移っていくと，正電荷を数えるごとに電界は増加し（電気力線の数が増える），中央で最大となった後は，負電荷を数えるごとに電界は減少し，右端でゼロになることがわかる。場所 x における電界の強さは

(x の左にあるドナーイオン個数)$\times q -$ (同じくアクセプタイオン個数)$\times q$
　　$= x$ の左にある全電荷量

に比例することがわかる。実際にはアクセプタイオンやドナーイオンの数は非常に多いから，これを積分で表すことができ，x における電界の強さ $E(x)$ は

$$E(x) = \frac{1}{\varepsilon}\int_{-\infty}^{x} \rho(\xi)\,d\xi \tag{2.47}$$

となる。ここで $\rho(\xi)$ は ξ における電荷密度，ε は**誘電率**である。

ところで，上の説明からわかるように，空乏層中の正-負電荷は必ず一対になって存在しなければ，①の仮定を満たすことができない（図 2.25 参照）。

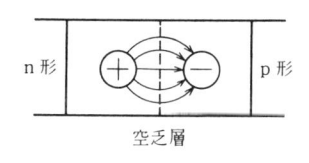

図 **2.24** 空乏層中の一組の正-負電荷による電界

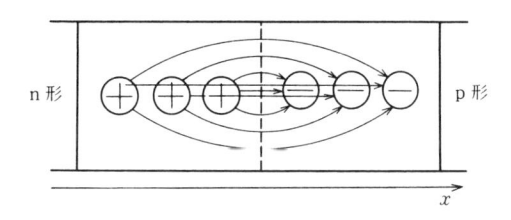

図 **2.25** 空乏層中の複数の組の正-負電荷による電界

したがって，**空乏層中の全正電荷量と全負電荷量とは等しくなければならない**。

さて，空乏層では電荷密度は N_A および N_D であるが，空乏層領域の幅がどれだけになるかは求まっていないので，電界 $E(x)$ や電位 $\Phi(x) = -\int E(x)dx$ を計算できない。ところが，一見ここで述べた話とはかけ離れてみえるフェルミエネルギーを用いて，拡散電位が計算できるのである。

2.3.2 拡散電位の計算

n形領域におけるドナー密度を N_D，p形領域におけるアクセプタ密度を N_A とする。前述のとおり，フェルミエネルギーは両領域に対して共通であり，しかも両領域におけるフェルミエネルギーは，禁制帯の中心からたがいに逆の方向にずれている。そこで，pn接合のエネルギー帯域構造は，図2.26のようにならざるをえない。この帯域のずれの大きさ E_D は，各領域のフェルミエネルギーの真正状態からのずれの和であるから，式 (2.45)，(2.46) より

$$E_D = kT\left(\ln\frac{N_D}{n_i} + \ln\frac{N_A}{n_i}\right) = kT \ln\frac{N_D N_A}{n_i^2} \tag{2.48}$$

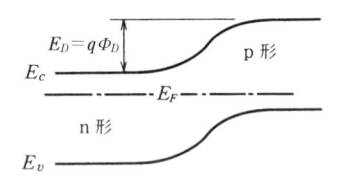

図2.26 pn接合における帯域構造と拡散電位。横軸は空間軸

である。このように，p形領域が E_D だけポテンシャルが高いということは，n形とp形の領域の間に E_D/q（$-q$ は電子の電荷）だけの電位差があることになる（2.1.2項参照）。これが拡散電位 Φ_D である。すなわち

$$\Phi_D = \frac{kT}{q} \ln\frac{N_D N_A}{n_i^2} \tag{2.49}$$

である。このように拡散電位はフェルミエネルギーを用いると，あっさり求まるが，これはイオンの平衡電位と同じ考えで導くこともできることをつぎに示そう。

2.3 pn接合における現象

いま伝導電子密度に注目すると，n領域ではN_D，p領域ではn_i^2/N_Aである。この状態で平衡していることに注目しよう。N_Dとn_i^2/N_Aという密度の違いを保っておくためには，密度の小さいほうから大きいほうへ電子を移動させる働きが必要である。このための仕事量を求めよう。

電子のような粒子系を考えるうえでも，理想気体は便利なモデルである。気体では密度と圧力は比例するから，圧力がn_i^2/N_AとN_Dである部屋が隣り合っているとき，圧力の低いn_i^2/N_Aのほうの気体を高いほうへ送ることを考えればよい。これはまた圧力n_i^2/N_Aの気体を圧力N_Dに上げることと同じである（図2.27）。そのためにはもともとの体積を$n_i^2/(N_A N_D)$倍に縮めればよい。図2.28のようなシリンダとピストンでピストンをゆっくり動かしこれを行う。シリンダの断面積を$1\,\mathrm{m}^2$，ピストンの最初の位置をl_1とする。体積と圧力は反比例するから，ピストンの位置がlであるときの圧力は明らかに

$$P = \frac{n_i^2}{N_A} \cdot \frac{l_1}{l}$$

である。ピストンにPの力を加えると釣り合うから，Pよりわずかに大きな力を加えれば，ピストンはゆっくり下降する。一般に一定の力を加えて物を動かしたときにする仕事は，力×動いた距離であるが，この場合は力がlの関数であるから，仕事量は積分になる。ピストンが$l_2 = l_1 n_i^2/(N_A N_D)$に下降するまで力を加えたときにする仕事は

$$W = -\int_{l_1}^{l_2} P(l)\,dl = -\int_{l_1}^{l_2} \frac{n_i^2}{N_A} \cdot \frac{l_1}{l}\,dl = \frac{n_i^2 l_1}{N_A}\ln\frac{l_1}{l_2} = \frac{n_i^2 l_1}{N_A}\ln\frac{N_A N_D}{n_i^2}$$

となる。ここで1 molの気体の体積をVとしたときの$PV = RT$という有名な

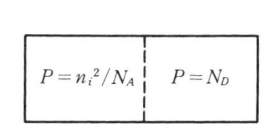

図2.27 気体の圧力差を保つ

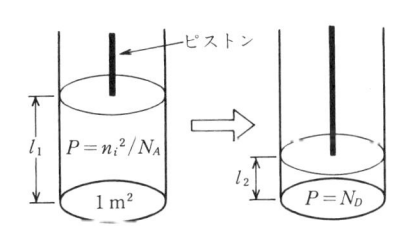

図2.28 気体の体積を縮めて圧力を上げる

関係式（R は気体定数）を，縮める前の気体にあてはめると

$$V = 1 \times l_1, \qquad P = \frac{n_i^2}{N_A}$$

だから

$$W = RT \ln \frac{N_A N_D}{n_i^2}$$

となる。これは 1 mol 気体に対する仕事の量なので，これをアボガドロ数 N で割れば 1 個の電子に対する仕事量は

$$W = \frac{RT}{N} \ln \frac{N_A N_D}{n_i^2} = kT \ln \frac{N_A N_D}{n_i^2} \tag{2.50}$$

となる。2.1.2 項で述べたように，これは

$$\frac{kT}{q} \ln \frac{N_A N_D}{n_i^2}$$

の電位差に相当する。これが拡散電位である。

　読者は，この導出方法とフェルミ-ディラック分布を用いた方法とで，同じ結果が得られることを不思議に思われるかもしれない。しかし，フェルミ-ディラック分布の近似として用いた指数関数は，Boltzmann 分布を表しており，これは気体分子のエネルギー分布則であることを考えれば，納得がいくと思う。

2.3.3　整流特性の説明

　さて，いよいよ pn 接合がデバイスとして働く様子をみよう。図 2.29 に示すように，p 形に正，n 形に負の電圧 V をかける。これは拡散電位を打ち消

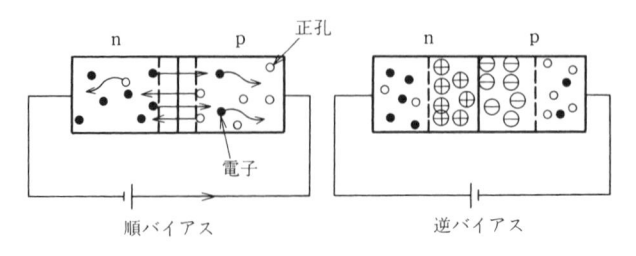

図 2.29　pn 接合における整流の原理

す方向である。p領域，n領域ともにキャリヤが豊富なのに比較して空乏層の抵抗は高いので，拡散電位とVとの差Φ_D-Vはすべて空乏層にかかるとしてよい。すると拡散電位が減少したのと同じことになるため，電子や正孔に対する障壁が低くなる。すると，キャリヤは流れやすくなる。電池を接続しているので，キャリヤはつぎつぎと供給されるから，電流が流れ続ける。この方向を**順方向**と呼ぶ。一方，電源をこれとは逆向きに接続すれば，電子や正孔に対する障壁は上昇するので，電流は流れにくい。この方向を**逆方向**と呼ぶ。これが整流特性の原理である。

つぎに，これをエネルギー帯域構造を使ってもうすこし詳しく説明しよう。図2.30(a)は熱平衡状態，図(b)は順方向バイアス時のエネルギー帯域を示す。図にはフェルミ-ディラック分布の関数のグラフが補助的に入っており，これにあわせて，伝導電子の密度が黒点で模式的に示してある。複雑になるのを避けるため，正孔は省略してある。熱平衡状態におけるn領域での正孔密度をp_n，p領域での伝導電子密度をn_pとする。もちろん$n_p=n_i^2/N_A$，$p_n=n_i^2/N_D$である。n_pを拡散電位Φ_Dを用いて表すと，式(2.49)を変形して

$$n_p = \frac{n_i^2}{N_A} = N_D \exp\left(-\frac{q\Phi_D}{kT}\right) \tag{2.51}$$

となる。

これに電圧Vを順方向にかけると，図(b)のように障壁がVだけ下がっ

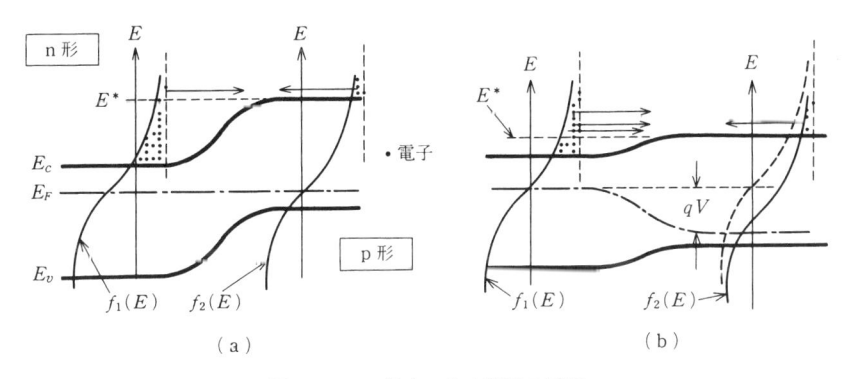

図2.30 pn接合による整流の原理

たようになる．こうなるとn形の多数キャリヤである電子のうちで，この障壁を超えられるものが多くなる．一方，p領域からn領域へ移動できる電子の数は少ないから，p領域と空乏層の境界では，n領域からほとんど一方的に電子が注入され，熱平衡状態でなくなる．しかし定常状態では電子密度の時間変化はないから，p領域と空乏層の境界においては，あるエネルギーをもつ伝導電子の密度は，n領域で同じエネルギーをもつ電子の密度と等しくなっていなければならない．ただし，空乏層中および境界では，電子と正孔の再結合は起こらないと仮定している．こうすると，図(b)のn領域において E^* より大きなエネルギーをもつ電子の密度が，p領域と空乏層の境界における電子の密度に等しくなる．これは，p領域のエネルギー図において，$f_2(E)$ を qV だけずらすことに相当する（図中の破線の曲線）から，式 (2.39) が導かれた同じ理由により，密度は $\exp\{qV/(kT)\}$ 倍となる．すなわち，**図2.31**のように座標系をとると

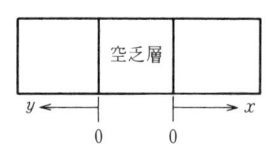

図2.31 座標のとり方

$$n(x=0) = n_p \exp\left(\frac{qV}{kT}\right), \qquad n_p = \frac{n_i^2}{N_A} \qquad (2.52)$$

となる．まったく同様に，n領域と空乏層の境界においては

$$n(y=0) = p_n \exp\left(\frac{qV}{kT}\right), \qquad p_n = \frac{n_i^2}{N_D} \qquad (2.53)$$

である．ここで，p_n は熱平衡状態におけるn領域中の正孔密度である．読者自ら上の議論をまねて，式 (2.53) を導出されたい．式 (2.52)，(2.53) を**接合法則**と呼ぶことがある．

さて，p領域中の少数キャリヤ密度 n について考えてみると，$x=0$ において熱平衡状態における値 n_p よりも大きい．したがって，n は連続的に変化するだろうから $x>0$ でも n_p より大きいであろう．一般に少数キャリヤ密度とその熱平衡状態における密度との差を，**過剰キャリヤ密度**と呼ぶ．ここでは $n-n_p$ が過剰キャリヤ密度である．再結合による電子の密度の減少の速さは $n-n_p$ に比例する．この結論は，2.2.2項〔1〕の議論において，多数キャリ

ヤ密度はほぼ一定という仮定をすれば得られる。

$x=0$ では $n(0)>n_p$ であるが，十分離れたところでは，熱平衡の値となっているはずである。すなわち

$$n(x\to\infty)=n_p \tag{2.54}$$

したがって，少数キャリヤの密度勾配が存在するので拡散電流が流れる。式 (2.23) は拡散電流密度 J とキャリヤの密度変化を表す式であるが，いまの場合，再結合による減少もあるので

$$\frac{\partial n(t,x)}{\partial t}=\frac{1}{q}\cdot\frac{\partial J_n(t,x)}{\partial x}-\frac{n-n_p}{\tau_n},\quad x\geq 0 \tag{2.55}$$

が得られる。J_n は電子による電流密度の意味である。第2項は再結合による減少を表し，τ_n は定数で，少数キャリヤとしての伝導電子の**寿命**と呼ぶ。寿命と呼ぶ理由は，式 (2.55) で拡散電流 J_n のない場合，τ_n は過剰キャリヤ密度が再結合によって最初の $1/e$（e は自然対数の底）まで減るのに要する時間だからである（初歩的な微分方程式の問題であるから，読者の演習問題とする）。定常状態では密度の時間変化はないから $\partial n/\partial t=0$ である。そこで

$$\frac{1}{q}\cdot\frac{\partial J_n(t,x)}{\partial x}=\frac{n-n_p}{\tau_n},\quad x\geq 0$$

これに式 (2.21) を代入すれば

$$D_n\frac{\partial^2 n}{\partial x^2}=\frac{1}{\tau_n}(n-n_p),\quad x\geq 0 \tag{2.56}$$

となる。ここで電子の拡散定数を D_n とおいた。

この微分方程式を解くには，まず

$$D_n\frac{\partial^2 n}{\partial x^2}=\frac{n}{\tau_n},\quad x\geq 0$$

を解く。この微分方程式（これをもとの方程式に対する**同次方程式**と呼ぶ）の一般解は，c_1 と c_2 を境界条件で決まる定数として

$$n=c_1\exp\left(\frac{x}{\sqrt{D_n\tau_n}}\right)+c_2\exp\left(\frac{-x}{\sqrt{D_n\tau_n}}\right),\quad x\geq 0$$

である。$n=n_p$ は式 (2.56) を満足する一つの解（一般解に対して**特殊解**と呼ぶ）であるから，式 (2.56) の一般解はつぎの式で与えられる。

$$n = c_1 \exp\left(\frac{x}{\sqrt{D_n \tau_n}}\right) + c_2 \exp\left(\frac{-x}{\sqrt{D_n \tau_n}}\right) + n_p, \quad x \geq 0 \tag{2.57}$$

$x \to \infty$ のとき $n \to n_p$ であるから $c_1 = 0$，$x=0$ のとき $n = n_p \exp\{qV/(kT)\}$ であるから

$$c_2 = n_p \left\{\exp\left(\frac{qV}{kT}\right) - 1\right\} \tag{2.58}$$

が得られる。よって

$$n = n_p \left\{\exp\left(\frac{qV}{kT}\right) - 1\right\} \exp\left(\frac{-x}{\sqrt{D_n \tau_n}}\right) + n_p, \quad x \geq 0 \tag{2.59}$$

が最終的に得られた。$\sqrt{D_n \tau_n}$ は過剰キャリヤ密度が $1/e$ に減少する距離なので，**拡散長**（diffusion length）と呼ばれる。

n 領域の少数キャリヤ正孔の密度分布 p を求めるのも，上の議論と並行に進められるので読者の演習問題とする。結果だけを記す。

$$p(y) = p_n \left\{\exp\left(\frac{qV}{kT}\right) - 1\right\} \exp\left(\frac{-y}{\sqrt{D_p \tau_p}}\right) + p_n, \quad y = 0 \tag{2.60}$$

ここで，τ_p は正孔の寿命，D_p は正孔の拡散定数である。

つぎにいよいよ pn 接合の電圧-電流特性が求められる。p 領域と n 領域には電界は存在しないと仮定しているから，p 領域中の伝導電子による電流密度 J_n は，式 (2.24) において $E=0$，$Q=-q$，$D=D_n$，$\rho=n$ とすればよい。そして式 (2.59) を代入すれば

$$J_n = qD_n \frac{dn}{dx} = -\frac{q\sqrt{D_n}}{\sqrt{\tau_n}} n_p \left\{\exp\left(\frac{qV}{kT}\right) - 1\right\} \exp\left(\frac{-x}{\sqrt{D_n \tau_n}}\right), \quad x \geq 0 \tag{2.61}$$

を得る。特に

$$J_n(x=0) = -\frac{q\sqrt{D_n}}{\sqrt{\tau_n}} n_p \left\{\exp\left(\frac{qV}{kT}\right) - 1\right\} \tag{2.62}$$

同様に，n領域中の正孔電流は，$Q=q$, $D=D_p$, $\rho=p$ としてさらに $dy/dx=-1$ に注意して

$$J_p = -qD_p\frac{dp}{dx} = -qD_p\frac{dp}{dy}\cdot\frac{dy}{dx} = qD_p\frac{dp}{dy}$$

$$= -q\frac{\sqrt{D_p}}{\sqrt{\tau_p}}p_n\left\{\exp\left(\frac{qV}{kT}\right)-1\right\}\exp\left(\frac{-y}{\sqrt{D_p\tau_p}}\right) \tag{2.63}$$

となる。特にn領域と空乏層の境界では

$$J_p(y=0) = -q\frac{\sqrt{D_p}}{\sqrt{\tau_p}}p_n\left\{\exp\left(\frac{qV}{kT}\right)-1\right\} \tag{2.64}$$

である。

図 2.32 の細い曲線がこれら少数キャリヤによる電流の密度を表している。空乏層では再結合は起こらないと仮定しているから，電流分布を考えるうえでは空乏層はないのと同じで，図の破線のようになる。すなわち

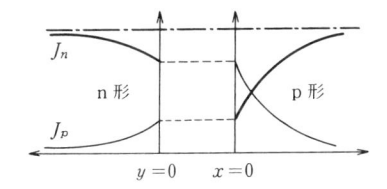

図 2.32 pn 接合中の電流分布

$$J_n(x=0) = J_n(y=0), \qquad J_p(y=0) = J_p(x=0)$$

である。したがって特に $x=0$ における全電流密度 J は

$$J = J_n(x=0) + J_p(x=0) = J_s\left\{\exp\left(\frac{qV}{kT}\right)-1\right\}$$

$$J_s = -q\left(n_p\sqrt{\frac{D_n}{\tau_n}} + p_n\sqrt{\frac{D_p}{\tau_p}}\right) \tag{2.65}$$

ここで $V\to-\infty$ とすると（実際のデバイスでは $|V|$ を大きくしすぎると，この法則が成り立たなくなるが），$J\to-J_s$ となるので，J_s のことを**飽和電流密度**と呼ぶ。

ところで，定常的に電流が流れている場合，電流密度は場所によらず一定であるので（半導体の中には電流の湧き出るところや吸い込まれるところはない），式 (2.65) は pn 接合の任意の点で成り立つ。そこで，$J-J_p$ が n 形領域における電子電流，$J-J_s$ が p 形領域における正孔電流として求められる。図

2.32では，これらを太い曲線で表している。

式(2.65)の電圧-電流特性で興味深いのは，関数の形を表す$\exp(qV/kT)-1$という項が，物質に依存する定数を一つも含んでいないことである。したがって，pn接合でありさえすれば，関数の形は一意に決まる。また$\exp(qV/kT)-1$は，順バイアス電圧によって増加する少数キャリヤの密度の増加率を表している。図2.33に$\exp(qV/kT)-1$のグラフを示す。$k=1.38\times10^{-23}$J/K, $q=1.6\times10^{-19}$C，さらに$T=293$Kとしたので，$q/kT\cong40$ V^{-1}である。

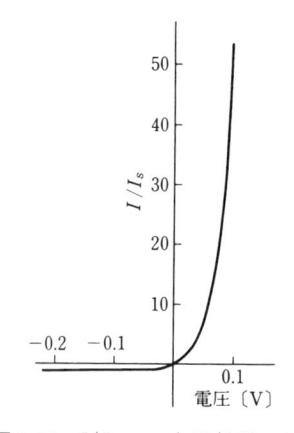

図2.33 $I/I_s=\exp(qV/kT)-1$のグラフ（$q/kT\cong40$ V^{-1}）

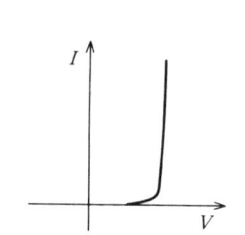

図2.34 実際のダイオードの電圧-電流特性（模式図）

実際のダイオードも，電圧Vがこの程度の範囲内ではこの形によく似た特性を示すが，さらに電圧の広い範囲ではかなりずれてくる。実際のダイオードの順方向特性は図2.34のような形となる。ある電圧V_0を超えると，急激に電流が増加する。これは，順方向バイアスによってエネルギー障壁がなくなることに対応している。したがって，V_0は拡散電位Φ_Dに近い値となる。そこで禁制帯の幅の狭いGeダイオードのV_0は低く，Siダイオードは高い。

2.3.4 ダイオード

〔1〕 検波・整流用ダイオード

ここでいう検波とは，振幅変調を受けた正弦波を整流することによって，その振幅変化を取り出すことをいう。その目的から，高い周波数で用いられることが多いので，高い周波数に対して十分速く応答できるものが必要となる。そのため，接合容量が小さくなければならない。接合容量は空乏層の存在のために派生するので，空乏層容量とも呼ばれる。この発生原理を図2.35に示す。コンデンサは図(a)のように，極板上に電荷が蓄積するが，空乏層の場合には，電荷は空乏層中に分布して蓄積し，働きとしてはコンデンサと同じ働きをする。検波用ダイオードにおいては，これができるだけ小さいものがよいので，素子には小形のものが使われる。

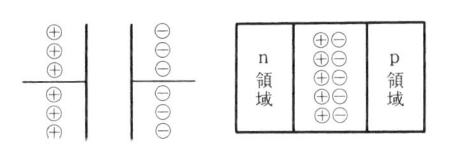

図 2.35 コンデンサと空乏層容量

整流用ダイオードは，最も一般的には交流電源（50または60 Hz）を直流に変換するときに用いられるものである。検波用とは異なり高い周波数を扱わないが，用途によっては高電圧・大電流に耐える必要があり，そのために大形化する。

〔2〕 定電圧ダイオード

pn接合に逆バイアスを加えると，電流はほとんど流れないが，この逆電圧をしだいに大きくしていくと，あるところで急激に電流が増加する（図2.36）。これを**降伏現象**（breakdown）と呼ぶ。降伏現象は，整流用ダイオードにとってはもちろん避けなければならないものであるが，定電圧特性を得たいときには，非常に便利な性質である。この目的で用いられるダイオードを定電圧ダイオードと呼ぶ。逆電圧がある一定値に達するまでは他の回路に電流を供給し，それを超えるとダイオードにほとんど流れるような回路にしておけば，その回路

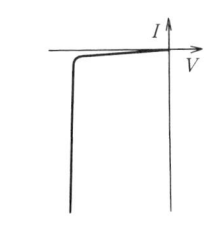

図 2.36 降伏現象

には一定電圧の電源が確保されることになる。

降伏現象の機構には2種類ある。第一は**雪崩降伏**である。キャリヤの運動エネルギーが大きいと，空乏層中を流れる間に共有結合の手と衝突し，これから電子をたたき出し電子-正孔対を作る。この電子と正孔が飛び散り（？）さらに衝突によって新たな電子-正孔対を作る。このような連鎖反応は急激に進み，急激に大電流が流れるようになる。

もう一つの機構は**ツェナー降伏**である。逆バイアス電圧が大きくなると，図2.37に示すように，エネルギー障壁の空間的な幅が狭くなるような効果が出てくる。すると，禁制帯以下のエネルギーしかもたない電子でも，この障壁からにじみ出るようになる。これは，電子の波動性の反映であり，トンネル効果と呼ばれる。かなり不透明な物質でも，十分薄ければ光が通過できるのと似ている。充満帯には多くの電子があるから，共有結合の手から抜け出してエネルギー帯が下になっている領域へしみ出していくと，伝導電子が一挙に増えることになり，これにより急激に電流が増加する。

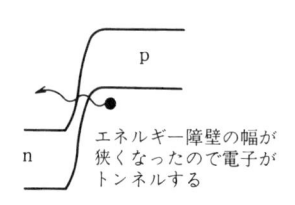

図2.37 ツェナー降伏

これら二つの機構の原理の違いからわかるように，雪崩降伏は空乏層が長いほど起こりやすく，ツェナー降伏は短いほど起こりやすい。したがって，降伏電圧が高いときにはそれは雪崩降伏で，低いときにはツェナー降伏である。両者が同時に起こることもある。

〔3〕 **可変容量ダイオード**

空乏層容量は，通常のコンデンサの容量と同様に，極板間距離に反比例する。さらに，ここではその導出は行わないが，空乏層の長さは拡散電位をΦ_D，バイアス電圧をV（順方向を正とする）とすると，$\sqrt{\Phi_D - V}$に比例する。そこで，Vを変えることにより可変な容量が得られる。これを可変容量ダイオードと呼ぶ。

〔4〕 **トンネルダイオード**

これは現在広く使われているダイオードというわけではないが，数少ない日

本人のノーベル賞受賞者，江崎玲於奈氏の受賞対象となった研究で，トンネル現象の発見となったものである．トンネル現象はツェナー降伏に関して述べたとおり，薄いエネルギー障壁を電子が通り抜ける現象である．氏は不純物の多いpn接合の特性を調べているうちに，奇妙な現象を発見した．順バイアス電圧を段々大きくしていくうちに，あるところから急に電流が減少し始めたのである（図 2.38）．その部分では電圧が大きいほど電流が小さいのだから，抵抗が負になっていることと同じである．このような負性抵抗は能動素子として使うことができる．図のエネルギー帯の様子から，トンネルダイオードの電圧-電流特性を定性的に説明することを，読者自ら試みられたい．

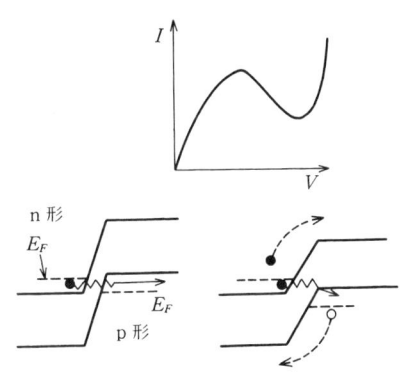

図 2.38　トンネルダイオードの特性

ここで注意すべきことは，トンネルダイオードのように不純物濃度の高い半導体では，フェルミエネルギーが，p形では充満帯の中に，n形では伝導帯の中に入ってしまうことである（式 (2.45)，(2.46) から想像がつく）．したがって，p形の充満帯の中には空いている準位が，またn形の伝導帯の中には電子が存在する準位が生じる．そのレベルがうまくあったところで，薄い空乏層を通してその電子がトンネルしてくるのである．順バイアス電圧が高すぎると，これが起こらないので電流が減る．さらに順バイアスを大きくすれば，通常のダイオードと同じ動作モードとなる．

ところで，フェルミレベルが伝導帯や充満帯に入り込んでいるような状況のことを，**縮退**していると呼ぶ．このときには，フェルミ-ディラックの分布関数を指数関数近似することはできないから，ここまでで行ってきた計算は修正なしには適用できない．当然，拡散電位も同じ式で計算できないことを注意しておく．

2.4 トランジスタ

現在，能動素子として最も広く用いられているのは**トランジスタ**（transistor）と呼ばれる三端子素子である。トランジスタは trans-resistor，すなわち抵抗変換器という意味をもたせて作られた名前であり，原子力（平和利用にしろ戦争利用にしろ），コンピュータなどとともに，20世紀に発見・発明されたものの中で人類に最も大きな影響を与えたものである。IC（集積回路）は，回路の集積度（どれだけ詰め込むかということ）を上げるのが目的であり，中に詰め込まれているのは，トランジスタや，半導体を利用して作った受動素子である。したがって，第二次世界大戦後の電子技術の発展は，トランジスタが真空管にとって代わる可能性をもつ素子として発明されたときに始まる，と考えてよい。現在のパーソナルコンピュータの機能は（大きさの点は別にしても），真空管で実現するのは不可能である。

本節ではトランジスタについてその動作を概説する。定性的な記述がほとんどだから，物足りないと感じる読者もあろうが，これ以上の説明には数式の駆使が必要で，われわれの目的にとってはあまり重要とはいえない。ここまでの記述がよく理解できていれば，必要に応じてトランジスタの動作のもっと高級な理論を学ぶのは困難ではない。

2.4.1 バイポーラトランジスタ

〔1〕 原　　理

バイポーラとは二極性という意味で，これは多数キャリヤと少数キャリヤの両方が動作に関与している，という意味である。**図 2.39** に構造の原理を示す。**ベース**（base）と呼ばれる p 領域が，**エミッタ**（emitter）および**コレクタ**（collector）と呼ばれる n 領域に挟まれている。これを npn トランジスタと呼ぶ。pnp トランジスタもあるが動作原理は同じなので，npn で説明する。エミッタとコレクタでは区別がないようにみえるが，不純物密度が各領域で異なっている。エミッタ，ベース，コレクタにおける不純物密度をそれぞれ N_E，

2.4 トランジスタ

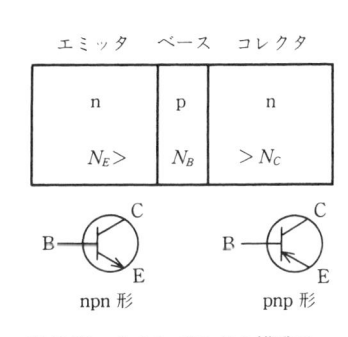

図 2.39　トランジスタの構造の模式図と記号

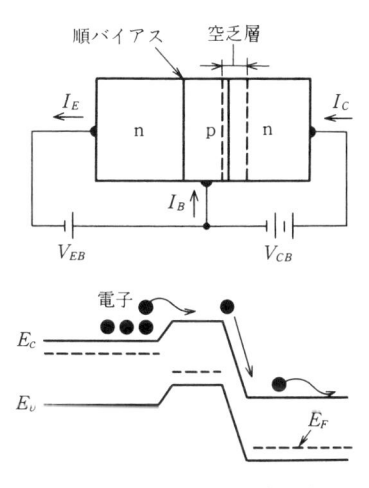

図 2.40　ベース接地の基本回路とエネルギー帯

N_B, N_C とすれば $N_E > N_B > N_C$ となっている。この理由は後で述べる。

　動作原理を理解するには，**図 2.40** に示すように，ベースを共通電位にとって，ベース-エミッタ間の pn 接合に順バイアスをかけ，ベース-コレクタ間の pn 接合に逆バイアスをかける方法がわかりやすい。これを**ベース接地**と呼ぶ。

　エミッタ領域の多数キャリヤである伝導電子は，順バイアスの pn 接合を通ってベース領域に拡散していく。もちろん電子は電源からつぎつぎと供給される。ベース領域は十分短くしてあり，電子はベース-コレクタ間の pn 接合まで拡散している間に正孔と再結合する確率は小さい。よってほとんどの電子はコレクタの空乏層領域の左端へ到達する。ちょっと考えるとベース電極がこの図では下のほうにあるため，こちらのほうへ電子が曲がっていきそうだが，ベース領域には電界はほとんど存在しないので，電子の濃度勾配に従って右へ拡散していく。空乏層の左端に達すると，そこは逆バイアス状態で強い電界が存在している。この電界によって電子はただちに（拡散ではないという意味）コレクタに集められる。

　エネルギー帯地図で考えてもよい。n 領域の伝導電子は，エミッタ-ベース間の順バイアス電圧により障壁が低くなっているので，その多くがベース領域

へ拡散でき，これがコレクタ-ベース間のエネルギーの急斜面を落ちることになる．したがって，ベース-エミッタ間の電位を調節することにより，電流の大きさを調節する働きが生じることがわかる．空乏層へ達した電子は，強い電界によりただちにコレクタに吸い取られるから，コレクタ-ベース間の電圧を調節しても電流はほとんど変わらない．

これは地上から高さ h のところにある水道の蛇口から水を落とすとき，h が大きくなれば水の落下速度は大となるが，流量は h によらず蛇口のひねる具合だけで決まるのとだいたい同じだと思えばよい．

ベース電極へ流れる電流はわずかになるようになっているので，ベース-エミッタ間の電圧の調節に要するエネルギーは小さく，一方，コレクタ電流は大きく，コレクタ-ベース間の逆バイアス電圧も大きいので，調節される電力は大きい．これがトランジスタによって電力が増幅される原理である．もちろん必要なエネルギーは電源から得ているのであって，増幅するという意味は，電力の調節の幅を大きくすることと考えてよいだろう．増幅器は微小変化する電力を大きく変化する電力に変えるものである．ここで電力と書いたが，目的によっておもに電圧の増幅をする回路と，電流の増幅を目的とするものがある．このことについては，後続の章で学ぶ．

図 2.41 は，ベース接地のトランジスタの特性のだいたいの形を書いたものである．このように，直流電流を用いて定常的な電圧-電流特性を測ったものを静特性と呼ぶ．図からわかるように，ベース-エミッタ間の電圧-電流特性は pn 接合のそれの形をしている．また，これはコレクタ-ベース間の電圧にそれほど影響されない．前述のとおりコレクタ-ベース間の電圧を変えても，コレクタ電流はほぼ一定で，だいたい I_E （エミッタ電流）と等しくなる．

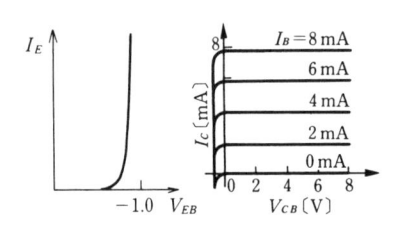

図 2.41　Si トランジスタのベース接地の場合の静特性

〔2〕 電流伝送率

トランジスタの特性の目安となる**電流伝送率** α は

$$\alpha = \frac{I_C - I_{C_0}}{I_E}$$

で定義される。ここで I_{C_0} は pn 接合のところで述べた J_s に相当する電流である。つまり、ベース-コレクタ間の逆バイアス時に流れる飽和電流である。これは非常に小さいから、実質的には

$$\alpha = \frac{I_C}{I_E}$$

である。本節と次章の説明からわかるように、α が大きいほど（1 に近いほど）トランジスタの増幅作用の能率がよい。なお、α は**ベース接地電流増幅率**（単に電流増幅率）ともいう。

ところで上のトランジスタの動作原理の説明において、正孔電流の話が出ないことに疑問をもつ読者もいるだろう。式 (2.62), (2.64) を見てほしい。pn 接合の境界における正孔電流は $p_n = n_i^2/N_E$ に比例し、電子電流は $n_p = n_i^2/N_B$ に比例する。したがって前述の $N_E > N_B$ という条件によって正孔電流は電子電流よりずっと少なくなる。$N_E > N_B$ としたのはまさにこれが目的なのである。正孔電流が大きかったとすると、図 2.40 を検討すればわかるように、正孔はベース電極から供給されることになる。$I_E = I_B + I_C$ だから、これは I_C の減少すなわち α が 1 よりかなり小さくなることを意味する。これは望ましくない。

もう一つの条件 $N_B > N_C$ の理由をつぎに述べる。電子がベースを拡散する間に再結合により失われないように、ベースは十分薄くする必要がある。ところでコレクタ-ベース間は逆バイアスをかけるので、空乏層ができる。ベース領域は短いので、空乏層がエミッタまで達してしまうおそれがあるが、これは避けなければならない。ところで、空乏層中に存在するドナーイオンとアクセプタイオンの量は釣り合っていなければならないから (2.3.1 項参照)、ベース領域の空乏層の長さを l_B、コレクタ領域のそれを l_C とすれば、$l_B/l_C = N_C/$

N_B という関係がある。したがって，条件 $N_B > N_C$ により空乏層はおもにコレクタ領域へ広がるので，所期の目的が達せられるわけである。

〔3〕 バイポーラトランジスタの種類

個別部品としてのバイポーラトランジスタには，**合金形**と**拡散形**がある（図2.42）。例えばn形Geの基板の両側にInを当てて熱すれば，In原子がGeに拡散しp領域を作る。これが合金形である。これに対して現在のトランジスタの主流である拡散形は，熱した半導体の基板の表面から不純物を拡散させて作る。不純物を気体として基板に当てて拡散させる方法もある。

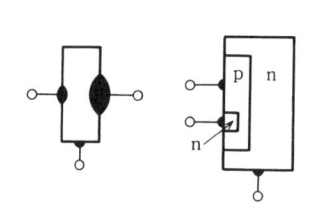

図2.42 合金形および拡散形トランジスタ

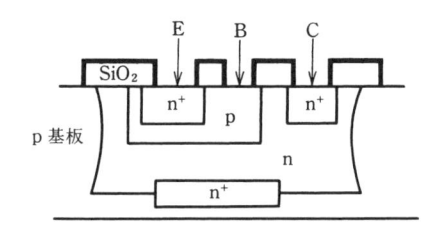

図2.43 プレーナ形npnトランジスタの構造（バイポーラIC構成の素子として）

プレーナ技術は，シリコンの基板の表面を酸化させ絶縁物 SiO_2 として，この酸化膜上にパターンを写真エッチングして，平面的にトランジスタを作る方法である。したがって，電極はすべて同一平面上にできる。このプレーナ技術においては，不純物は拡散法，また最近ではイオン打込み法などにより注入される。プレーナ技術は集積回路の製作技術として進歩したものである。図2.43にプレーナ形トランジスタの構造を示す。

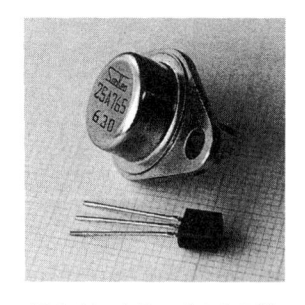

図2.44 トランジスタの例

回路を作るためにトランジスタを選別するとき，最も基本的な要素は必要とする電力と周波数特性であろう。ある程度の電力を扱うトランジスタは，コレクタが金属ケースに直接接続されていて，これを放熱板などに取り付けて冷却を図るなどの工夫をする（図2.44）。半導体の抵抗の温度係数は負であるので，熱くなるほど電流が流れや

すくなり，熱暴走を起こしてついには破壊される危険性があるので，熱処理には十分気をつける必要がある。

2.4.2 電界効果トランジスタ
〔1〕 接合形 FET（JFET）

電界効果トランジスタ（field effect transistor，FET）として最初に開発されたのが接合形 FET である。この原理を**図 2.45**に示す。これは n 形半導体の両端に**ソース**（source）と**ドレーン**（drain）という電極を置き，これを**ゲート**（gate）と呼ぶ p 形領域で挟んだものである。ドレーンに正の電圧をかけると，多数キャリヤである伝導電子がドレーンへドリフトする。ここでゲートに負電圧をかけると，pn 接合は逆バイアスがかかるので，空乏層ができる。空乏層はキャリヤがないのでいわば絶縁物である。ゲート電圧を調節することにより空乏層の厚さを調節できるから，ドレーン電流を制御できる。空乏層に挟まれた n 領域を**チャネル**と呼ぶ。ゲートは空乏層によって隔離されているから，ゲート電流はほとんど流れず，ほぼ純粋に電圧によってドレーン電流を制御できる。

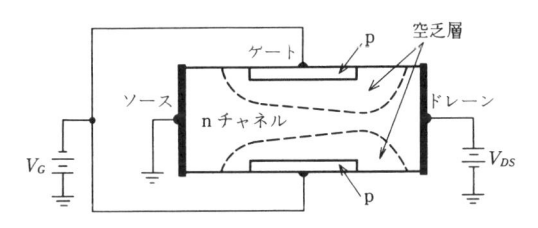

図 2.45 JFET の原理

ところで，ドレーン電圧を上げれば，ゲートとの逆バイアスの大きさはドレーン付近で大きくなるから，ここではチャネルは狭くなる（図 2.45）。そこで，ドレーン電圧を上げてもある程度以上電流が増加しなくなる。これはチャネル幅がほぼゼロになるところである。これを**ピンチオフ**（pinch off）と呼ぶ。したがって JFET の静特性は**図 2.46**のような形になる。

バイポーラトランジスタの動作と非常に異なる点にお気づきだろうか。それ

は多数キャリヤのみが関与している点である。

一般的にFETは，バイポーラトランジスタに比べて周波数特性がよいこと，ゲート-ソース間のインピーダンスが高いので高入力インピーダンスの回路が作りやすいこと，雑音が少ないことなどの特徴がある。

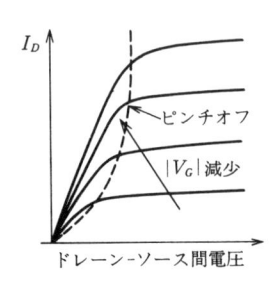

図2.46 JFETの静特性の模式図

〔2〕 **MISFET**

これはmetal-insulator-semiconductor FETの意味である。すなわち，ゲート部分に金属・絶縁物・半導体のサンドイッチ構造をもつFETである。この代表的なものがMOS (metal-oxide-semiconductor) FETである。これは絶縁物として基板に用いるSiの表面を酸化してSiO₂とするものである。SiO₂は絶縁物なので，MOS構造はこの表面に金属をつけるという，非常に合理的な方法で製作できる。このためMOSは現在の集積回路技術において中心的なもので，集積度が年々上がってきた半導体メモリはこの利用の最たるものである。

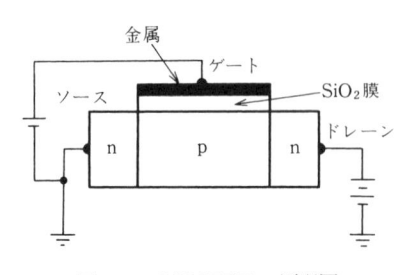

図2.47 MOSFETの原理図

MOSFETの原理を図2.47に示す。Siのnpn構造のp領域の表面にSiO₂層を通して金属のゲート電極が置かれている。絶縁層に別の絶縁物を用いるときにはMISFETと呼ばれる。

MOSの働きをエネルギー帯域図を用いて説明しよう。ソースとドレーンのことは忘れてp領域のMOS構造のみに注目する。金属には禁制帯がないことは前に説明した。金属と半導体とを隣り合せにするときにも，pn接合と同じように，フェルミエネルギーが一致するように一般にはエネルギー帯が曲がった形となるが，ここでは説明を簡単にするために，図2.48(a)のようにエネルギー帯が平らであったとする。そうでない一般の場合にも本質的に同一の議論で説明できる。

2.4 トランジスタ

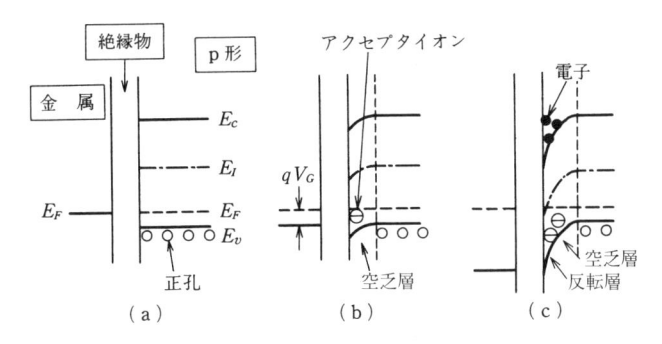

図2.48 MOS構造におけるエネルギー帯

いま，金属側に正の電圧 $V_G>0$ をかけると，図(b)のように金属側のエネルギーは qV_G 落ち，これに応じてpの表面付近のエネルギーも下へ曲がる。ここにはもともとアクセプタ原子による正孔が多くあるが，エネルギーが下がったため正孔の密度が減少することは，pn接合の議論（p.40～41）を思い出してもらえばわかる。直観的にも，ゲートの正電荷により正孔は反発力を受け，退くことは理解できる。正孔が退くということは，いままであった孔に電子がとらえられるということである。そこでアクセプタはイオンになる。またキャリヤである正孔が減ってしまうのだから，ここは空乏層になる（図(b)）。つぎにさらにゲート電圧を高くすると，E_I（禁制帯の真ん中にくる）と E_F の高さが半導体の表面付近では逆転する状態が生じる。そうすると，ここでは半導体がn形に変身してしまったかのようになり伝導電子の密度が高くなる。この薄い層のことを**反転層**（inversion layer）と呼ぶ。そうすると，半導体の表面には薄いn形領域ができたことになる（図(c)）（式(2.39)参照）。

さて，以上のことを頭において図2.47をもう一度考えよう。$V_G=0$ のときには，ドレーンに電圧をかけても，右のpn接合が逆バイアスだから，ドレーン電流はほとんど流れない。図2.48(b)のような状況になるような V_G としても，p領域の表面付近に空乏層ができるだけで変化はない。しかし，図2.48(c)のような状況では，ソースからドレーンまでn形領域が表面付近でつながったことになるので，多数キャリヤである電子の電流が流れる。したがって，このデバイスもまたゲート電圧でドレーン電流を制御できることにな

る。このp形半導体中にできるn形領域の層のこともチャネルと呼ぶ。

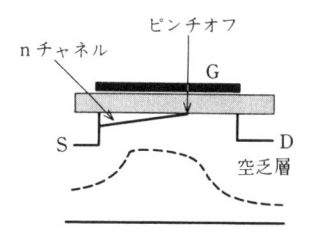

図2.49 MOS構造における反転層とピンチオフ

この場合もまたドレーンの近くではドレーン電圧が高くなるほどMOS構造にかかる電圧が小さくなるのでチャネルは狭くなる。ドレーン電圧をさらに高くすると，チャネルの幅はゼロになって，ここでもピンチオフの状態となる（図2.49）。したがって，MOSFETの静特性は図2.50(a)のようにJFETと似た形になる。

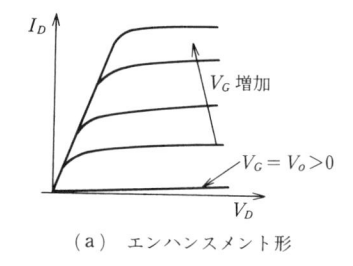

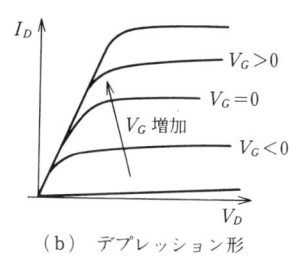

(a) エンハンスメント形　　(b) デプレッション形

図2.50 MOSFETの静特性

上の説明ではゲート電圧によってp形領域の表面にn形領域ができたのであるが，最初からここにn形領域を拡散によって作っておいてもよい。そうすれば，容易に想像できるように，$V_G=0$ でもドレーン電流を流すことができ，$V_G<0$ とすればドレーン電流は減少し，$V_G>0$ とすれば増加するようになる（図2.50(b)）。最初の説明に用いたように，$V_G≧0$ でのみ用いるような方式のFETを**エンハンスメント**（enhancement）形，V_G の正負の値で用いられるFETを**デプレッション**（depletion）形という。

ここでの説明にはnpnの構造でnチャネルを作るタイプを用いたが，もちろんpnpのこの構造でpチャネルを作るタイプのFETもある。この場合は正孔電流が主役となる。

〔3〕 ISFET

これは現在でも研究開発，応用が進められているFETである。半導体デバイスの中ではわずかな量ではあっても，医用工学では重要な地位にある。

ISFET は MISFET の金属電極を取り去ってしまい，絶縁物の部分を直接対象に接触させたり，電解液の中に浸すものである．

松尾は絶縁物として Si_3N_4 の膜を用いた金属電極なしの FET を製作し，電解液中で安定に動作させることに成功した（1972 年）．

図 2.51 に ISFET による pH 測定の原理を示す．pH は H^+ の濃度であるが，ほかのイオン濃度の測定も同様に行われる．ゲートの絶縁膜（SiO_2）に H^+ 感応膜が皮膜してある．感応膜には Si_3N_4 や Al_2O_3，Ta_2O_5 などが用いられる．これらは H^+

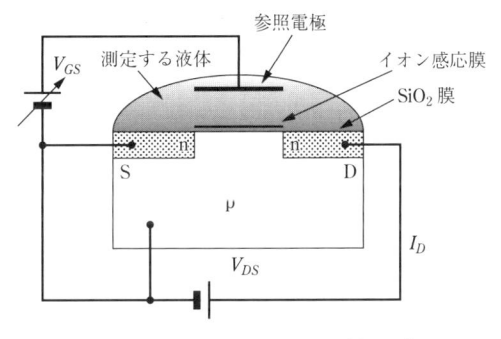

図 2.51 ISFET による pH 測定の原理

と可逆的な反応をし，H^+ を受け入れたり放出したりして，pH で決まる平衡状態にある．そのとき理論的には以下の Nernst の式で与えられるような電圧 V が膜と液の界面に発生する．

$$V = V_0 + \frac{RT}{nF} \ln a_{\text{ion}} \tag{2.66}$$

ここで，n は反応にかかわる電子の数（H^+ の場合は 1），a_{ion} はイオン H^+ の活量（実効的な濃度）である．R は気体定数，T は絶対温度，F はファラデー定数である．V_0 はバイアス電圧である．pH $= -\log[H^+] = -\ln[H^+]/2.303$ だから，$T = 293$ K のとき，pH が 1 大きくなるごとに V は $2.303RT/F \approx 58$ mV 大きくなる．これが理論上の感度であるが，実際 Ta_2O_5 を膜に使用すると pH 1 から 13 の広範囲で 56〜57 mV/pH の感度が得られる．この電位によってドレーン電流が制御されるわけであるが，ドレーン電流が一定になるように V_{GS} を自動的に調整する回路を作れば，V_{GS} の測定により上記の感度で pH が測定できることになる．

2.5 集積回路および他のデバイス

ここでは集積回路についてごく簡単に説明し，さらにいままで言及しなかったデバイスで光デバイス以外の二，三のものについて概説する．医用電子工学として重要なデバイスに各種センサがあり，ISFET については述べたが，センサの種類は多岐にわたっているので，本書では述べる余裕はない．文献 9)，10) を参照されたい．

2.5.1 集 積 回 路

集積回路（integrated circuit, IC）はいうまでもなく現在の電子技術の中心的存在である．マイクロコンピュータなどは CPU（中央演算装置）が一つのチップであり，そのメモリも，年々集積度の上がった IC が開発されているのは周知のとおりである．ME 機器もますますコンピュータとの関係が深くなってきており，比較的小さな機器でもマイクロコンピュータを搭載していない ME 機器のほうが少ないくらいであろう．

アナログ（analog, 似ているという意味で，例えば物理現象を電気回路でシミュレートするような意味であるが，現実には離散的なディジタルに対して連続的なものというような意味で用いられている言葉）回路も集積化が進んでいるが，アナログ機器は本質的にコンピュータのような万能機械ではないから，専用のチップというのは作りにくく，したがって各種の IC を組み合わせて目的の回路を構成するということになる．

IC にはこのように回路の種類により**ディジタル IC** と**リニア（アナログ）IC** とがあるが，作り方により，**モノリシック IC** と**ハイブリッド IC** の区別がある．**モノリシック**（monolitihc, 単一の石という意味）IC は，名前のとおり 1 枚のシリコンチップの上に，プレーナ技術を用いて作られるもので，IC メモリ，CPU のチップ，その他の個別のディジタル IC などがほとんどすべてこの形式である．これに対して**ハイブリッド**（hybrid, 混成）IC は個別部品を絶縁物の上に置いて結線したもので，IC としては原始的であるが，大電

力用などモノリシックでは作れないものに用いられている。

ディジタルICは集積度に応じてLSI，VLSI，ULSIなどと呼ばれるが，集積度の上昇の速度が速いので，このような分類もあまり意味がなくなってきている。集積度は1990年には10^6素子/チップであったものが，2000年には10^8素子/チップのオーダにまで上がっている。集積度が上がるとコンピュータのメモリが容易に大容量にできるなどのメリットがあるだけではなく，電流の伝達時間が短縮することによる処理速度の上昇なども大きなメリットとなる。集積度の向上は微細加工の技術の進歩によるもので，現在の最小加工寸法は0.1μm程度まできている。

図2.52はCMOSの例である。どちらもエンハンスメント形の，pチャネルMOSとnチャネルMOSを組み合わせた回路が，p基板の上に作られている。このような回路をコンプリメンタリ回路と呼ぶ（CMOSのCはその意味である）。n^+の＋は，フェルミ準位が伝導帯の底に到達する程度にまで不純物濃度が高くしてあることを示す。これは金属との間のオーム性接触を良好にするなどの目的で行われる。二つのゲート電極を接続して入力とし，S-Dを出力とすれば図2.53の回路が構成され，ディジタル回路で基本的なインバータとなる。入力に5Vを加えるとT_nが導通し，T_pが遮断されるので，V_outは約0Vとなり，入力を0とするとT_nが遮断しT_pが導通するのでV_outは約5Vとなる。どちらかのトランジスタが必ず遮断していて，回路に直流電流は流れな

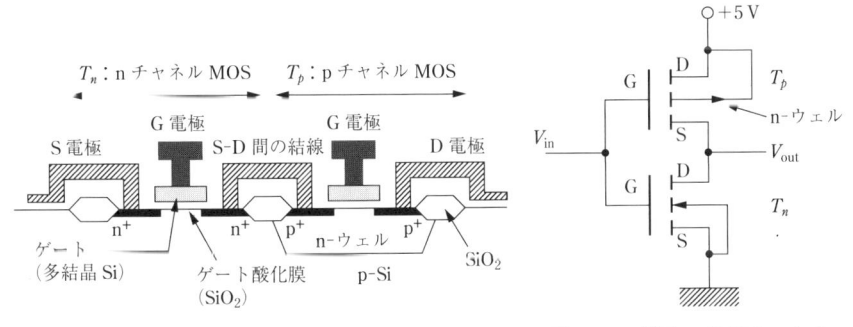

図2.52　CMOSの集積回路内での実現

図2.53　前図のCMOSによるインバータ回路

いので，CMOSの消費電力はきわめて少ない。

図2.54は**揮発性メモリ**である**DRAM**（dynamic random access memory）回路の模式図である。ワード線とビット線に囲まれた領域（セルと呼ぶ）にトランジスタとコンデンサが一つずつ入っている。MOSトランジスタはnチャネル形とする。コンデンサに電荷を蓄えている状態（1）と蓄えていない状態（0）が，メモリの2状態である。1にするには，ワード線の電位を上げトランジスタを導通させた状態でビット線の電位を上げれば，コンデンサに電荷が移動する。ビット線の電位を下げれば，コンデンサは放電する。読み出すには，ワード線の電位を上げた状態でビット線の電位を読めばよい。微小な領域に作られるコンデンサに蓄えられる電荷は限られているので，つねに読み出しては書き込むリフレッシュ動作が必要である。集積度を上げることと容量を確保することとは矛盾するので，最近のDRAMでは平面形（プレーナ）のコンデンサでなく，立体的に組み立てた構造が用いられている。

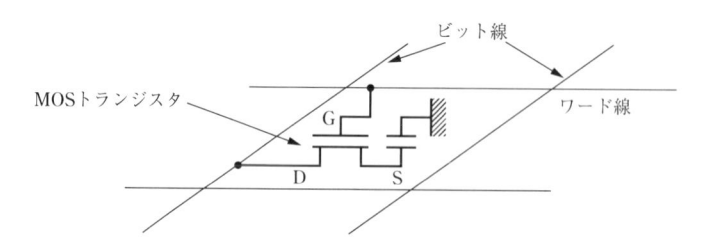

図2.54　DRAM回路の模式図

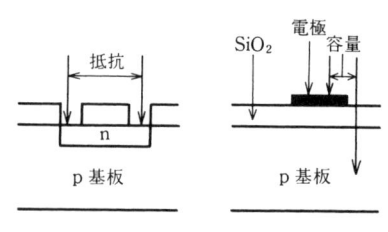

図2.55　MOS集積回路における受動素子の構成方法

不揮発性メモリは，MOS構造においてゲートを絶縁物の中に埋め込み，電気的に浮遊させて作る。この浮遊ゲートに外部から適当な方法で電荷を与えれば，FETは導通状態になる。ゲートは良好な絶縁物に囲まれているので，長時間その状態を保っておくことができる。

図2.55に受動部品がMOSICの中にどのように実現されるかの例を示す。

2.5.2 サイリスタ

サイリスタ（thyristor）は，例えば pnpn 構造のように接合が 3 個以上であるようなスイッチング素子である。図 2.56 にその構造を示す。図のような向きに電圧をかけてやると，上の接合から順，逆，順の方向にバイアスがかかる。電圧を上げてゆくと，逆バイアスのかかっている接合 n_1-p_2 の空乏層で電子雪崩が起こり始める。ここで発生した電子と正孔はそれぞれ n_1，p_2 領域に流入することにより，順バイアスをさらに強めるように働くので，この素子の抵抗は急激に低下する。そこで，図 2.57 のように端子間の電圧が不連続的に減少する。またゲートから正孔を注入することにより，導通状態になる電圧を制御することができる。サイリスタは電力の調節用として用いられる。

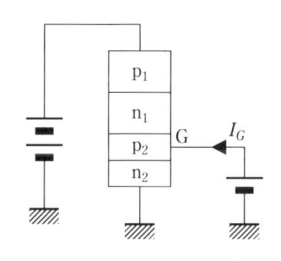

図 2.56 サイリスタの構造

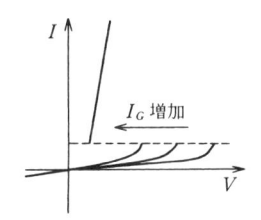

図 2.57 サイリスタの特性

例えば，図 2.58 のように交流電流を，その半周期のうちの任意の時点から流れるように制御することは容易である。

交流電源を制御したいとき，サイリスタでは p 側が正である 1/2 周期分の

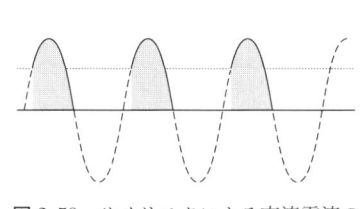

図 2.58 サイリスタによる交流電流の制御

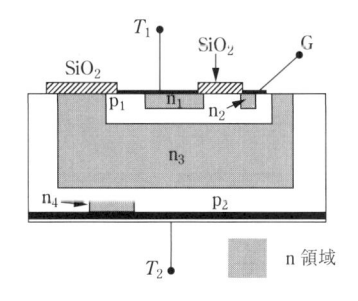

図 2.59 トライアックの構造

電流しか使えない。トライアックはそれを改良したもので，逆向きのサイリスタを二つ並列接続したものと等価である。図 2.59 はその構造を示すが，一見二つのサイリスタがあるようにはみえない。定性的に動作を説明する。$T_1>0>T_2$（端子の電圧を表す）の場合は，T_1 下の n_1 領域の電子は吸い取られ，T_2 側の p_2 領域の電極付近の正孔は電極に引き寄せられ n_4 の電子は p_2 領域に押しやられるので，全体で $p_1n_3p_2n_4$ のサイリスタのようになっている。T_1 にかかる正電圧が大きくなると，n_3-p_2 間の逆バイアスの空乏層で電子雪崩が起こり，サイリスタは導通状態になる。ゲートに負のパルス電圧を加えて電子を注入すると，これも T_1 に吸い取られ，結果的に順方向のバイアスをより強めることになるので，導通状態になる電圧を下げることができる。逆に $T_2>0>T_1$ の場合には $p_2n_3p_1n_1$ のサイリスタとなっていて，G から正孔を注入することによって制御できることになる。結局，トライアックの電圧-電流特性は図 2.60 のようになり，交流電流を制御するときには正負どちらの半周期も利用できることになる。

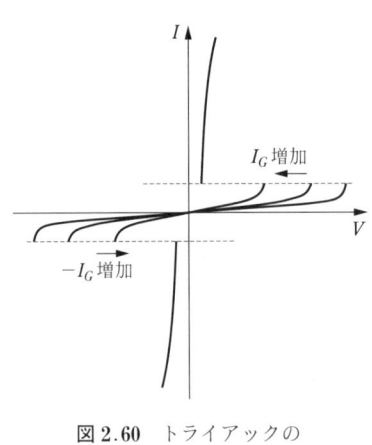

図 2.60 トライアックの電圧-電流特性

2.5.3 CCD

CCD（charge-coupled device，電荷結合素子）は MOS 構造においてゲート電極を密に並べて，その電極間を適当に結線したものである。MOS 構造における空乏層を容量として利用し，そこに電荷を蓄えるものである。ゲートに電圧をかけると図 2.61 のように表面にポテンシャルの井戸ができる。ゲート電極の電圧をつぎつぎにシフトして制御すれば，この井戸をつぎ

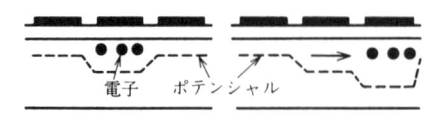

図 2.61 CCD の原理

つぎと空間的に移していくことができる。この井戸の中には短時間なら負電荷を蓄えることができるので、この素子によって電荷を一時的に蓄え順次取り出すことができる。

CCDは当初はメモリとして開発されたものであったが、CCDにあたった光によって励起された電子を蓄積することにより、撮像素子として利用できることがわかり、その方面での開発が急速に進んだ。現在はCCDといえば撮像素子を意味するほどである。時間をかけて電荷を蓄積することによって、たいへん感度のよい撮像素子も実現できるので、その能力が最初に発揮されたのは天文学の分野であった。CCDカメラによる最近の天文学上の発見はめざましい。実際のCCD撮像素子は、まずホトダイオード構造（次節参照）で発生させた電子を蓄積して、CCD機構によって転送するという方式をとる。

二次元CCDはディジタルスチルカメラ、ビデオカメラなどに利用されている。300万画素のカメラはすでに標準的である。一次元CCDはスキャナなどに用いられる。

2.5.4 SQUID素子[5]

Superconducting quantum interference deviceのことで、**超電導量子干渉素子**と訳される。ジョゼフソン接合を利用して微弱な磁界を測定するための素子であり、例えば、**脳磁図**（magnetoencephalogram, MEG）の測定を行うSQUID磁束計に用いられている。

ジョゼフソン接合は二つの超電導体に数nmの厚さの絶縁膜を挟むか、超電導体に非常に狭いくびれを入れて作ったものである（**図2.62**参照）。超電導体は液体ヘリウム（4.2 K）で超電導状態にする。その原理は量子力学に基づいており、ここで述べる余裕はないが、この素子の電圧-電流特性は

$$i = I_0 \sin \theta + \frac{v}{R} + C\frac{dv}{dt} \tag{2.67}$$

$$\frac{d\theta}{dt} = v\frac{2\pi}{\Phi_0} \tag{2.68}$$

で表される。式 (2.67) の右辺第1項が電流のうち超電導電流の寄与部分である。θ は**秩序パラメータ**（order parameter）と呼ばれるもので，超電導に寄与する電子の密度に関連する。I_0 は臨界電流値と呼ばれるパラメータで通常 μA のオーダである。Φ_0 は磁束量子と呼ばれる量で，$\Phi_0 = h/2q = 2.068 \times 10^{-15}$ Wb で与えられる（h はプランクの定数），超電導体でリングを作ると，それに鎖交できる磁束は Φ_0 の整数倍のみである。磁束〔Wb〕（ウェーバー）の次元は〔V·s〕の次元と同じであることに注意する。R は常電導電流に対する抵抗成分，C は容量成分である。この素子に一定電流 I を流すことを考えよう。例えば，$C=0$ とすると，もし $I \leq I_0$ であるならば，$v=0$ で式 (2.69)，(2.68) を満たす解が存在するが，$I > I_0$ ならば式 (2.67) の右辺第2項が必要となり，v が発生することになる。$I > I_0$ における電流-電圧特性は上の微分方程式を解けば求まる。電圧は周期的に変化するのでその時間平均値を V とすると，I-V 特性は双曲線となることが導かれる（必要ならば文献5）を参照されたい）。C が 0 でないときも類似の結果が得られる。

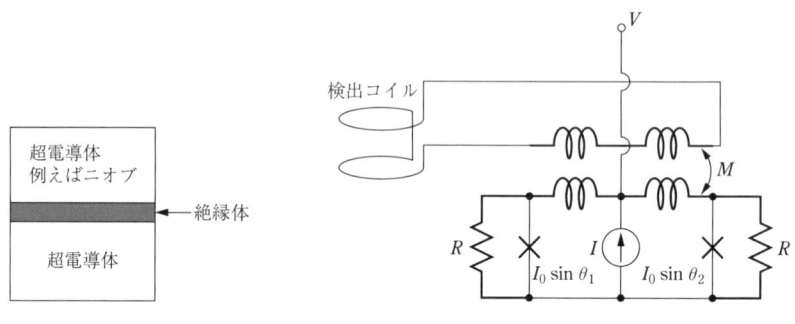

図 2.62 ジョゼフソン接合

図 2.63 SQUID 素子の構造

DC SQUID では**図 2.63** のように，二つのジョゼフソン素子と超電導コイルで作られた SQUID リングと，そのコイルと相互インダクタンス結合したコイルと磁界検出用コイルとで作られた閉回路からなる。後者も超電導状態におく。外部から磁束 Φ_p が検出コイルに鎖交しようとすると，超電導状態では Φ_0 の整数倍の磁束しか鎖交できず時間変化が許されないので，Φ_p を打ち消すように電流 $I = \Phi_p/(L_p + L_i)$ が検出コイルに流れる。ここで L_p，L_i は図に

2.5 集積回路および他のデバイス　67

示すように二つのコイルの自己インダクタンスである。この電流が，相互インダクタンスを通じて SQUID リングに鎖交する磁束を作る。リングの中央からはバイアス電流 I を流す。SQUID と鎖交する磁束を Φ とすると，それぞれの接合の秩序パラメータの間には

$$\theta_1 - \theta_2 + \frac{2\pi}{\Phi_0}\Phi = 2N\pi \tag{2.69}$$

という関係がある。ここで，N は θ_1 と θ_2 の値が $-\pi$ から π の中に入るように決められる整数である（式 (2.67) からわかるように θ には 2π の整数倍の不定性がある）。式 (2.69) は，閉回路を一周するとパラメータの位相差は 0（または 2π の整数倍）になることと，コイルに鎖交する磁束 Φ と起電力 U の間には $U = -d\Phi/dt$ という関係があること，および，式 (2.68) から導かれる。$v=0$ に対するこの回路の電流は

$$I = I_0 \sin\theta_1 + I_0 \sin\theta_2 \tag{2.70}$$

である。式 (2.69) の条件の下での式 (2.70) の電流の最大値を I_{th} と書くことにする。$I > I_{th}$ とするには式 (2.67) の第 2，3 項が必要となり，電圧 v が生じることになる。したがって，I_{th} は電圧を生じるための閾値電流である。$I > I_{th}$ のときには，I-V 特性（V は v を時間平均したもの）を計算すると前と同様だいたい双曲線になる[5]。式 (2.69) の関係は Φ に関して周期的で，その周期は Φ_0 である。Φ が Φ_0 の整数倍のとき $\theta_1 - \theta_2$ は 2π の整数倍になるので $\sin\theta_1 = \sin\theta_2$ となり，式 (2.70) の最大値は $\theta_1 = \pi/2$ に対する $I_{th} = 2I_0$ となる。また $\Phi = \Phi_0(N+1/2)$ のときは $\sin\theta_1 = -\sin\theta_2$ となるので $I_{th} = 0$ となる。結局 I_{th} は 0 から I_0 の間に入る。

ところで，SQUID に鎖交する磁束には，測定磁界によるものだけではなく，閉回路中のコイルを流れる電流が作る磁束も含まれる。したがって，外部からの磁束を改めて Φ とおくと，式 (2.69) は修正しなければならないが，その方法はここでは省略する。

図 2.64(a) はこのようにして計算された I-V 特性である。$V = 0$ に対する I の値が I_{th} であり，$I > I_{th}$ では双曲線に近い。例えば，$\Phi = \Phi_0(N+1/2)$ に

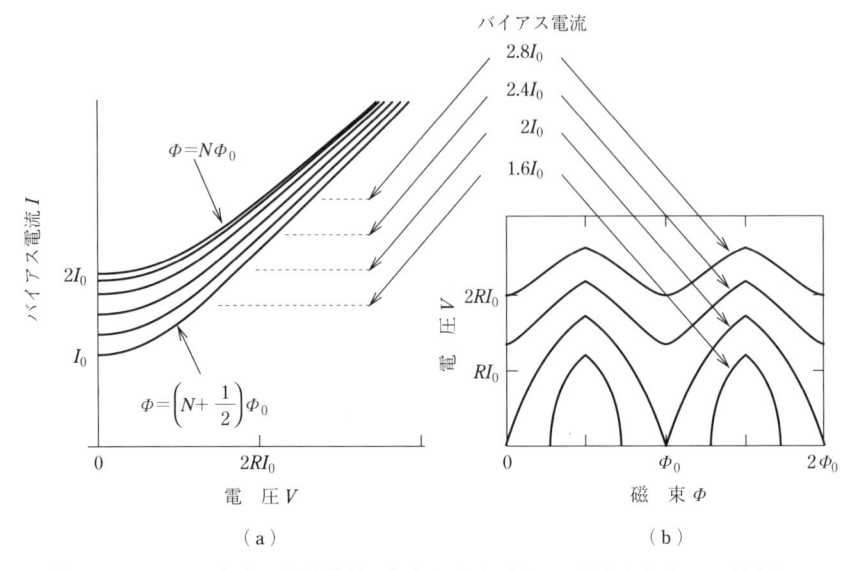

図 2.64 SQUID 素子の I-V 特性。(a)は Φ をパラメータとしたもの。(b)はバイアス電流をパラメータとしたもの〔文献 5)より著者(藤巻則夫博士)の了解を得て転載〕

おける I_{th} の値は I_0 であり上の計算のように 0 ではないが,これは上述の閉回路中の電流の作る磁束の影響であり,この図はコイルのインダクタンスを $L = \Phi_0/2I_0$ としたときの計算例である。図(b)は同じ関係を,バイアス電流をパラメータとして書き直したもので,磁束に対する平均電圧出力が読み取れる。これが SQUID の磁束センサとしての動作のごく大まかな原理である。実際には電子回路によって容易に磁界が読み取れるような工夫がされている。

Φ_0 は磁束量子という名前のとおり,超電導体のリング中に存在しうる磁束の最小単位なのであるが,SQUID による磁束計測においては,測定磁場の周期を与え,したがってダイナミックレンジを定めていることは興味深い。

2.6 光デバイスと回路

医療の診断において,「見る」ということは最も重要かつ基礎的なものである。電子工学と光の関係も電子工学の初期のころから密接であったが,それは

おもに人間の視覚を通しての関係であった。つまり照明，テレビジョン，他のディスプレイなどであった。もちろんほかにも，光を利用して他の物理量などの測定を行うなどの方法が昔からあった。

周知のように，光は電磁波でありその意味では電波と同じである。図 2.65 に電磁波の波長や周波数とその利用形態を示すが，可視光線がいかに狭い範囲の電磁波であるかがわかる。光を電波のように利用するという意味での光と電子工学との関係は，1960 年代にレーザが開発されたときに始まった。レーザによってわれわれは初めて，あたかもアンテナから発射される電波のように，単一周波数で位相のそろった可視光線を得ることができるようになった。レーザの社会に対するインパクトはきわめて大きく，CD プレーヤなどの家庭用機器から，光通信，エネルギー源としての利用など，レーザでもって初めて可能になった技術は枚挙にいとまがない。

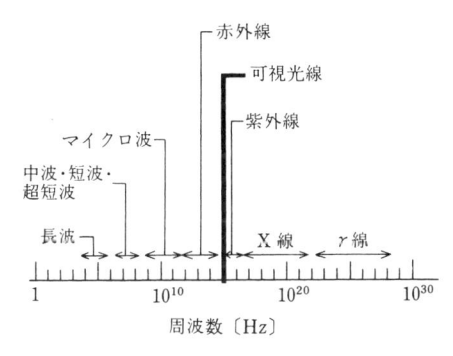

図 2.65　電磁波の種類

また光を伝送する媒体として光ファイバの驚異的な発達が，光エレクトロニクスの発展のもう一つの原因である。1970 年以前には 1 km 当りの減衰が 100 dB（デシベル）もあったものが，1970 年には 20 dB/km，1975 年には 1.6 dB/km までになり，現在は 1 dB/km 以下である。

2.6.1　光ファイバ

金属ケーブルに代わって近年ますます普及しつつある光ファイバは，図 2.66 のようにコア内を全反射または屈折しつつ伝送するので，光の伝送路として適しており，つぎのような長所をもっている。

① 石英ガラスを用いると金属ケーブルよりもはるかに損失が少ない（標準同軸ケーブルでも 10〜100 dB/km であるのに対して，光ケーブルは 0.4

図2.66(a) ステップ形　(b) グレーデッド形

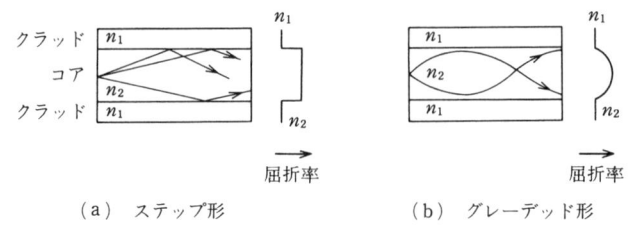

図2.66　光ファイバ

dB/km）。

② 広帯域である（同軸ケーブルの20倍）。

③ きわめて細い（同軸ケーブルの1/20～1/30の断面積）。

④ 軽量である（同軸ケーブルの1/70～1/120）。

⑤ 可とう性に優れている。

⑥ 無誘導，無漏話である（光の伝送のため電気的な外部雑音による誘導がなく，また線間の信号漏れがない）。

⑦ 省資源が可能である（主成分が石英であり，地球上に無尽蔵）。

以上のように光ケーブルは多くの長所をもっているが，短所としては

⑧ 同軸ケーブルや他の金属ケーブルよりも曲げに対して機械的に弱い。

⑨ 接続の際，端面を光学的に合わせるなど接続箇所の微細処理を要する。

⑩ 装置の電源をケーブルを通して送ることが困難である。

などがあげられる。

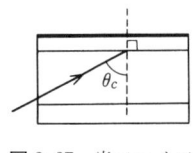

図2.67　光ファイバの臨界角

なお，光ファイバは屈折率分布の違いによって，図2.66のようにステップ形，グレーデッド形などに分けられる。前者においてコア内を光が全反射していくのは，コアの屈折率 n_2 がクラッドの屈折率 n_1 よりも大きいと，図2.67に示す臨界角 θ_c より大きな角度で入射する光はコアとクラッドの境界面で全反射して進行する。

光ファイバを材料の点から分類すると表2.2のようになるが，プラスチック系はガラス系よりも損失が多いので通信回線には現在用いられていない。なお，光ファイバの損失としてはコア材における吸収および構造の不完全あるいは気

2.6 光デバイスと回路   71

表 2.2 光ファイバの分類（材料面より）

名　　称	材　　質	長　　所	短　　所
石英ガラス系	コア，クラッドともに石英ガラス	長尺性,耐熱性,低損失	柔軟性
多成分ガラス系	コア，クラッドともに多成分ガラス	柔軟性	長尺困難
プラスチック系	コア，クラッドともにプラスチック	安　価	損失比較的大

泡などの欠陥による散乱がおもな原因である。伝送モードとしては単一モードと多モードのものがあり，前者の帯域は 5 GHz 以上ときわめて広い。

いま簡単のためにステップ形についてスネルの法則を用いて光がコア内を伝搬する様子を調べてみる。スネルの法則は**図 2.68** から

$$\frac{n_1}{n_2}=\frac{\sin \theta_c}{\sin \theta_1}$$

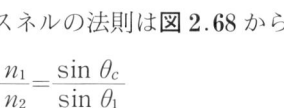

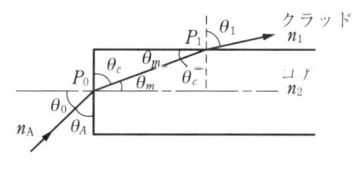

図 2.68 スネルの法則

となり，光がクラッド内に入らない限界，すなわち，$\theta_1=90°$ に対応する θ_c の角度 θ_{ca} は**臨界角**（critical angle）と呼ばれており，$\sin \theta_1=1$ であるから

$$\theta_{ca}=\sin^{-1}\left(\frac{n_1}{n_2}\right)$$

が得られる。また，$|\sin \theta_{ca}|\leqq 1$ であるから，$(n_1/n_2)<1$，すなわち，$n_1<n_2$ でなくてはならない。

また，光がコアとクラッドの境界面で全反射するためには図のようにコアの中心軸に対してある角度以内で入射しなくてはならない。この最大角 θ_{0m} はつぎの式で与えられる。すなわち

$$\theta_{0m}=\sin^{-1}\sqrt{n_2{}^2-n_1{}^2}$$

したがって，$\pm\theta_{0m}$ の範囲内の入力がコア内を反射によって伝搬していく。ここで $2\theta_{0m}$ を受光角，$\sin \theta_{0m}$ を**開口数**（number of aperture, NA）と呼んでいる。なお，式の誘導を章末（94 ページ）に示す。

2.6.2 発光素子

つぎに，上記の光ファイバに光信号を送り込む発光素子について述べる。現在は一般に半導体が用いられており，その一つは発光ダイオード（LED）で

あり他はレーザダイオードである。ここでは両者について発光の機構と電気特性について述べる。

半導体においては図 2.69 に示すように電子が存在しうるエネルギーレベルがあり、これをバンド構造と呼んでいる。電子が存在できないエネルギー幅を禁制帯と呼んでおり、この幅は物質によって異なっている。例えば、シリコンの場合は 1.1 eV である。いま外部から熱あるいは電界などのエネルギーを与えて価電子帯の電子を伝導帯に上げると、その電子は価電子帯に正孔を残すことになる。その結果、電子と正孔の対が生成される。伝導帯に押し上げられた電子、すなわち励起された電子は不安定なため再び価電子帯に落ちて正孔と再結合する。このように電子が高いエネルギーレベル E_2 から低いエネルギーレベル E_1 に落ちる際に E_2-E_1 のエネルギーを失い、光エネルギーを放出する。すなわち

$$E_2 - E_1 = h\nu$$

より

$$\nu = \frac{1}{h}(E_2 - E_1) \quad [\text{Hz}]$$

なる周波数の光が生じる。ここで、ν は光の周波数、h はプランク定数（6.6×10^{-34} J・s）である。上式より、エネルギーレベルの差が大きいほど高い周波数（波長の短い）の光を生じることがわかる。このような発光を自然放出と呼んでいる。自然放出においては電子の落ち方は時間的にも位置的にもばらばらで不規則である。必ずしも励起されたときに生じた正孔と再結合するとは限らない。したがって、自然放出の場合は光の位相はそろっていない。

これに対して光刺激によって再結合を起こすと、刺激した光粒子（フォト

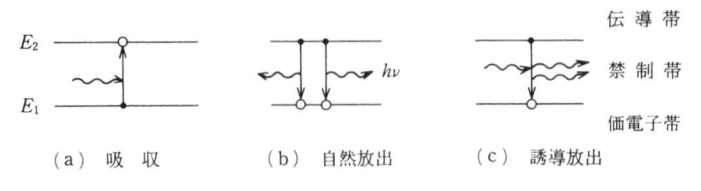

図 2.69　半導体のエネルギーレベル

ン）と同方向に光放出が生じ，刺激光と同じ波長で同位相の光を放出することができる。この種の光放出を誘導放出と呼んでいる。以上のことから，いずれの光放出においても伝導帯に電子を，また価電子帯に正孔を多く作ることが必要である。

〔1〕 **発光ダイオード**

構造は**図 2.70** のようになっており，順方向電流によって p 層から正孔が，n 層から電子が供給されて，接合部付近で電子と正孔の再結合が生じ，自然放出が生じる。発光する波長は材料および添加した不純物によって異なり，発光スペクトルの例を**図 2.71** に示す。発光波長は禁制帯幅によってほぼ決まる。式における E_1, E_2 ともにそれぞれ幅をもっているので，中心波長の近傍に幅をもつことになる。発光ダイオードは 1.5〜3 V，3〜50 mA 程度の低電圧低電流で動作し，出力光の強度は電流に比例して増加する。そのほかの特徴としては白熱球に比べて点滅応答が速く寿命も長い，機械的振動に強く信頼度が高い，小形で低価格であるなどの点があげられる。これらの長所を生かして可視光の LED は豆電球の代わりに各種の表示器としてチップ単体または 5×7 のマトリックス状に構成して文字を表示する平面表示素子としても実用になっている。なお，近赤外のものは光通信，光リモコンおよびホトカプラの光源などに用いられている。

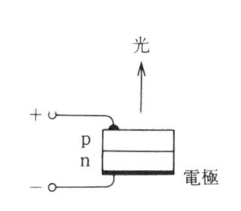

図 2.70　発光ダイオードの構造 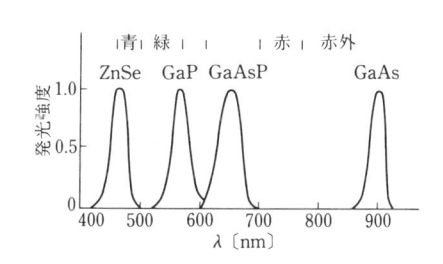　　図 2.71　発光ダイオードの発光スペクトル

〔2〕 **レーザダイオード**

発振機構を説明するために**図 2.72(a)** にダブルヘテロ接合（異なる材料との接合面を二つもっている）の構造を示す。逆方向電流によって生じた正孔と

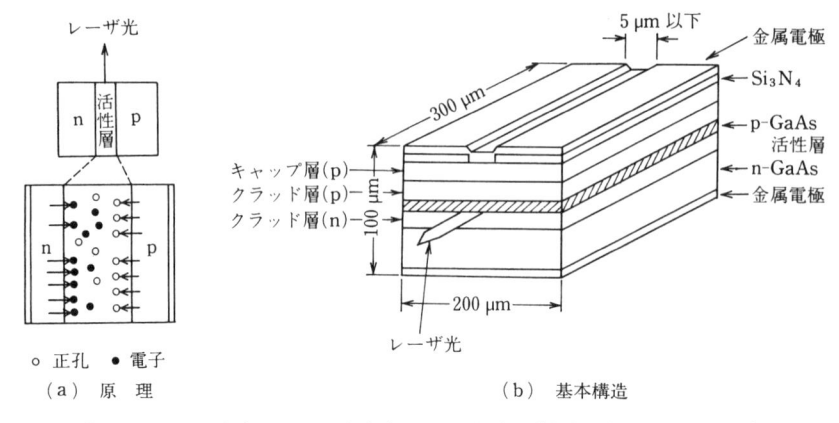

図 2.72　レーザダイオード（ダブルヘテロ接合）〔参考文献 6），p.23 より〕

電子は活性領域（例えば，GaAs）に向かって移動する。これらの正孔と電子のほとんどは活性層内で再結合し，ほぼ禁制帯幅のエネルギーに相当する波長（GaAs の場合 0.9 μm）の光を発生する。このようにして発生した光は活性層の屈折率を高くしてあるので，光ファイバと同様に光は層内を伝わり，この間に誘導放出によって増幅される。両端面間で反射往復して生じる損失より増幅の利得が大きくなるとレーザ発振が生じる。実際の構造は図（b）のようにサンドイッチ状になっている。いま電流を増加していくと図 2.73 に示すように光出力は最初は電流に比例する自然放出であるが，数 mA から数百 mA の閾値電流を超える

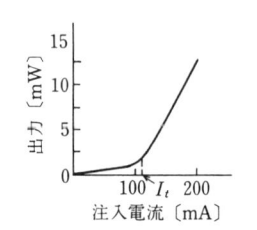

図 2.73　レーザダイオードの光出力（I_t：閾値電流）

とレーザ発振となり光出力は急激に増加し，数十 mW 程度までの出力になる。通常は単一の波長で発振するが，発振波長は活性領域の材料，温度に依存する。

電流により光出力を変えられるので直接変調ができ，数 GHz 程度までの周波数で応答する。そのため，光ファイバなどによる光通信，CD の再生用光源などに利用されている。

2.6.3 受光素子

受光素子は光-電気変換器であり,半導体としてはホトダイオード,ホトトランジスタ,CdS(硫化カドミウム)および太陽電池などがある.光通信に用いられるのはpin形のホトダイオードおよびアバランシェホトダイオードが中心で,以下にまずこれらの原理を説明する.

〔1〕 **pinホトダイオード**

いまpn接合部に光を与えるとフォトンが$h\nu$なるエネルギーをもっているので,このエネルギーが禁制帯のエネルギーより大きい場合に光励起が生じて電子と正孔対が発生する.これらを外部に取り出すことにより光電流が得られる.すなわち,ダイオードは逆バイアス状態で用いられるので,接合部に電荷のない空乏層が生じてこの中に高い電界が発生する.その結果,電子はn層に,正孔はp層に向かって加速される.通常のホトダイオードはキャリヤが空乏層に達するまでは拡散移動によるので,周波数特性が悪い.そのために,Si形,Ge形で遮断周波数は数十kHzとなってしまう.

pinホトダイオードはこの欠点を除くために,**図2.74**のようにp層とn層の間に数十μmの**真性半導体層**(intrinsic層と呼ばれ不純物を入れていないので高抵抗)を入れて比較的低い印加電圧においても幅の広い空乏層を得るように作られている.このような構造ではi層内に生じる高電界によってキャリヤが加速されるので速い応答特性になる.例えば,数GHzの遮断周波数が得られる.なお,高感度で高速の特性とするためには受光部の面積を広くすると同時に,逆バイアス電圧を高く(10V程度)印加して用い,空乏層を広げる.このことにより接合容量も下がる.

波長特性は用いる半導体によって決まる.波長の長いほうは光エネルギー($h\lambda$)が低下するので,半導体の禁制帯の幅で決まるが,波長の短いほうは光がi層に達するまでの吸収特性によって決まる.例えば,Siの場合で0.4〜1.1μm,Geにおいては0.6〜1.7μmの特性である.実際には反射防止膜が入射面に付加してあり,80%以上の効率になっている.

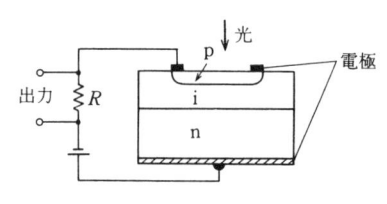

図 2.74　pin ホトダイオードの構造

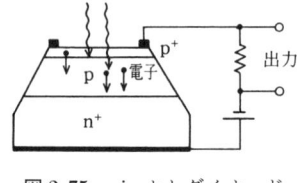

図 2.75　pin ホトダイオード（アバランシェ形）

〔2〕　**アバランシェホトダイオード**

　このダイオードは"電子雪崩効果（アバランシェ効果）"によって光電流を増幅する機能をもっているので，構造は図 2.75 のように pin ホトダイオードとほぼ同様である．しかし，数十〜百 V の逆バイアスを印加し，i 層全体に空乏層を広げて空乏層に高い電界を作っている．その結果，光によって生じた電子-正孔対がこの電界で加速され，結晶原子をイオン化するエネルギーより大きなエネルギーをもった電子がつぎつぎに中性原子と衝突する．このことによって雪崩状に電子-正孔対が生じるので光電流が増幅される．逆バイアス電圧を高めると増倍率が大きくなり，1 000 程度にもなる．このダイオードの応答速度は数 GHz にもなる．欠点は増倍率が温度によって変化し，光量と光電流特性が非線形になっていることである．また，受光面積が小さいなどの点も問題である．

〔3〕　**太陽電池**（solar cell）

　これも pn 接合の利用であり，ホトダイオードをバイアスなしで使うようなものである．極端な場合として，光の照射によって空乏層の電子-正孔対の発生が非常に盛んになり，発生したキャリヤが空乏層の電界によって移動し，実質的に空乏層がなくなるまでになったとしよう．このとき，拡散電位は消失して，エネルギー帯はほぼ平らになる（図 2.76）．フェルミエネルギーは曲がり，ダイオードの両端子には，もともとの拡散電位と同じ大きさの電圧が現れることが理解されよう．したがって太陽電池では拡散電位より高い電圧を得ることはできない．

　現在生産されている太陽電池は，おもに多結晶 Si，単結晶 Si とアモルファ

ス Si の 3 種類である。このうち変換効率が一番よいのは単結晶 Si であるが，多くのセルを並べたモジュールを作るうえで，価格的に多結晶 Si が有利である。アモルファス Si は電卓，

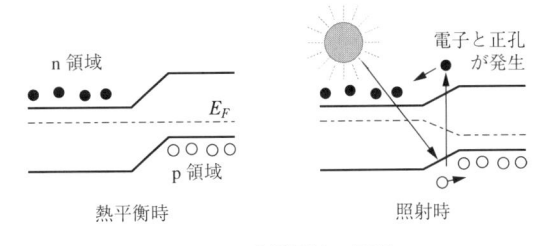

図 2.76 太陽電池の原理

腕時計などに多く利用されている。その一つの理由が蛍光灯のスペクトルに対して感度がよいことである。変換効率は，コストを無視したチャンピオンデータとして単結晶 Si の 25% 以上というのがあるが，モジュール化した実用品では 15% 程度である。それでも晴れた日に太陽が降り注ぐエネルギーは $1\,\mathrm{m}^2$ 当り約 1 kW であるから，一般住宅の屋根の面積で，その住宅で使う程度の電力はまかなえる。禁制帯の幅と照射波長（$h\nu$）が一致しないと，エネルギーは熱となって散逸するので，禁制帯が異なる材料によるセルを重ねて，太陽光のスペクトルの幅をできるだけ効率的に利用する方法が研究されている。これにより効率を 30% 以上にすることができると期待されている。太陽電池は，燃料電池とともに，これからぜひ広く使われるべきエネルギー源である。

〔4〕 **ホトトランジスタ**（phototransistor）

これは npn トランジスタのベース部分に光を照射し，コレクタ-ベース間の空乏層に正孔-電子対を発生させる構造にしたものである。ベースは原理的にはどこにも接続されない。発生した正孔はベース領域へ流れ込むが，2.4.1 項を思い出せば，これはベース電流としてエミッタ-ベース間を順方向にバイアスすることがわかる。したがって，光照射によってコレクタ電流を増加させることができる。

〔5〕 **光導電セル**（photoconductive cell）

これは単一の半導体の光照射によってキャリヤの発生が起こり，それにより導電率が高くなることを利用して光量を計測するものである。可視光線用の材料としては CdS が昔から広く用いられており，写真の自動露光調節，街灯の

自動点滅などに利用される.価格は安いが,応答速度や感度などはあまりよくない.材料の禁制帯の幅が小さければ,長波長の赤外線に対する検出器が得られる.最近開発された $Hg_{1-x}Cd_xT$ は x を変化させることにより禁制帯の幅が変えられるので,これを利用して**医用赤外線撮像装置**(赤外サーモグラフィ,thermography)が開発されている.室温において電子-正孔対の発生があるので,液体窒素やアルゴンなどで冷却する.

〔6〕 **光電子増倍管**(photomultiplier)

これは光によって励起され真空中に飛び出した電子(**光電子**と呼ぶ)が二次電子放出電極(ダイノード)に衝突するたびに,新たに電子をたたき出し(二次電子),最後に電子が集められるときには,最初の$\sim 10^8$倍にもなるという原理で動作する真空管である(図2.77).光を受けて光電子を発生する光電子面の物質は,アンチモン-アルカリ系の半導体や p 形 GaAs などである.ダイノードの材料は SbCs,BeO などである.

2002年にノーベル物理学賞を受賞した小柴博士が作ったカミオカンデには,超純水中に直径20インチの光電子増倍管が1 000本設置された(現在のスーパーカミオカンデには約11 000本設置).1987年には17万光年離れた大マゼラン星雲で起こった超新星爆発からのニュートリノをキャッチしたことが,ノーベル賞受賞のきっかけとなったことは記憶に新しい.

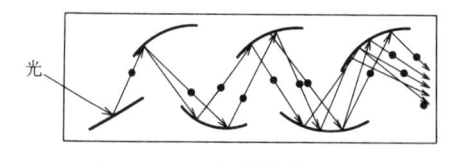

図2.77 光電子増倍管の原理

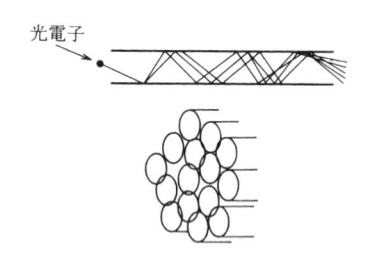

図2.78 マイクロチャネルプレート

最近,原理は同じであるが,二次電子放出を内壁面で行わせる細い(内径10 μm)チューブを数百万本集めた**マイクロチャネルプレート**が開発されている(図2.78).これにより夜間でも物が見える暗視スコープなどが可能になった.

〔7〕 液　　晶

　液晶は液体と固体の中間の性質をもち，光学的に異方性を示すので，偏向した光の偏向角度を変えることができる。図 2.79 に液晶による光の透過・不透過の切替えの原理を示す。光の入口と出口にはたがいに偏

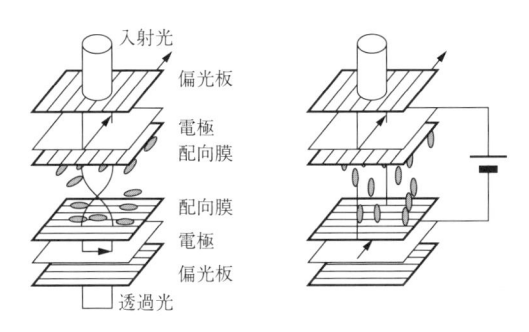

図 2.79　液晶による光の透過・不透過の切替えの原理

向方向が直交する偏向板が置かれている。上下の配向膜（ポリイミド薄膜）によって液晶分子はあらかじめたがいに直交する方向に配向させられているので，この状態では光は透過する。電極に電圧をかけて液晶分子を電解方向に配向させると，液晶分子による偏向角度の回転が起こらないため，光は透過できない。

　液晶をコンピュータのディスプレイやテレビジョンに応用するには，このような素子を画素数（カラーの場合はその3倍）並べたものと，それら一つ一つを独立に駆動するための回路が必要である。これを実現したものがTFT-LCDである。液晶の二次元配列にトランジスタによる駆動回路を重ねるため，従来のようにSiの塊の上に回路を作ったのでは光が透過しないので，ガラス基板の上にシリコンの薄膜を形成してMISFETを作る。この回路はDRAMのそれと基本的に同じで図 2.80 に大ざっぱな原理図を示してある。実際には

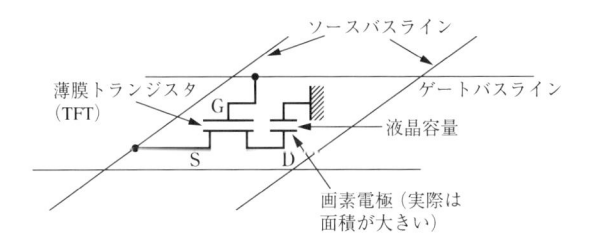

図 2.80　TFT-LCD の構造の模式図

一つのセルの片隅に TFT があり，大部分の面積は画素電極が占める。ガラス基板は図 2.79 の偏光板と電極の間に入る（実際にはガラス基板の裏表に組み上げていくわけであるが）。ゲートバスラインとソースバスラインの電圧で決まる画素に対応する **TFT**（thin-film transistor，薄膜トランジスタ）のドレーン電圧が画素電極にかかって液晶の配向を制御する。TFT の製造法上，アモルファス（非結晶質）シリコンを用いたアモルファスシリコン TFT が広く用いられている。これにより大形（例えば，50 cm 四方）のガラス基板に均一に素子を組むことができる。多結晶シリコン TFT は，より速い応答速度と高集積度が得られるものとして，小形で画素数の多いディスプレイに適している。

液晶ディスプレイもまた技術進歩の速いデバイスである。大画面化，広視角化，省エネルギー化などが進んでいる。

2.6.4 光回路

発光素子，受光素子および光ファイバなどを用いて光回路を構成しうるが，これ以外に光の収束を行うレンズ，干渉フィルタなどを加えて光分岐回路および光結合回路などを構成できる。

〔1〕 光分岐および結合回路

光ファイバによって伝送された光を複数本の光ファイバに分配する回路で，構成の一例を示すと図 2.81 のようになる。大別すると，方向性結合器とスターカプラになる。前者は 2 入力で 2 出力の端子を有するのが一般的である。

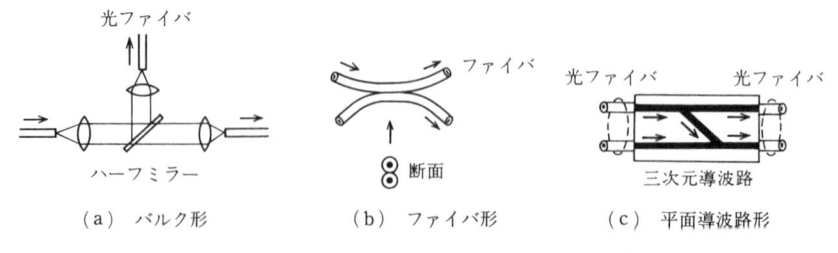

(a) バルク形　　(b) ファイバ形　　(c) 平面導波路形

図 2.81　光分岐回路〔参考文献 7），p.59 より〕

これに対して後者は入力端子か出力端子のいずれかが3端子以上のスターカプラである。なお，T分岐およびY分岐は，動作原理の点から方向性結合器に含まれる。

図2.81(a)はバルク形と呼ばれるものでレンズおよびハーフミラーを用いている。図(b)のファイバ形は光ファイバのクラッドを介して結合する方式であり，図(c)に示される平面導波路形は三次元の導波路を通して分岐を行う。以上のような方向性結合器の性能として要求されることは，分岐精度（例えば分岐比がどの程度目標値に近いか）が高いこと，分岐における原理的な損失以外の過剰損失（出力側で受けられない光）が少ないこと，および漏話減衰量が大きいことなどである。なお，三次元導波路形については他の二つの形に比べて特性が劣っている。

つぎに，スターカプラの構成例を図2.82に示す。すなわち三つの形がある。図(a)のバルク形はロッドレンズによって分岐しており，図(b)のファイバ形は光ファイバを束ねて融着延伸して作る。図(c)に示した平面導波路形においては入力ファイバから放射された光が出力端面で一様に広がる。その結果，出力端面に結合しているすべての出力ファイバに均等に分岐される。

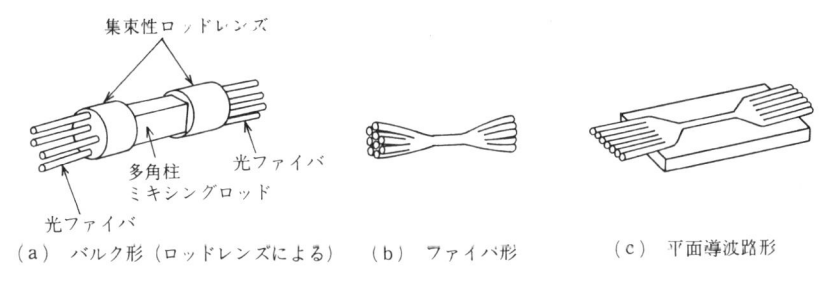

図2.82　スターカプラの構成例〔参考文献7），p.61より〕

これらはLANなどにおいてスター状のネットワークを構成するのに必要な回路である。現在，入力および出力がそれぞれ100端子のものが実用になっている。スターカプラに要求される特性は，どの入出力端子間においても結合損失が同じであること，および過剰損失が小さいことなどである。実用になって

いるものの特性値を示すと,結合損失のばらつきは 1.0 dB,また過剰損失については 5.0 dB になっている。

〔2〕 光合波および分波回路

多重通信の一つに周波数多重方式があるが,光通信においては波長多重の方式がある。これは 1 本の光ファイバにより複数の波長の光を同時に伝送するもので,伝送容量の増加に有効である。以下に扱う光合波および分波回路は,異なる波長の光を光ファイバに対して結合し,逆に光ファイバの出力光を各波長に分離する回路である。

これらの回路は使用されるシステムによって要求される特性が大きく異なる。考慮すべき特性としては,挿入損失,通過帯域幅および阻止域の減衰量などがある。例えば,挿入損失 2〜3 dB 以下,通過帯域幅 250 nm 以上,阻止域減衰量 55 dB 以上のものが用いられる。以下に回折格子を用いるものと干渉フィルタを用いる回路について述べる。

(a) 回折格子形　　分光機器において一般に用いられている図 2.83 のような回折格子を利用する。これはエシェレット回折格子と呼ばれるもので,のこぎり波状の面で回折が生じ損失が少ない。いま入射光の波長を λ とし,隣りあう溝で回折された光

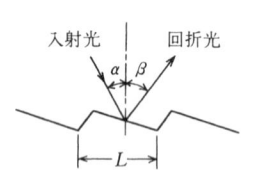

図 2.83 回折格子

の光路の差が λ の整数倍であれば回折光は加算されて強めあう。このことを式で示すと,溝の間隔を L とし

$$L(\sin \alpha + \sin \beta) = m\lambda$$

のようになる。ただし,m は整数で回折次数と呼ばれる。また,α および β の符号は図のように法線の両側の場合,一方を正,他方を負にする。なお,上式を λ で微分した式

$$\frac{d\beta}{d\lambda} = \frac{m}{L \cos \beta}$$

は波長によってどの程度分離されるかを示している。この回折格子は可逆性であり,異なる波長を出力側(β 側)に与えると,合成された光が法線に対して

a なる角度で得られる。したがって，合波の場合は各波長に対応する位置に光ファイバを固定し，合成を行えばよい。また，分波は同じ構造で光の入出力を逆にする。現在，双方向伝送用の回路へ適用することが考えられている。

（b） 干渉フィルタ形　　干渉フィルタは光学的な厚さが波長程度で屈折率の異なった誘電体膜を数十層重ねた構成である。その結果，これらの膜の界面で生じる透過光と反射光の干渉により，所定の波長の光を透過し，他の光を反射する。合波および分波回路を構成するには，透過配置と反射配置とがあり，これらの原理を**図2.84**に示す。三つの波長が分波される状態を示しており，透過配置は分波される波長の光を除いて透過していく。反射配置においては逆に所定の波長以外は反射していく特性になっている。実際の構成例を**図2.85**に示す。

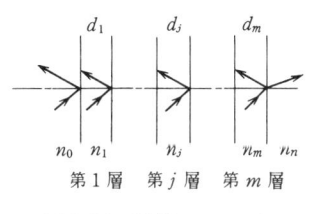

図 2.84　干渉フィルタ

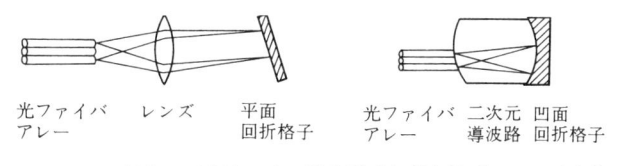

図 2.85　回折格子形分波回路の構成例〔参考文献7），p.28 より〕

なお，光合波・分波回路で考慮すべき特性は，挿入損失，透過帯域幅および阻止域減衰量などであり，例えば2～4波多重用で挿入損失1～2 dB以下，阻止域減衰量20～60 dBのものが作られている。

〔3〕 そ の 他

その他の光回路として，光の伝送方向が1方向になる"光アイソレータ"，光の減衰を行う"光減衰器"，および光の経路を変える"光スイッチ"などがあるが，光アイソレータのみについて述べる。これはマイクロ波帯におけるアイソレータと同様にファラデー効果を利用している。原理を**図2.86**に示す。順方向においては，入射光が偏光子を通り垂直の偏波成分のみがファラデー素

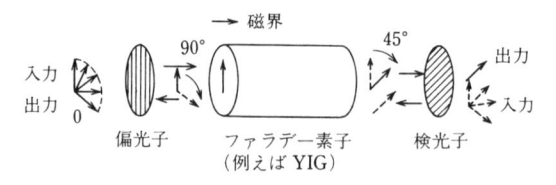

図 2.86 光アイソレータ〔参考文献 7），p.69 より〕

子に入る。この素子は強磁性体の YIG（$Y_3Fe_5O_{12}$）あるいは希土類イオンを含む常磁性のガラスであり，磁界をかけることによって光の偏波面が右に 45°回転するようにしてある。出力光は検光子を通って最終出力となる。

しかし，逆向きに入力光を与えると，ファラデー素子を通過した光の偏波面は同様に 45°回転するので，偏光子の特性と直角になる。その結果，逆方向に光が伝送されない。ファラデー素子に用いる材料としては，使用する光の波長に対して透明で，つぎの式における係数 F（ファラデー効果の大きさを示す）の大きいものが適している。偏光面の回転角 θ は

$$\theta = FHL$$

で与えられる。ここで，H は磁界の強さ，L は素子の長さである。YIG は長波長用で，1.3 μm に対して 214°/cm もの回転角が得られる。

2.7 電 池

2.7.1 電池の役割と歴史

電池は機器に電力エネルギーを供給するための，商用電源から切り離された単独の部品である。現在の電池の原型はボルタの電池（1800 年）であり，硫酸中に銅と亜鉛を電極として差し込んだものであった。いまも使われているマンガン乾電池は，1866 年ルクランシェによって発明された。その後，充電可能な電池として鉛蓄電池（1859 年），ニッケルカドミウム電池（1899 年）などが発明された。ここ 20～30 年くらいの間にいろいろな電池が開発され市場に出回るようになった。マンガン乾電池の改良形のアルカリマンガン乾電池は1952 年に実用化された。その後，携帯形の電子機器の発達により高まった需

要とともに，リチウム電池が開発された。最近急激に注目を集めているのが燃料電池であり，発電設備といえるような大きなものから，携帯電子機器用の電池までが研究開発されている。また太陽電池も能率の向上と低価格化が進んでいる。

電池の性能としては以下のような項目を考えることが必要である。
 (1) エネルギーの体積密度〔$W\cdot h/m^3$〕，すなわち単位体積当りの使用可能電力量（すなわち使いきるまでの電力量）が大きいこと。
 (2) エネルギーの重量密度〔$W\cdot h/kg$〕が大きいこと。
 (3) 瞬時に取り出せる電力が大きいこと。等価回路で，電池を電圧源と内部抵抗を直列接続したものと考えた場合，内部抵抗が低いことである。
 (4) 充電が可能な電池であれば充電可能回数が多いこと。
 (5) 安全であること。火災や内容物の漏れなどを起こさないこと。
 (6) 環境問題を起こさないこと。

これらの要請すべてを同時に満足することは難しいので，用途に応じてさまざまな電池が用いられる。電池は観点によってつぎのように分類できる。
 ① 一次電池（充電不可能な使い捨て電池）と二次電池（充電可能な電池）
 ② 化学反応を利用した電池と半導体など固体物理の原理を利用した電池
 ③ 化学反応を利用するが燃料を供給して発電する燃料電池

本節では化学反応を利用した化学電池について述べる。固体物理を利用したものの代表である太陽電池については2.6.3項で述べた。

2.7.2 化学電池の原理

酸化・還元反応のエネルギーを電気エネルギーに変えるのが化学電池である。例えば，亜鉛は硫酸水溶液に浸すと酸化されるが，これは$Zn \rightarrow Zn^{2+} + 2e^-$と表される。これは，Znの1原子が2個の価電子を金属中に残して，溶液中にイオンとして出ていくことを示している。

一般に化学反応の前後でエネルギーは変化する。化学反応のエネルギーを表すのには，ギブズの自由エネルギーと呼ばれる量Gがよく用いられる。圧力

一定の下で物質が変化するときの反応熱(エンタルピーの変化 ΔH)と,粒子の集合状態の乱雑さを表すエントロピーの変化 ΔS とを用いて

$$\Delta G = \Delta H - T\Delta S \tag{2.71}$$

のように変化量 ΔG で定義される。ここで,T は絶対温度である。定温・定圧下の閉じた系においては G が最小になるように反応が進むので,化学反応一般を論じるには最も便利なエネルギーである。上の反応 $Zn \to Zn^{2+} + 2e^-$ でギブズエネルギーの変化が ΔG であるとき,Zn と溶液との界面には

$$\Delta G = nFE \tag{2.72}$$

で表される電位差 E が発生する。ここで F はファラデー定数で,電子 1 mol 当りの電荷の大きさ $F = 9.6485 \times 10^4$ C/mol である。n は 1 mol の反応に伴って移動する電子のモル数である。式 (2.72) は,電位差 E の二点間を電子が移動するときの静電的なポテンシャルエネルギーの変化(右辺)が,ギブズエネルギーの変化に変換されることを表している。Zn^{2+} の生成ギブズエネルギーは 147 kJ/mol なので式 (2.72) より,$E = -0.76$ V となる。

金属と液体間に生じる起電力 E は理論的なもので測定はできない。測定するには必ず溶液中にもう一つ電極を挿入しなければならない。そこで基準の電極として水素電極を選ぶ。これは図 2.87 のように,Pt(白金)電極に 1 気圧で水素ガスを吹き付けるもので,**標準水素電極**(standard hydrogen electrode, SHE)と呼ぶ。このときそれぞれの電極では

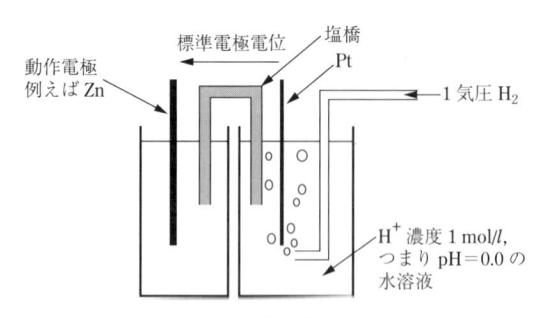

$$Zn \to Zn^{2+} + 2e \qquad 2H^+ + 2e^- \to H_2$$

図 2.87 水素電極と標準電極電位

という反応が起こる。平衡状態において，ZnとPt間の電位差を$Zn^{2+}|Zn$の標準電極電位（この場合は-0.7627 V）と定義して$E^0(Zn^{2+}|Zn)$と書くことが多い。

図2.87はすべての化学電池の原理を表している。水素電極の代わりに金属，例えばCuを用いると，$Cu^{2+}|Cu$の標準電極電位は0.337 Vなので，この電池全体の起電力は，$0.337-(-0.7627)=1.1$ Vとなる。

図2.87から電池には以下の要素が必要であることがわかる。

（1）　正極活物質。これは酸化剤，つまり電子を奪う物質で，図2.87ではH^+がこれにあたる。

（2）　負極活物質。これは還元剤，つまり電子を与える物質で，図2.87ではZn。

（3）　電解質。イオン伝導性の媒質で図では酸の溶液。

（4）　セパレータ。両極の物質の混合を防ぎしかもイオン伝導性をもつもの。図では塩橋。

（5）　集電体。図ではPtとZn。

2.7.3　一次電池

〔1〕　マンガン乾電池

最近まで最も一般的であったマンガン乾電池の構造を**図2.88**に示す。正極の酸化剤としてMnO_2を用いている。電解液としては現在わが国では$ZnCl_2$を用いるものが主流である。放電反応（両極に負荷を接続したとき）は以下のとおりである。

$$正極：MnO_2 + H^+ + e^- \rightarrow MnO(OH)$$

$$負極：Zn \rightarrow Zn^{2+} + 2e$$

このままでは負極周囲にZn^{2+}イオンがたまってしまいそうであるが，その多くは

$$4Zn^{2+} + ZnCl_2 + 8H_2O \rightarrow ZnCl_2 \cdot 4Zn(OH)_2 \downarrow + 8H^+$$

により減少する。公称電圧は1.5 Vである。

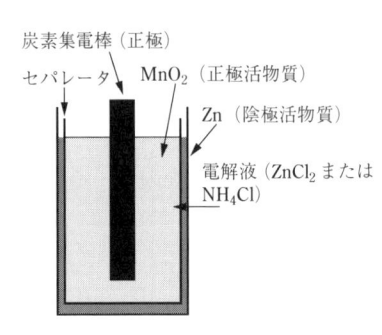

図 2.88　マンガン乾電池の構造 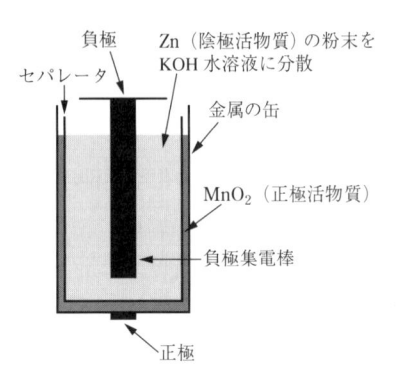　　　図 2.89　アルカリマンガン乾電池

〔2〕 アルカリマンガン乾電池

図 2.89 は，最近非常によく使われるアルカリマンガン乾電池の構造の模式図である。電解液には KOH 水溶液が用いられ，「アルカリ」という名前のゆえんとなっている。負極活物質の Zn は粉末で電界液中に分散していて，電極反応の面積が大きく放電特性が優れている。また活物質の量が多いので体積エネルギー密度が大きい。放電反応は以下のように進む。

　　正極：$MnO_2 + H_2O + e^- \rightarrow MnO(OH) + OH^-$

　　負極：$Zn + 4OH^- \rightarrow ZnO + H_2O + 2OH^- + 2e^-$

公称電圧は 1.5 V で，従来のマンガン乾電池と同じサイズのほかにボタン形の電池もあり，電卓，カメラ，テスタなどの小形電子機器によく用いられている。型番が L で始まる電池はアルカリ乾電池である。

〔3〕 空気亜鉛電池

正極活物質（酸化剤）に空気中の O_2，負極活物質（還元剤）に亜鉛，電解液に KOH 水溶液を用いた電池で，ボタン形電池として用いられている。図 2.90 にその模式図を示す。放電時の反応は上のアルカリ電池の反応から Mn を取り去ったものと考えてよい。公称電圧は 1.4

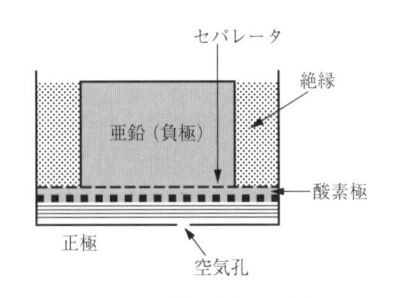

図 2.90　空気電池の模式図

Vである。記号はPで，医用機器としては補聴器などに用いられている。

〔4〕 **リチウム一次電池**

1970年代に実用化された。リチウムは軽いのでエネルギー密度を大きくできるうえに，$E^0[\mathrm{Li}^+|\mathrm{Li}]=-3.045\,\mathrm{V}$と，その絶対値が金属のうちで最大であるので大きな起電力が得られ，負極活物質としてたいへん優れている。正極活物質としては$\mathrm{MnO_2}$をはじめ多くのものが研究開発されている。リチウムは水と激しく反応するので，電解液には有機溶媒を用いた非水溶液が用いられる。上の特徴のほかにも，自己放電が少なく10年間くらい保存できるとか，使用温度範囲が広い（$-20 \sim 60^\circ\mathrm{C}$）などの優れた特徴をもつ。最も広く用いられているリチウム-マンガン乾電池の場合，放電反応はつぎのとおりである。

  正極：$\mathrm{MnO_2 + Li^+ + e^- \rightarrow MnO_2(Li)}$

  負極：$\mathrm{Li \rightarrow Li^+ + e^-}$

ボタン形も，大形で容量の大きいものも用いられている。医用として特に重要なのが，最新の心臓ペースメーカに使われているヨウ素-リチウム電池である。これはヨウ素（I）を正極に用いたもので，電解質に固体のリチウム-ヨウ素化合物が用いられている。全体が固体でできており，気体や液体の発生もないので，生体に対する安全性に優れている。また小電流で非常に長期間使用可能で，心臓ペースメーカにとって現時点で最適である。公称電圧3Vである。

2.7.4 二次電池

二次電池は充電可能な電池である。一次電池に放電過程とは逆向きの電流を外から流してやっても，もとの状態に戻らない。例えば，リチウム電池に逆向きの電流を流すと，Li^+はLiとして負極に細長く飛び出した形で析出し，正極と短絡を起こして危険な状態になる場合もある。また，マンガン乾電池を無理に充電しようと逆向きの大電流を流すと，電解により気体が発生し，爆発を起こしかねない。このように一次電池は絶対に充電しようとしてはいけない。

〔1〕 **鉛蓄電池**

鉛蓄電池が発明されたのは1859年である。重量やエネルギー密度などの点

では決して優れた電池ではないが,大きな容量のものが容易に作れ,安定で低価格であるところから,現在でも自動車などに広く用いられている。正極活物質は PbO_2 で,負極活物質は Pb である。電解液は硫酸(H_2SO_4)水溶液である。電極における放電反応は以下のとおりである。

正極:$PbO_2+3H^++HSO_4^-+2e^-\to PbSO_4+2H_2O$

負極:$Pb+HSO_4^-\to PbSO_4+H^++2e^-$

充電反応はこの→を逆向きにしたものである。電池全体としての起電力は 2.0 V である。実際の鉛蓄電池にはペースト式と呼ばれるものが多い。

〔2〕 ニッケル-カドミウム電池

ニッカド電池とも呼ばれるニッケル-カドミウム電池の発明は 1899 年であり,1980 年から 1990 年までに 5 倍ほど生産量が伸びたという。しかし 1990 年代後半からは,ニッケル水素電池やリチウムイオン電池に主役を奪われ生産量は急速に減少している。正極活物質に NiOOH(オキシ水酸化ニッケル),負極活物質に Cd(カドミウム),電解液に KOH などのアルカリ水溶液を用いる。電池の公称電圧は 1.2 V である。

〔3〕 ニッケル水素電池

実用化されたのは 1990 年ごろである。ニッケル-カドミウム電池より軽量であり,カドミウムという有害物質を使用しないこともあり,ニッカド電池にとって代わりつつある。水素原子を出し入れしやすい水素吸蔵合金と呼ばれる各種希土類の混合物の合金(ミッシュメタルと呼ばれる)を負極に用いる。正極活物質は NiOOH で電解液は KOH 溶液である。負極では水素原子が充放電により入ったり出たりする。この電池の公称電圧は 1.2 V である。

メモリ効果 ニッケル・カドミウム電池やニッケル水素電池で一つの問題なのは,メモリ効果である。これは,電池が放電しきっていない状態で充電することを繰り返すと,放電特性が悪くなり,電池の容量は十分残っているのに電圧が早く下がってしまうことである。この原因は正確にはまだよくわかっていない。

〔4〕 リチウムイオン電池

固体のリチウムは使わずに，リチウムイオンの移動だけで充放電ができるようにしたものがリチウムイオン電池である．正極にはすき間の多い結晶構造を用い，回路から正極に電子がきたら，Li^+ イオンがこのすき間に入るようにする．負極では Li^+ イオンが抜け出て電子を電極においてくる．充電時にはこの逆が起こればよい．現在，正極には，おもにコバルト酸リチウム（$LiCoO_2$）が用いられ，ほかにも研究開発が進んでいる材料がある．負極として現在最も広く用いられているのは，炭素の結晶の一つの黒鉛である．電解液にはエチレンカーボナイトなどの混合液に，イオン供給のための電解質として $LiCF_3SO_3$，$LiPF_6$ などを溶解したものが使われる．

リチウムイオン二次電池の公称電圧は 3.6 V で，充放電は 500 回以上可能である．またメモリ効果もなく，放電特性も安定しており，エネルギー密度も高いので携帯機器に最適で，ノートパソコン，携帯電話，PDA などに広く用いられている．

〔5〕 その他のリチウム二次電池

リチウムとアルミニウムの合金を負極に用いると，充電時に析出した Li はただちにアルミニウムの中に拡散して合金を作るので，Li 析出に伴う問題が生じない．これが**金属リチウム二次電池**である．正極に二酸化マンガンを用いると，公称電圧 3 V の電池となる．実用化はリチウムイオン電池より早く，1980 年代にコイン形の電池が開発され，メモリバックアップなどに用いられる．図 2.91 に構造の模式図を示す．**リチウムポリマー電解質二次電池**は，電解液の代わりに電解ポリマー（高分子固体電解質）を用いたものである．電解ポリマーは極性をもつ置換基をもつ高分子で，イオンは熱運動により，この置換基をつぎつぎにたどって移動できる．液体でないので両極間のセパレータが不要となる．また液漏れの心配がなく外装が軽く簡単になるという特徴があり，携

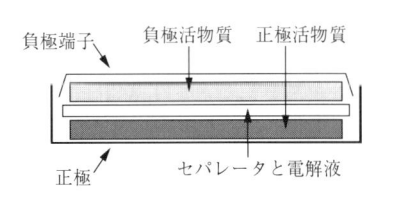

図 2.91 コイン形リチウム二次電池の模式図

帯電話用などに一部実用化されている。

2.7.5 燃料電池

充電はできないが，燃料を補給して使い続けることができるので，燃料電池と呼ばれている。燃料電池の原理的な実験は 1839 年にイギリスのグローブ卿が行っている。図 2.92 にその原理を示す。放電時において，負極では H_2 が Pt に吸着すると原子状態になり，電子を電極において H^+ となり電解液中に入る。正極では酸素が H^+ と電子と結びついて H_2O となる。放電反応は以下のとおりである。

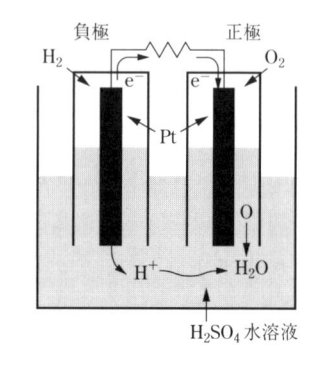

図 2.92 燃料電池の原理となったグローブ卿の実験

$$正極：\frac{1}{2}O_2 + 2e^- \rightarrow O^{2-}$$

$$負極：H_2 + O^{2-} \rightarrow H_2O + 2e^-$$

電解質にいろいろなものを用いる研究がなされ，小形の電池から小さな発電所の規模のものまでが，近い将来実用化されるであろう。

医用機器に関係があると思われるのは，現在のところ電解質にイオン交換能のある固体高分子を用いる電池全体が固体のものであろう。携帯形機器の電池の燃料としては水素は不便であるから，メタノールから直接水素を取り出す方法が開発されている。また，触媒の白金はきわめて高価な金属であるが，ナノカーボンチューブ（nm オーダの直径の C のチューブ）に白金をまぶしたような形のものが開発され，これを電極として用いる携帯形燃料電池が開発されている。

参 考 文 献

1) 古川静二郎：半導体デバイス，コロナ社（1982）

2) 佐々木昭夫：固体電子工学，コロナ社（1982）
3) カール・ヘス（著），松田他（訳）：半導体デバイス理論，丸善（2002）
4) 菊池正典：半導体のすべて，日本実業出版社（1998）
5) 藤巻則夫：SQUID磁束計，原宏，栗城真也編：脳磁気科学，pp.14〜41，オーム社（1997）
6) 布下正宏，久間和生：光ファイバセンサ，情報調査会（1985）
7) 小山正樹，箕輪純一郎，藤井洋二：光通信回路とシステム，オーム社（1987）
8) 渡辺正，金村聖志，益田秀樹，渡辺正義：電気化学，丸善（2001）
9) 逢坂哲弥編：キーテクノロジー電池，丸善（1976）
10) 内田隆裕：電池がわかる本，オーム社（2003）
11) 六車仁志：バイオセンサー入門，コロナ社（2003）
12) 山越憲一，戸川達男：生体用センサと計測装置，コロナ社（2000）
13) 高木幹雄監：ハイビジョンディスプレイ技術，コロナ社（1997）

演 習 問 題

【1】 （3次元）空間の一点に電荷 Q が集中しているとき，これから発生する電界を計測すると，この点からの距離の2乗に反比例する。この理由を考察せよ。

【2】 式（2.4）の積分は積分区間の両端 A，B が一定ならば，積分の経路にどのような曲線を選んでも，値が変わらない。この理由について考察せよ。さらに詳しく電磁気学のテキストを調べることが望ましい。

【3】 2.1.4項で述べたランダムウォークを実験してみよ。コンピュータシミュレーションでもよい。

【4】 式（2.16）の積分 $\int_{-\infty}^{\infty} f(x)\,dx$ の値が1になることを確かめよ。

【5】 禁制帯の大きさから考えると，真性状態のシリコンとゲルマニウムとではどちらが電子密度が大きいか。

【6】 式（2.60）を導け。

【7】 式（2.53）を導け。

【8】 式（2.55）において，x を固定して $J_n=0$ としたときの微分方程式の解を求めよ。ただし，$n(t=0)=n_0$ とする。

【9】 シリコンのpn接合において，$N_A=10^{19}$ 個/cm³，$N_D=10^{16}$ 個/cm³ とする。温度300 Kにおけるこの接合の拡散電位を求めよ。ただし，シリコンの真性状態での電子密度を 1.5×10^{10} 個/cm³ とする。

【10】 トランジスタの発熱はもっぱらコレクタ部分で起こる。この理由を考えよ。

94 2. 電子デバイス

【11】 図 2.38 をもちいてトンネルダイオードの特性を定性的に説明せよ。
【12】 SQUID 磁束計の検出コイルの面積が $1\,\mathrm{cm}^2$ であるとき，$\varPhi_0$ は何 T の磁束密度に相当するか。ただし $1\,\mathrm{T}=1\,\mathrm{Wb/m}^2$ である。
【13】 光ファイバの原理と利点を説明せよ。
【14】 臨界角とは何か。
【15】 スネルの法則について述べよ。
【16】 レーザダイオードの発振原理を説明せよ。
【17】 発光ダイオードの構造を示せ。
【18】 一次電池と二次電池の違いと，それらの例をあげよ。
【19】 研究課題としてニッケル水素電池とリチウムイオン電池の原理と構造について調べてみよう。

～～～～～～～～～～～～～～～～～～～～～～～～～～～～～～～

71 ページの $\theta_{0m}=\sin^{-1}\sqrt{n_2{}^2-n_1{}^2}$ の誘導を以下に示す。
図 2.68 より

$$\frac{\sin\theta_0}{\sin\theta_m}=\frac{n_2}{n_A} \tag{1}$$

$$\frac{\sin\theta_1}{\sin\theta_c}=\frac{n_2}{n_1} \tag{2}$$

式（1）より $\theta_m=\pi/2-\theta_c$ であるから

$$\sin\theta_0=\frac{n_2}{n_A}\sin\left(\frac{\pi}{2}-\theta_c\right)=\frac{n_2}{n_A}\cos\theta_c \tag{3}$$

式（2）および式（3）より

$$\sin\theta_c=\frac{n_1}{n_2}\sin\theta_1,\qquad \cos\theta_c=\frac{n_A}{n_2}\sin\theta_0$$

また，$\sin^2\theta_c+\cos^2\theta_c=1$ であるから

$$\left(\frac{n_1}{n_2}\right)^2\sin^2\theta_1+\left(\frac{n_A}{n_2}\right)^2\sin^2\theta_0=1$$

よって，点 P_1 において全反射となる限界では $\theta_1=\pi/2$，すなわち，$\sin\theta_1=1$ であるから

$$\sin^2\theta_{0m}=\left(\frac{n_2}{n_A}\right)^2-\left(\frac{n_1}{n_A}\right)^2$$

ここで，$n_A=1$ の媒質（空気）から光が入射する場合は，$\sin^2\theta_0=n_2{}^2-n_1{}^2$ となるので，θ_0 の最大角 θ_{0m} は

$$\theta_{0m}=\sin^{-1}\sqrt{n_2{}^2-n_1{}^2}$$

3 電子回路

3.1 増幅と雑音

　生体から発生する種々の情報を精度よく知ることは，特に臨床上，病態診断を正確に行い，治療指針を考えるにあたって，きわめて重要なことである。しかし，生体情報は微弱であるため，これをわれわれが検知できる程度まで大きくするには増幅器が必要である。本節では増幅の基本原理，増幅器の種類と基本回路および増幅を可能にするための付属回路について考え，あわせて信号に対する雑音の問題を議論する。

3.1.1 生体信号と増幅

　生体信号には，生体から発生する電気信号のほか，生体内の物理量や化学量を示す種々の信号があり，いずれも生体機能を知るうえで重要な情報となる。**表3.1**は各種生体信号の振幅と周波数帯域を示したものであるが，電気信号以外の生体信号もトランスデューサやセンサを介して電気信号に変換される。その特徴は，直流からたかだか 10 kHz までの低周波信号であることと，信号の大きさが数 μV から数 mV の低レベルであり，増幅を必要とすることである。
　ここで，**増幅**とは入力信号が与えられたとき，入力より大きい信号出力を得ることであり，信号電力の増大を伴うことをいう。すなわち，入力信号電力を

表3.1 各種生体信号の振幅と周波数

生体信号	振幅	周波数
心電図	0.5～4 mV	0.01～250 Hz
脳波	5～300 μV	DC～150 Hz
筋電図	0.1～100 mV	DC～10 kHz
眼電位	0.05～3.5 mV	DC～50 Hz
網膜電位	0～1 mV	DC～50 Hz
神経電位	0.01～100 mV	DC～10 kHz
血流量	1～300 ml/s	DC～20 Hz
動脈血圧	10～400 mmHg	DC～50 Hz
静脈血圧	0～50 mmHg	DC～50 Hz
血液ガス P_{O_2}	30～100 mmHg	DC～2 Hz
血液ガス P_{CO_2}	40～100 mmHg	DC～2 Hz
心音図	ダイナミックレンジ 80 dB	5～2 000 Hz
ニューモタコグラフ	0～600 l/min	DC～40 Hz

(1 mmHg＝133.322 Pa)

P_i, 出力信号電力を P_o としたとき，$P_i<P_o$ となる。増幅器を構成するにあたり考慮すべきことは，増幅の大きさの度合いを表す利得はいうまでもなく，増幅器の入出力のインピーダンスも重要となる。生体電気信号の場合，電極インピーダンスを含む信号源インピーダンスが非常に大きいので，増幅器の入力インピーダンスは極力大きくとる必要がある。また，トランスデューサからの信号を増幅する場合も，トランスデューサの種類によって信号源のインピーダンスが異なるため，増幅器とのインピーダンス整合（マッチング）を考えなければならない。

このように生体増幅器に要求される性能条件は，信号源の性質から「高利得，低雑音，高入力インピーダンス，低入力電流，高弁別比，直流増幅」ということになり，後述する差動増幅器の使用が最適である。

3.1.2 増幅器の諸特性

増幅器は，その目的により**電圧増幅器，電流増幅器**および**電力増幅器**に分類される。また，信号の周波数によって直流増幅器，低周波増幅器，高周波増幅器，広帯域増幅器などに分類される。これらの増幅器の動作帯域の概略を**図3.1**に示す。

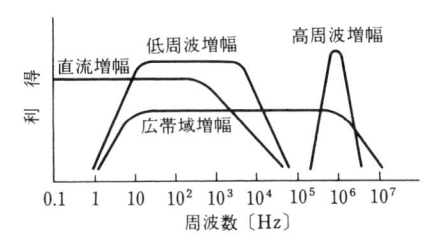

図3.1 増幅器の動作帯域

さて，図3.2は増幅器の入出力関係を示したものであるが，この図において入力信号電圧 v_s，信号源インピーダンス Z_s，増幅器の入力インピーダンス Z_i，負荷インピーダンス（抵抗）R_L，増幅器への入力電圧 v_i，入力電流 i_i，出力電圧 v_o，出力電流 i_o とすると

$$v_i = \frac{Z_i}{Z_s + Z_i} v_s \tag{3.1}$$

であり，もし $Z_i \gg Z_s$ とすると $v_i \cong v_s$ となる。この条件を満たす増幅器を電圧増幅器という。

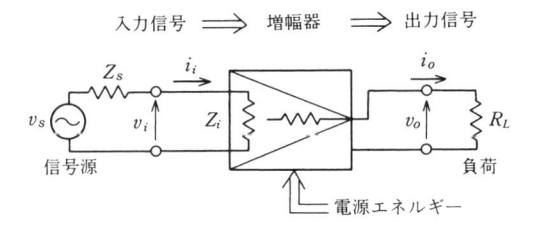

図3.2 増幅器の入出力関係

一方，$Z_i \ll Z_s$ の場合，$i_s = v_s/Z_s$ とすると

$$i_i = \frac{v_s}{Z_s + Z_i} = \frac{Z_s}{Z_s + Z_i} i_s \cong i_s \tag{3.2}$$

$$P_i = Z_i \left(\frac{v_s}{Z_s + Z_i} \right)^2 \tag{3.3}$$

となり，電流はインピーダンスの変化に影響されず，信号源の情報が電流として増幅器へ入力される。このような増幅形式をもつ増幅器を電流増幅器という。このとき，信号源から増幅器へ最大の電力 P_i が供給される。

つぎに，出力側を見たとき，負荷インピーダンスに大きな電力 $P_o = v_o i_o$ を供給することを目的とした増幅器を電力増幅器といい，記録計を駆動したり，スピーカを励振したりするときに用いられる。ここで注意すべきことは，電圧利得の大きい増幅器を電圧増幅器というのではなく，また電流利得が大きい増幅器を電流増幅器というのではないことである。電流増幅は，電流が入力情報となり，出力に電圧情報が出る一種の電流－電圧変換を行う増幅器と考えることができる。

増幅器の動作量を示すパラメータは，電圧利得，電流利得，電力利得，入力インピーダンス（入力抵抗），出力インピーダンス（出力抵抗）である。また，このほかに増幅器の特性を表すものとして周波数特性，位相特性，ダイナミックレンジ，ひずみ率などがあげられる。つぎに，それぞれの詳細について述べることにしよう。

〔1〕 利　　得

入力に対する出力の比を**増幅度**または**利得**（ゲイン）といい，A で表す。利得には電圧比の電圧利得 A_v，電流比の電流利得 A_i，電力比の電力利得 A_P がある。図 3.2 で示したように入力信号の電圧，電流，電力を v_i, i_i, P_i，出力信号のそれらを v_o, i_o, P_o とすれば，各利得はそれぞれ

$$A_v = \frac{v_o}{v_i}, \quad A_i = \frac{i_o}{i_i}, \quad A_P = \frac{P_o}{P_i} \tag{3.4}$$

と表される。ここで

$$A_P = \frac{P_o}{P_i} = \frac{v_o i_o}{v_i i_i} = A_v A_i \tag{3.5}$$

となる。利得は倍率を表し，無名数であるが，増幅器の種類によって数倍から 10^6 倍を超えるものまであり，範囲が非常に広い。そこで常用対数を用いて利得を表し，**デシベル**（dB）という単位を用いることにする。各利得を G_v, G_i, G_P とすると

$$G_v = 20 \log_{10}\left(\frac{v_o}{v_i}\right) \quad \text{[dB]}$$
$$G_i = 20 \log_{10}\left(\frac{i_o}{i_i}\right) \quad \text{[dB]} \qquad\qquad (3.6)$$
$$G_P = 10 \log_{10}\left(\frac{P_o}{P_i}\right) \quad \text{[dB]}$$

となる。電力利得だけが10倍で，電圧利得と電流利得は20倍であるが，入出力の電力がともに同じ大きさのインピーダンスで消費されるとすれば，$Z_L = Z_i$ より

$$G_P = 10 \log_{10}\left(\frac{P_o}{P_i}\right) = 10 \log_{10}\left(\frac{Z_L i_o^2}{Z_i i_i^2}\right) = 10 \log_{10}\left(\frac{i_o}{i_i}\right)^2 = 20 \log_{10}\left(\frac{i_o}{i_i}\right) \qquad (3.7)$$

または

$$G_P = 10 \log_{10}\left(\frac{v_o^2/Z_L}{v_i^2/Z_i}\right) = 10 \log_{10}\left(\frac{v_o}{v_i}\right)^2 = 20 \log_{10}\left(\frac{v_o}{v_i}\right) \qquad (3.8)$$

が得られる。慣習的に $Z_L \neq Z_i$ であっても $20 \log_{10}(v_o/v_i)$ および $20 \log_{10}(i_o/i_i)$ を電圧利得，電流利得のデシベル表示として用いている。一例として入力と出力の電圧比が100倍では $G_v = 40$ dB，電力比が100倍では $G_P = 20$ dB，電力比が2倍では $G_P = 3$ dB，1/2 では $G_P = -3$ dB を得る。また，電圧比が $1/\sqrt{2}$ に減少すると，$G_v = -3$ dB となり "3 dB ダウン" と表現する。

図3.3に示すように増幅器を縦続接続したとき，各段の増幅器の利得を A_1, A_2, $\cdots$, A_n，そのデシベル表示を G_1, G_2, $\cdots$, G_n とすれば，総合利得はつぎの式となる。

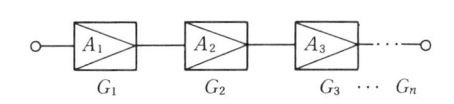

図3.3 増幅器の縦続接続

$$\left.\begin{array}{l} A = A_1 \times A_2 \times \cdots \times A_n \\ G = G_1 + G_2 + \cdots + G_n \quad \text{[dB]} \end{array}\right\} \qquad (3.9)$$

〔2〕 周波数特性

利得40dBの増幅器といっても，それは最も利得の大きいところの値であ

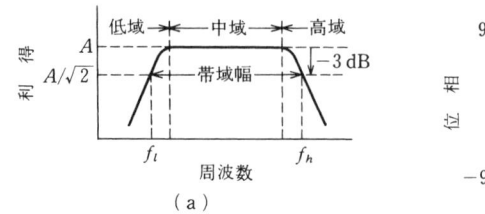

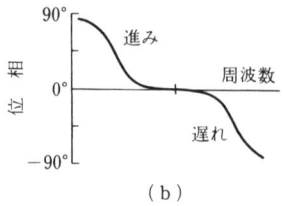

図 3.4　増幅回路の周波数特性(a)と位相特性(b)

り，すべての周波数に対し 40 dB あるというわけではない。増幅器の入力信号に正弦波を加え周波数を変化させると**図 3.4**(a)のように利得が変化する。このような特性を増幅器の**周波数特性**という。中域の平坦な周波数帯での利得を基準にして 3 dB ダウン（$1/\sqrt{2}$ 倍，70.7％）する周波数を**遮断周波数**といい，f_l を低域遮断周波数，f_h を高域遮断周波数という。この間の周波数範囲を増幅器の**帯域幅** B

$$B = f_h - f_l \tag{3.10}$$

と定義し，図 3.1 に示したように増幅器の動作周波数を決定することになる。帯域幅内にある周波数成分からなる信号を増幅すると，出力波形はほぼ一様に増幅されて入力に忠実な出力波形が得られるが，信号周波数に帯域幅外の低い周波数または高い周波数が含まれていると，その周波数成分は増幅利得が低いために一様に増幅されず，出力波形が入力波形とは異なったひずんだものとなる。これを**周波数ひずみ**という。しかし，帯域幅が広ければ広いほどよいというわけではなく，増幅器内部からの雑音が帯域幅に比例して増加することや，不必要な信号周波数の混入を避けるという点から，帯域幅は必要以上に広くとるべきではない。増幅器の利用限界を概算するには，利得帯域幅積（**GB積**，gain-bandwidth 積）をとり，これを増幅器の良さを示す指数としている。ここで G は帯域幅内の平坦部分の最大利得である。一般に利得を高くすると帯域幅は狭くなるという傾向がある。

〔3〕**位 相 特 性**

入力信号を増幅してひずみのない忠実な出力波形を得るためには，周波数特

性のみならず**位相特性**も重要である。増幅器を通して現れる出力信号は入力信号に対して必ず遅れを生じるが，この遅れが位相推移と呼ばれるもので周波数の関数になる。図3.4(b)は増幅器の位相特性を示したものであり，信号周波数が高くなるに従って入力信号に対する出力信号の位相が推移する状態を表している。利得の周波数特性と位相特性をまとめて表した図を**ボーデ線図**と呼ぶ。この位相推移は周波数に比例することが望ましいが，比例しない場合には高調波を含む信号では基本波との位相関係が変化するため，出力信号の波形にひずみを生じることになる。このひずみを**位相ひずみ**という。

〔4〕 **ダイナミックレンジ**

入力信号の振幅 v_i を変化させるとその出力電圧 v_o は利得 A_v だけ増幅されて，$v_o = A_v v_i$ が得られる。例えば，利得40 dB の電圧増幅器に1 mV を入力したとすると出力は0.1 V となり，10 mV を入力すれば1 V が出力される。このように入力と出力の関係（入出力特性）が入力電圧のいかんにかかわらず一定であることが望ましいが，**図3.5**(a)にみられるように入力電圧が大きくなると出力が飽和してしまう。この非直線領域では利得は小さくなり，波形のひずみが生じる。したがって，増幅器のひずみの度合いに対して入力可能な電圧が定まり，動作範囲が決定さ

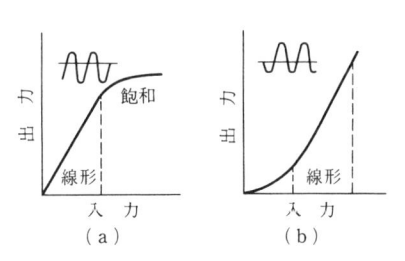

図3.5 増幅器入出力特性とダイナミックレンジ

れる。この動作範囲を**ダイナミックレンジ**という。図(b)のような入出力特性をもつ増幅器の場合にも入力波形は忠実に増幅されず，出力波形にひずみが生じてしまう。このように増幅器の入出力特性の非直線性によって生じるひずみを**非直線ひずみ**という。

〔5〕 **ひずみ率**

増幅器の出力波形は種々の原因によってひずむことがあるが，その主要なものは周波数ひずみ，位相ひずみおよび非直線ひずみである。ひずみの大きさを評価する値を**ひずみ率**（distortion factor, DF）といい，つぎのように定義

する。単一正弦波の入力信号 $V_i \sin \omega t$ を与えたとき,増幅器の出力が基本波と高調波を含むひずみ波

$$v = V_0 + V_1 \sin \omega t + V_2 \sin 2\omega t + \cdots + V_n \sin n\omega t$$

になったとすると,ひずみ率 DF は

$$\mathrm{DF} = \frac{\sqrt{V_1^2 + V_2^2 + \cdots + V_n^2}}{V_1} \times 100 \quad [\%] \tag{3.11}$$

である。

〔6〕 **ステップ応答特性**

増幅器の周波数特性と位相特性は信号周波数に関して入力と出力の関係がどのように変化するかを示す特性であり,定常状態の周波数応答性を示したものである。これらの特性から計算によって出力信号の時間領域における過渡応答特性が求められる。しかし簡単のため入力信号に図 3.6 のようなステップ電圧を加え,このときの出力電圧を求めて時間領域の過渡応答特性を評価するのが一般的である。これを増幅器の**ステップ応答特性**という。方形波パルスのように急激に振幅が変化する信号や大振幅の高周波信号を増幅する際にも同様な現象を取り扱うことになる。ステップ応答は増幅器の出しうる最大の傾きで出力されるが,この最大傾きを**スルーレート**(slew rate, SR)という。また,出力信号の最終値の 10% から 90% に達するのに要する時間 Δt を立上り時間,50% に達するまでの時間 Δt_m を遅延時間という。スルーレートはほぼ $\mathrm{SR} \simeq \Delta V/\Delta t$ 〔V/μs〕と考えてよい。

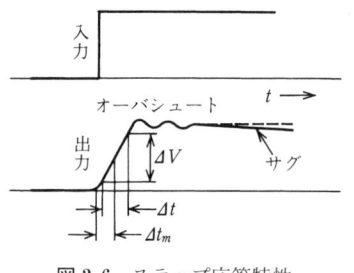

図 3.6 ステップ応答特性

一方,入力が平坦な部分での出力の立下り特性は**サグ**といい,増幅器の時定数によって立下りの度合いが異なってくる。図 3.7 は交流増幅器における CR 結合回路の時定数 $\tau = CR$ と出力波形の関係を示したもので,時定数が小さくなると立下りが急峻になることがわかる。増幅器の時定数 τ と低域遮断周波数 f_l とは密接な関係にあり

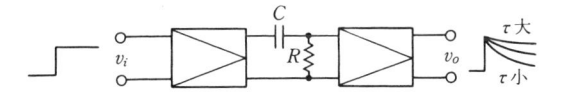

図 3.7 CR 結合回路の時定数と出力波形

$$f_l = \frac{1}{2\pi\tau} = \frac{1}{2\pi CR} \tag{3.12}$$

で表される。生体信号のうち心電波形のような低い周波数信号では時定数は大きく、筋電波形のような高い周波数信号に対しては時定数の小さな増幅器を使う（**表 3.2**）。

表 3.2 生体用増幅器の低域遮断周波数と時定数

増幅器の種類	低域遮断周波数〔Hz〕	時定数〔s〕	電圧増幅度〔dB〕
心電図用	0.05	3.2	80 以上
脳波用	0.5	0.3	120 〃
筋電図用	5	0.03	120 〃
神経電位用	5	0.03	40 〃
心音図用	0.5	0.3	80 〃

〔7〕 **入力インピーダンスと出力インピーダンス**

増幅器の生体の信号源、すなわち入力端子側からみたインピーダンスを**入力インピーダンス**といい、$Z_i = v_i/i_i$ で表す。図 3.2 からわかるように増幅器の入力電圧 v_i は $Z_i \gg Z_s$ とすると

$$v_i = \frac{Z_i}{Z_s + Z_i} v_s \cong v_s \tag{3.13}$$

となり、信号電圧 v_s とほぼ等しくなる。すなわち、信号源インピーダンスの変化にもかかわらず、その影響はわずかとなる。これより、生体電気信号のように信号源インピーダンス Z_s が大きく変化するような対象では、入力インピーダンス Z_i を極力大きくとる必要があることがわかる。

一方、増幅器の出力端子側からみたインピーダンス $Z_o = v_o/i_o$ を**出力インピーダンス**という。出力インピーダンスの小さな増幅器は負荷インピーダンス（負荷抵抗）Z_L によって電圧が変化せず、負荷に対する駆動電力が大きい。ま

た，Z_o が小さいと負荷には小さなインピーダンスを接続することができる。増幅した信号を負荷インピーダンス Z_L の小さい記録装置で効率よく記録するためには，Z_o を Z_L にほぼ等しい小さな値にとるとよい。これを**インピーダンス整合**（マッチング）という。

3.1.3 雑音とSN比

雑音とは目的とする信号以外の望ましくない電圧または電流の変動をいう。生体計測では検出される信号は単独ではなく，他の生体信号が含まれることや，生体以外からの不必要な信号が混入することもある。このとき目的とする信号以外の信号は雑音と考えられる。例えば，心電図を記録する際に，心電信号に重畳する筋電信号や呼吸情報の信号は不必要な雑音ということになる。しかし，一般にいわれる雑音とは**表3.3**にまとめたようなものであり，外部から到来する外部雑音と増幅器内部で発生する内部雑音とに分けられる。

表 3.3 雑音の種類

外部雑音	自然雑音	大気雑音（雷放電，砂じん，吹雪）
		太陽系雑音（黒点変動，惑星）
		宇宙雑音（電波星）
	人工雑音	商用交流の誘導
		電波（ラジオ，TV）
		放電雑音（火花スパーク，リレー，溶接機）
		コロナ放電
		グロー放電（蛍光灯，ネオンサイン）
		パルス性雑音（ディジタルコンピュータ）
		マイクロホニック雑音（機械的振動）
内部雑音		熱雑音
		フリッカ雑音
		ショット雑音
		バースト雑音
		ハム雑音
		ドリフト，オフセット
対象以外の生体信号		

〔1〕 **外 部 雑 音**

外部雑音のうち最も大きなものは商用交流の混入である。**図3.8**に示すよう

3.1 増幅と雑音

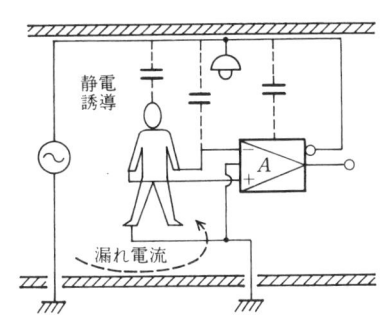

図 3.8　静電誘導雑音の混入

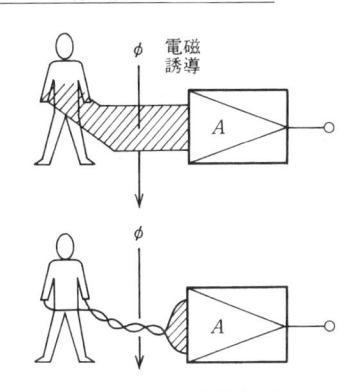

図 3.9　電磁誘導雑音の混入

に天井や壁，あるいは床内に設置された交流電灯線と増幅器，増幅器へのリード線または被験者との間には静電容量が存在し，この容量を介して**静電誘導**によって交流雑音が混入する。特に生体電気信号の検出の際に誘導電極のインピーダンスが大きい場合，顕著となる。また，増幅器の電源の配線から同様な雑音が誘起されることも多い。

一方，図 3.9 のように増幅器の入力回路がアンテナとなって，電灯線からの磁束や増幅器内の電源トランスからの漏れ磁束を拾い，**電磁誘導雑音**が発生する。このような誘導雑音はラジオの電波やスパーク放電の電磁波をキャッチする場合にも起こりうる。

電灯線から床やベッドに流れる微弱な**漏れ電流**が身体を通して増幅器に入力するものもある。このほか，外部雑音の一種として電極の機械的振動によって起こる**マイクロホニック雑音**や，最近とみに問題となっている電子計算機などのディジタル回路のスイッチングによって発生する**パルス性雑音**などがある。

これらの外部雑音を減少させるためにはつぎのような方法が有効である。静電誘導による交流雑音の低減には増幅器の筐体の**シールド**を綿密に行い，接地端子を大地へ完全に接地する。また，金網や金属板で覆ったシールドルームを使用し，静電誘導雑音を遮へいするとよい。このとき，シールドルーム内外を接続する信号線から雑音が混入しないよう工夫したり，シールドルーム内の

電灯線，空調装置，火災警報器からの誘導を極力少なくするよう特別な設計が必要である。

一方，電磁誘導による雑音を減少させるには交流磁界の発生源をできるだけ遠ざけることや，被験者-リード線-入力回路からなる磁束の鎖交面積を減少させることを考えなければならない。被験者から増幅器へのリード線をより線にしたり，そのリード線を必要以上に長くしないことである。漏れ電流軽減の具体策としては，ベッドの脚と床の間に絶縁性の高い材料を挿入する方法がある。ラジオやテレビ電波などの誘導雑音を抑えるには静電シールドと同様に導体で全体を覆うとよい。

複数の機器を使用する場合には，機器を多数箇所で接地すると機器間で電圧降下が生じて，これが生体信号に重畳して観測されてしまう。その防止策として各機器を一点に集めて接地（**一点接地**）するのが望ましい。しかし，信号源と増幅器間の距離が離れていて一点接地がとれない場合には，増幅器を二重に静電シールドする**ガードシールド**を行い，同相雑音電圧を低減化する方法がとられる。なお，電極で発生する雑音の影響を軽減するには，①電極インピーダンスを極力小さくする，②電極を対で使う場合2個の電極の特性をなるべく同じものにする，③増幅器（差動増幅器）の入力インピーダンスを大きくすることである。

〔2〕 内部雑音

内部雑音は増幅器を構成する回路素子内で発生する不規則な雑音である。

（a）**熱雑音** 抵抗体など電流が流れる物質内で電子が熱的に励起され，不規則な運動をすることによって生じるもので**ジョンソン**（Johnson）**雑音**とも呼ばれる。熱雑音の大きさは

$$v_n = 2\sqrt{kTRB} \tag{3.14}$$

なる二乗平均電圧値で表される（**ナイキストの式**）。ここで k はボルツマン定数（1.38×10^{-23} J/K），T は絶対温度〔K〕，R は抵抗値〔Ω〕，B は測定周波数帯域幅〔Hz〕である。熱雑音は帯域幅 B に比例し，どのような周波数帯においても雑音電力が一様である。白色光と同じように周波数に無関係に雑音の

パワースペクトルが広く分散しているという意味から**白色雑音**（ホワイトノイズ）とも呼ぶ。熱雑音電力は

$$P_n = \frac{v_n^2}{R} = 4\,kTB \tag{3.15}$$

となり，抵抗値に無関係であることがわかる。このような抵抗体の熱雑音は，T を減少させるか，B を小さくすることによって軽減できるが，増幅器の入力段で発生した雑音は，信号と同様に増幅されるので気をつけなければならない。

（b）フリッカ雑音（$1/f$ 雑音） もともと真空管や光電管の陰極表面の活性が局所的にランダム変化することによって生じる雑音をさしたものであり，白色雑音に対して**ピンク雑音**とも呼ばれている。トランジスタの低周波雑音や炭素抵抗体内の電流によって発生する雑音は周波数に逆比例して大きくなる。これらの雑音はフリッカ雑音であり，**電流雑音**または **$1/f$ 雑音**とも呼んでおり，トランジスタや抵抗素子の構造が粒状であることに起因している。生体の電気信号は低周波成分が多く，信号が微弱であるため，増幅器の周波数特性は直流から低い周波数帯できわめて高い利得を示すようになっている。したがって，増幅器初段の増幅素子の $1/f$ 雑音は信号と同様に低周波数帯で大きく増幅されるので気をつけなければならない。なお，生体用誘導電極の電極界面では熱雑音のほか $1/f$ 雑音が多く発生する。

（c）ショット雑音 真空管の陰極あるいはダイオードやトランジスタの pn 接合面では，電流が流れた場合，電子などのキャリヤの不連続かつランダムな移動が起こっていると考えられる。このような電荷移動の量子的プロセスによって生じる不規則なゆらぎ雑音をショット雑音という。ショット雑音の雑音電流 i_n と雑音電力 P_n は，素子に流れる電流を I，帯域幅を B，電子の電荷を $q(=1.602\times10^{-19}\,\text{C})$，電流の流れる負荷抵抗を R_L とすると

$$i_n^2 = 2\,qIB \tag{3.16}$$

$$P_n = 2\,qR_LIB \tag{3.17}$$

と定義される。上式からわかるように，この種の雑音は帯域幅を狭めれば減少

するが，周波数帯にかかわらず一様であり，一種のホワイト雑音である。真空管やトランジスタに比べ，電界効果トランジスタ（FET）の雑音は非常に少なく，低雑音であるが，そのおもなものは，キャリヤの発生と再結合にかかわる電流雑音である。ゲート境界面に流れる電流がきわめて少ないのでショット雑音は非常に小さい。これに対してトランジスタの雑音は特に中間周波数帯において熱雑音やショット雑音が主体となり，ほぼ一定の雑音発生がみられる。

（d）　バースト雑音とハム雑音　　その他の雑音としてバースト雑音やハム雑音が観測される。前者はFETやトランジスタなどの半導体結晶の不完全性に起因して発生する定振幅のバースト状電流性雑音であり，後者は真空管のヒータを交流で熱するときに発生する商用周波数の雑音である。

（e）　ドリフトとオフセット　　最後に生体用増幅器の安定性に関してきわめて重要なものがドリフトとオフセットである。増幅器の出力が時間とともに変動する現象は，回路素子の温度上昇と密接な関係にある。入力の変動がなくても回路素子の小さな電気的変動による出力側のきわめて緩やかな電圧変化をドリフトというが，これは増幅器を構成する個々の素子の温度特性に依存する。一方，オフセットは回路の不平衡に起因するもので，入力がゼロであるにもかかわらず出力電圧が生じることをいい，ドリフトとは異なり一定である。オフセットは外部からの回路調整によってある程度補償し，減少させることができる。

〔3〕 **SN比**

信号の大きさ（電力）Sと雑音の大きさ（電力）Nの比を**信号対雑音比**（SN比）といい，信号中に含まれる雑音の程度を表す指標となっている。SN比が大きいほど雑音が少なく，雑音特性がよいといえる。一般に増幅器では入力信号のSN比に対して回路内部で発生する雑音が重畳して出力信号のSN比は低下する。したがって，増幅器そのものの雑音特性を表すものとして入力信号のS_i/N_iと出力信号のS_o/N_oの比

$$F=\frac{S_i/N_i}{S_o/N_o}=\frac{1}{A}\left(\frac{N_o}{N_i}\right) \tag{3.18}$$

をとって**雑音係数**と定義する。ここで $A=S_o/S_i$ は増幅器の利得であり，一般に $F>1$ となる。また

$$\mathrm{NF}=10\log_{10}F \quad [\mathrm{dB}] \tag{3.19}$$

を**雑音指数**（noise figure, NF）という。

　増幅器の入力端子を短絡し，外部雑音が入らないようにしてそのときの出力雑音レベルを測定し，増幅度で割った値を**入力換算雑音**といい，増幅器の内部雑音を表すものとして広く用いられている。すなわち，入力換算雑音は，内部雑音のすべてが等価的に入力端子に加わったものとしてその雑音電圧を算出したものである。入力換算雑音が $10\ \mu\mathrm{V}$ の増幅器に $1\ \mathrm{mV}$ の入力信号が加わると SN 比は 40 dB と計算される。

3.1.4　各種増幅器の基本回路
〔1〕　トランジスタの基本増幅回路

　トランジスタは電流増幅素子であり，入力インピーダンスはかなり小さい。そのためトランジスタ増幅回路の入力端子には電流が流れ込み，電力を消費する。したがって，電圧利得だけでなく電流利得，電力利得も重要な動作量となる。図 **3.10**(a) に示すように，トランジスタ増幅回路には**エミッタ接地**，**ベース接地**，**コレクタ接地**の三つの接地方式がある。図(b)は各増幅回路の T 形等価回路であるが，**等価回路**とはもとの回路の電圧，電流間に成り立つ関係のみに注目し，その関係を説明しうる単純かつ簡便な回路をいう。増幅回路の場合には，入力信号の電圧，電流に対応して変化する回路内の電圧，電流分のみに注目し，その関係を表すことができる回路のことである。図(b)は直流バイアス成分を除き，トランジスタそのものの等価回路，信号源および負荷抵抗のみで回路が構成されている。

　つぎに**エミッタ接地増幅回路**の動作量を求めるが，使用した記号は以下のとおりである。r_e, r_b, r_c はそれぞれトランジスタのエミッタ抵抗，ベース抵抗，コレクタ抵抗，α はベース接地電流増幅率（電流伝送率ともいう），β はエミッタ接地電流増幅率，i_e, i_b, i_c はそれぞれエミッタ電流，ベース電流，コ

110   3. 電子回路

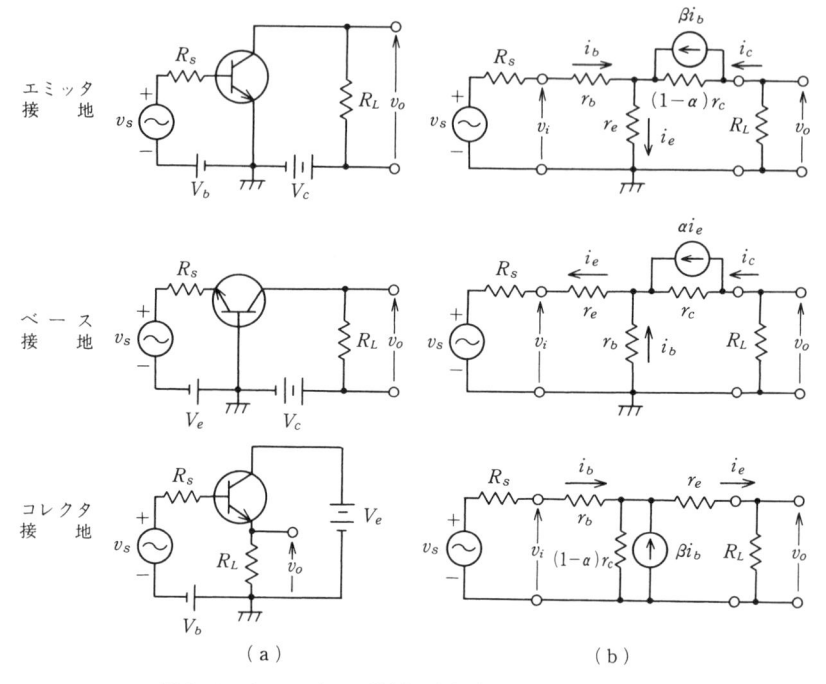

図3.10 トランジスタ増幅回路(a)とその等価回路(b)

レクタ電流，v_s は信号電圧，R_s は信号源抵抗，R_L は負荷抵抗を表している．

　回路中 $(1-\alpha)r_c$ は高抵抗であり，近似的に $i_c \cong \beta i_b$ ($\beta \cong \alpha/(1-\alpha)$) と見なせるので

$$i_e = i_b + i_c \cong i_b + \beta i_b = (1+\beta) i_b \tag{3.20}$$

また

$$v_i = v_s - R_s i_b = r_b i_b + r_e i_e \tag{3.21}$$

上の2式より増幅回路への入力電圧 v_i および出力電圧 v_o は

$$v_i = r_b i_b + r_e(1+\beta) i_b = \{r_b + r_e(1+\beta)\} i_b \tag{3.22}$$

$$v_o = -R_L i_c = -R_L \beta i_b \tag{3.23}$$

これより電圧利得 A_v，電流利得 A_i，電力利得 A_P を求めると

$$A_v = \frac{v_o}{v_i} = -\frac{R_L \beta i_b}{\{r_b + r_e(1+\beta)\} i_b} = -\frac{\beta R_L}{r_b + r_e(1+\beta)} \tag{3.24}$$

3.1 増幅と雑音　　111

$$A_i = -\frac{i_c}{i_b} = -\frac{\beta i_b}{i_b} = -\beta \tag{3.25}$$

$$A_P = \frac{P_o}{P_i} = \frac{v_o i_c}{v_i i_b} = \frac{\beta^2 R_L}{r_b + r_e(1+\beta)} \tag{3.26}$$

となる。ここで A_v と A_i に負の符号がついているが，これは入力と出力が逆位相（180°ずれる）になっていることを意味しているので，実質的にはその絶対値を考えればよい。

入力インピーダンス Z_i は

$$Z_i = \frac{v_i}{i_b} = \frac{\{r_b + r_e(1+\beta)\}i_b}{i_b} = r_b + r_e(1+\beta) \tag{3.27}$$

である。一方，出力インピーダンス Z_o は入力側を短絡して求められ，$v_s=0$ とおいて

$$Z_o = \left(\frac{v_o}{i_c}\right)_{v_s=0} = \frac{(r_b+R_s)r_e}{r_b+r_e+R_s} + r_c(1-\alpha) \cong r_c(1-\alpha) \tag{3.28}$$

が得られる。

　エミッタ接地増幅回路は電圧利得と電流利得が大きく，したがって電力利得が非常に大きいのでトランジスタ増幅器に広く用いられる。なお，入出力インピーダンスは中くらいの値である。

　ベース接地およびコレクタ接地増幅回路の動作量は，同様にして図 3.10 (b) の等価回路から求められるが，ここではその導出を省略し，エミッタ接地増幅回路の動作量とあわせて**表 3.4** に示す。

　ベース接地増幅回路の電圧利得は大きく，エミッタ接地と同じ値（ただし正相）となるが，電流利得は 1 より小さい。したがって電力利得はそれほど大き

表 3.4　トランジスタ増幅回路の動作量

	エミッタ接地	ベース接地	コレクタ接地
電圧利得 A_v	$-\dfrac{\beta R_L}{r_b+r_e(1+\beta)}$	$\dfrac{\beta R_L}{r_b+r_e(1+\beta)}$	$\dfrac{(1+\beta)R_L}{r_b+(1+\beta)(r_e+R_L)}$
電流利得 A_i	$-\beta$	α	$1+\beta$
電力利得 A_P	$\dfrac{\beta^2 R_L}{r_b+r_e(1+\beta)}$	$\dfrac{\alpha^2 R_L}{r_e+(1-\alpha)r_b}$	$\dfrac{(1+\beta)^2 R_L}{r_b+(1+\beta)(r_e+R_L)}$
入力インピーダンス Z_i	$r_b+(1+\beta)r_e$	$r_e+(1-\alpha)r_b$	$r_b+(1+\beta)(r_e+R_L)$
出力インピーダンス Z_o	$r_c(1-\alpha)$	r_c	$r_e+(1-\alpha)r_b$

くない。しかし高い周波数まで安定した増幅が可能であるという特徴をもつ。入力インピーダンスは小さく，出力インピーダンスは非常に大きい。

一方，**コレクタ接地増幅回路**は**エミッタホロワ**ともいわれ，電流利得はエミッタ接地より若干大きいが，電圧利得は1より小さく，電力利得はいちばん小さい。注目すべきことは，入力インピーダンスが大きく，出力インピーダンスが小さいことであり，他の接地方式とは大きく異なる。入力側からは負荷抵抗の $(1+\beta)$ 倍に，出力側からは入力抵抗の $1/(1+\beta)$ 倍のインピーダンスにみえる。すなわち一種の**インピーダンス変換回路**の役割をする。ここで，負荷抵抗 R_L が r_e, r_b に比較して十分大きい場合には $A_v \fallingdotseq 1$ となる。電圧利得が1で高入力インピーダンス，低出力インピーダンスの回路を**バッファ**という。二つの回路を縦続接続する際に，回路間にコレクタ接地増幅回路をバッファとして挿入することがある。

〔2〕 **電界効果トランジスタの基本増幅回路**

電界効果トランジスタ（field-effect transistor，FET）の増幅回路はトランジスタと同様に**ソース接地，ゲート接地，ドレーン接地**の3種類の接地方式がある。**図3.11**はソース接地増幅回路とその等価回路である。ここで**ソース接地増幅回路**の動作量を求めてみる。ゲート入力では入力インピーダンスはほぼ無限大と考えられ，入力電流は流れず，電流利得および電力利得は求められない（理論的には無限大である）。図(b)の等価回路においてドレーン抵抗を r_d, FETの増幅定数を μ, ドレーン電流を i_d, 入力信号電圧を v_s, 増幅回路の入力電圧を v_i, 出力電圧を v_o, 負荷抵抗を R_L とすると

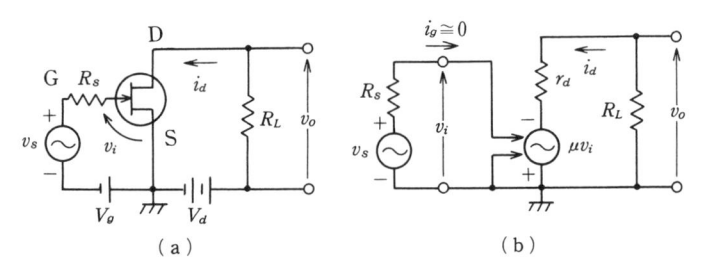

図3.11 ソース接地増幅回路(a)とその等価回路(b)

$$\left.\begin{array}{l}(r_d+R_L)i_d-\mu v_i=0\\ v_s=v_i\\ v_o=-R_L i_d\end{array}\right\} \qquad (3.29)$$

が得られ，これら三つの式から

$$i_d=\frac{\mu v_s}{r_d+R_L} \qquad (3.30)$$

$$v_o=-\frac{\mu R_L}{r_d+R_L}v_s \qquad (3.31)$$

が導かれる．これより電圧利得 A_v は

$$A_v=\frac{v_o}{v_s}=-\frac{\mu R_L}{r_d+R_L} \qquad (3.32)$$

となる．負の符号は入力に対して出力が逆相になることを意味している．一方，入力インピーダンス Z_i は

$$Z_i=\frac{v_i}{i_g}=\infty \qquad (3.33)$$

出力インピーダンス Z_o は $v_o=r_d i_d-\mu v_s$ から v_s を短絡した状態で求められ

$$Z_o=\left(\frac{v_o}{i_d}\right)_{v_s=0}=r_d \qquad (3.34)$$

となる．電流利得と電力利得はそれぞれ $A_i=\infty$，$A_P=\infty$ である．ソース接地増幅回路の特徴は入力インピーダンスが非常に大きく，しかも利得が大きいことであり，FET増幅器は特に生体用増幅器の初段に広く用いられている．

表3.5は**ゲート接地**および**ドレーン接地増幅回路**の動作量を求め，先に示したソース接地の諸量とともにまとめたものである．ゲート接地方式では電圧利得は正相でソース接地とほぼ同じ値になるが，高い周波数まで安定した増幅が可能である．入力インピーダンスは非常に小さく，出力インピーダンスは大きい．特に興味あることは，入力インピーダンスが出力抵抗の $1/(1+\mu)$ 倍，出力インピーダンスが入力側の信号源抵抗の $(1+\mu)$ 倍となり，一種のインピーダンス変換作用を示すことである．これに対してドレーン接地増幅回路の電圧利得は1以下である．また入力インピーダンスは無限大で，出力インピーダ

表3.5 FET 増幅回路の動作量

	ソース接地	ゲート接地	ドレーン接地
電圧利得 A_v	$-\dfrac{\mu R_L}{r_d + R_L}$	$\dfrac{(1+\mu)R_L}{r_d + R_L}$	$\dfrac{\mu R_L}{r_d + (1+\mu)R_L} < 1$
電流利得 A_i	∞	1	∞
電力利得 A_P	∞	A_v	∞
入力インピーダンス Z_i	∞	$\dfrac{r_d + R_L}{1+\mu}$	∞
出力インピーダンス Z_o	r_d	$(1+\mu)R_s + r_d$	$\dfrac{r_d}{1+\mu}$

ンスが非常に小さくなり，負荷に小さなインピーダンスを接続できるという特徴をもつ．したがって，インピーダンス変換回路として広く用いられ，トランジスタ回路のエミッタホロワに対応して**ソースホロワ**とも呼ばれる．

〔3〕 **低周波増幅回路**

直流から数十 kHz までの低周波信号を増幅する増幅器を低周波増幅器といい，その代表的な回路は抵抗容量結合形増幅回路（CR 結合増幅回路）である．図 3.12 はその一例を示したものであり，R_1，R_2，R_E，R_C は直流バイアス用の抵抗である．ここで**バイアス**とはトランジスタの増幅動作を適正に行わせるために印加する直流電圧をいう．また C_E はバイパスコンデンサといい，R_E の帰還作用による利得の低下を抑えるために挿入するもので，比較的大きな値を用いる．この部分は信号分に対しては十分インピーダンスが低く短絡と考えられ，直流に対しては開放と見なせる．

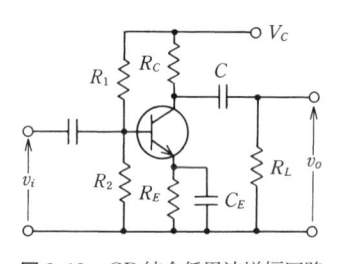

図 3.12 CR 結合低周波増幅回路

このような増幅回路の周波数特性はどうなるかつぎに考えてみよう．周波数は低域，中域，高域の三つに分けて考えるが，その近似等価回路を**図 3.13 ～図 3.15** に示す．ここで，図 3.10(b) で表した $(1-\alpha)r_e$ は数十 kΩ となるため，負荷抵抗が数 kΩ 以下であれば省略できる．まず中域の周波数帯では結合コンデンサ C のインピーダンスは十分に小さく短絡と見なせるので，その

3.1 増幅と雑音　　115

図 3.13 低域等価回路

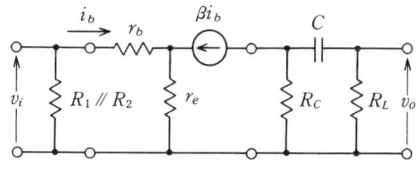

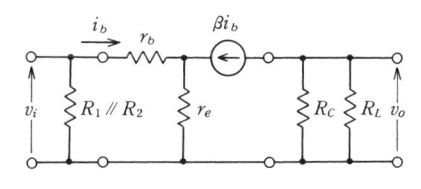

図 3.14 中域等価回路

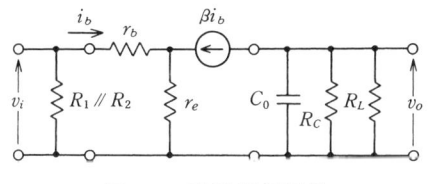

図 3.15 高域等価回路

入出力特性は

$$v_o = \frac{\beta R_c R_L}{\{r_b + r_e(1+\beta)\}(R_c + R_L)} v_i \tag{3.35}$$

となり，ほぼ一定の利得

$$A = -\frac{\beta R_c R_L}{\{r_b + r_e(1+\beta)\}(R_c + R_L)} \tag{3.36}$$

が得られる。しかし，低域ではコンデンサ C のインピーダンスが大きくなり，その影響が無視できなくなる。低域利得 A_l は

$$\begin{aligned}A_l &= -\frac{j\omega C R_c R_L \beta}{\{r_b + r_e(1+\beta)\}\{1 + j\omega C(R_L + R_c)\}} \\ &= -A \frac{j\omega C(R_c + R_L)}{1 + j\omega C(R_c + R_L)} = A \frac{1}{1 - j(f_l/f)}\end{aligned} \tag{3.37}$$

となって図 3.4 の周波数特性の低域にみられるように，周波数が低くなるに従い減少する。ただし $j = \sqrt{-1}$，ω は角周波数，f は周波数である。ここで低域遮断周波数 f_l は

$$f_l = \frac{1}{2\pi C(R_c + R_L)} \tag{3.38}$$

で与えられる。一方，高域ではトランジスタの pn 接合容量の影響が無視でき

なくなり，等価回路は図3.15のように等価容量 C_0 を並列に含む回路で表される。したがって高域利得 A_h は

$$A_h = \frac{\beta R_C R_L}{\{r_b + r_e(1+\beta)\}\left\{1+j\omega C_0\left(\frac{R_C R_L}{R_C + R_L}\right)\right\}(R_C + R_L)}$$

$$= A\frac{1}{1+j\omega C_0\left(\frac{R_C R_L}{R_C + R_L}\right)} = A\frac{1}{1+j(f/f_h)} \qquad (3.39)$$

となり，図3.4に見られるように，周波数の増加に伴い減少する特性が得られる。これより高域遮断周波数 f_h はつぎの式となる。

$$f_h = \frac{1}{2\pi C_0\left(\frac{R_C R_L}{R_C + R_L}\right)} \qquad (3.40)$$

このような CR 結合増幅回路は，図3.16に示したように多段結合が可能であるが，多段にすることにより利得の増大が見込める一方，帯域幅が狭くなるという特徴がある。また，CR 結合増幅回路において低域および高域補償を施すと，低周波および高周波特性が改善され，いわゆる**広帯域増幅**が実現できる。

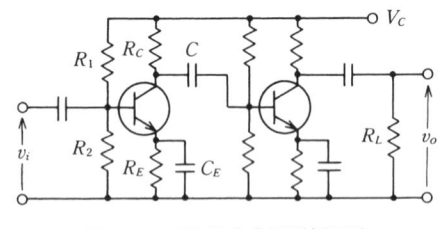

図3.16　CR 結合多段増幅回路

〔4〕　**ダーリントン接続回路**

ダーリントン接続は図3.17に示すようにトランジスタ Tr_1 のエミッタを Tr_2 のベースに直結し，等価的に大きな電流増幅率 β をもつトランジスタを実現したもので，この回路を**ダーリントン回路**ともいう。インバータのスイッチング動作制御で大きな電流増幅率を必要とする回路，直流あるいは交流信号の高利得な増幅回路，安定化直流電源の出力電圧の安定化をはかる回路などに利用されている。図3.18はダーリントン接続の交流等価回路であるが，ここで回路の電圧と電流の関係を考えてみる。トランジスタの等価回路は電圧源表示としているので

3.1 増幅と雑音　　117

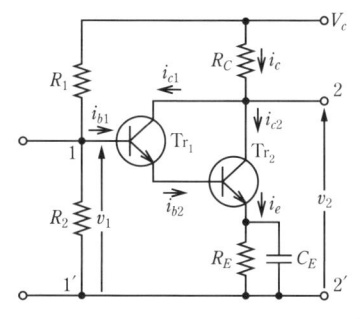

図 3.17 ダーリントン接続回路

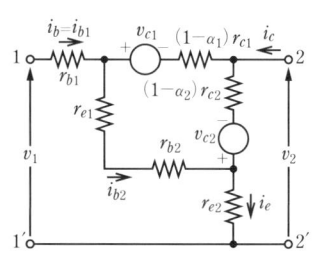

図 3.18 ダーリントン接続の等価回路

$$v_{c1} = (1-\alpha_1) r_{c1} \cdot \beta_1 i_{b1} = \alpha_1 r_{c1} i_{b1} \tag{3.41}$$

$$v_{c2} = (1-\alpha_2) r_{c2} \cdot \beta_2 i_{b2} = \alpha_2 r_{c2} i_{b2} \tag{3.42}$$

等価回路にキルヒホッフの電圧則を適用して端子間電圧 v_1, v_2 を求めると

$$v_1 = r_{b1} i_{b1} + r_{e1} i_{b2} + r_{b2} i_{b2} + r_{e2} i_e \tag{3.43}$$

$$v_2 = (1-\alpha_2) r_{c2} (i_c + i_{b1} - i_{b2}) - v_{c2} + r_{e2} i_e \tag{3.44}$$

$$v_{c1} + (1-\alpha_2) r_{c1} (i_{b1} - i_{b2}) + (1-\alpha_2) r_{c2} (i_c + i_{b1} - i_{b2}) - v_{c2} - r_{b2} i_{b2} - r_{e1} i_{b2} = 0 \tag{3.45}$$

$i_b = i_{b1}$, $i_b + i_c = i_e$ として上式を整理すると

$$v_1 = (r_{b1} + r_{e2}) i_b + (r_{e1} + r_{b2}) i_{b2} + r_{e2} i_c \tag{3.46}$$

$$v_2 = \{(1-\alpha_2) r_{c2} + r_{e2}\}(i_b + i_c) - r_{c2} i_{b2} \tag{3.47}$$

$$\{r_{c1} + (1-\alpha_2) r_{c2}\} i_b + (1-\alpha_2) r_{c2} i_c = \{r_{c2} + (1-\alpha_1) r_{c1} + (r_{b2} + r_{e1})\} i_{b2} \tag{3.48}$$

ここで，r_{b2}, $r_{e1} \ll r_{c2}$, r_{c1} であるから，第3の式はつぎのように表される。

$$i_{b2} \doteqdot \frac{\{r_{c1} + (1-\alpha_2) r_{c2}\} i_b + (1-\alpha_2) r_{c2} i_c}{r_{c2} + (1-\alpha_1) r_{c1}} \tag{3.49}$$

これを v_1, v_2 の式に代入して整理すると

$$v_1 = \left[r_{b1} + r_{e2} + \frac{(r_{e1} + r_{b2})\{r_{c1} + (1-\alpha_2) r_{c2}\}}{r_{c2} + (1-\alpha_1) r_{c1}} \right] i_b$$

$$+ \left[r_{e2} + \frac{(r_{e1} + r_{b2})(1-\alpha_2) r_{c2}}{r_{c2} + (1-\alpha_1) r_{c1}} \right] i_c \tag{3.50}$$

$$v_2 = \left[r_{e2} + \frac{r_{c1}r_{c2}\{(1-\alpha_1)(1-\alpha_2)-1\}}{r_{c2}+(1-\alpha_1)r_{c1}} \right] i_b$$
$$+ \left[r_{e2} + \frac{r_{c1}r_{c2}\{(1-\alpha_1)(1-\alpha_2)\}}{r_{c2}+(1-\alpha_1)r_{c1}} \right] i_c \tag{3.51}$$

が得られる。**図 3.19** に示すようにダーリントン接続を一つのトランジスタで表した等価回路では

$$v_1 = (r_b + r_e) i_b + r_e i_c \tag{3.52}$$

$$v_2 = (r_e - \alpha r_c) i_b + \{r_e + (1-\alpha)r_c\} i_c \tag{3.53}$$

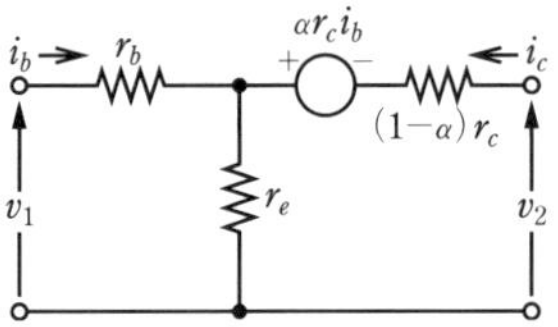

図 3.19 ダーリントン接続を一つのトランジスタで表した等価回路

となる。図 3.18 と図 3.19 の回路が等価であり，v_1 と v_2 の式はそれぞれ恒等的であるとすれば，まず式 (3.51) と式 (3.53) から

$$r_{e2} + \frac{r_{c1}r_{c2}\{(1-\alpha_1)(1-\alpha_2)-1\}}{r_{c2}+(1-\alpha_1)r_{c1}} \equiv r_e - \alpha r_c \tag{3.54}$$

$$r_{e2} + \frac{r_{c1}r_{c2}\{(1-\alpha_1)(1-\alpha_2)\}}{r_{c2}+(1-\alpha_1)r_{c1}} \equiv r_e + (1-\alpha)r_c \tag{3.55}$$

これより $r_{c2} \gg (1-\alpha_1)r_{c1}$ として

$$r_e \equiv r_{e2} \tag{3.56}$$

$$-\alpha r_c \equiv \frac{r_{c1}r_{c2}\{(1-\alpha_1)(1-\alpha_2)-1\}}{r_{c2}+(1-\alpha_1)r_{c1}} \fallingdotseq r_{c1}\{(1-\alpha_1)(1-\alpha_2)-1\} \tag{3.57}$$

$$(1-\alpha)r_c \equiv \frac{r_{c1}r_{c2}\{(1-\alpha_1)(1-\alpha_2)\}}{r_{c2}+(1-\alpha_1)r_{c1}} \fallingdotseq r_{c1}(1-\alpha_1)(1-\alpha_2) \tag{3.58}$$

式(3.57) と式 (3.58) から

$$r_c \equiv r_{c1} \tag{3.59}$$

一方，式 (3.50) と式 (3.52) から

$$r_{b1} + r_{e2} + \frac{(r_{e1}+r_{b2})\{r_{c1}+(1-\alpha_2)r_{c2}\}}{r_{c2}+(1-\alpha_1)r_{c1}} \equiv r_b + r_e \tag{3.60}$$

$$r_{e2} + \frac{(r_{e1}+r_{b2})(1-\alpha_2)r_{c2}}{r_{c2}+(1-\alpha_1)r_{c1}} \equiv r_e \tag{3.61}$$

まず，式 (3.61) から

$$r_e \fallingdotseq r_{e2} + (r_{e1}+r_{b2})(1-\alpha_2) \fallingdotseq r_{e2} \tag{3.62}$$

が得られ，式 (3.56) と一致する。つぎに式 (3.60) から

3.1 増幅と雑音　　119

$$r_b \equiv r_{b1} + \frac{(r_{e1}+r_{b2})\{r_{c1}+(1-\alpha_2)r_{c2}\}}{r_{c2}+(1-\alpha_1)r_{c1}} \fallingdotseq r_{b1} + \frac{r_{c1}}{r_{c2}}(r_{e1}+r_{b2}) \tag{3.63}$$

最後に，図3.19の等価回路の電圧源を電流源に変換して電流増幅率 β を求めてみる．式（3.58）において

$$(1-\alpha)r_c \fallingdotseq r_{c1}(1-\alpha_1)(1-\alpha_2)$$

$$\frac{1}{1-\alpha} \fallingdotseq \frac{1}{(1-\alpha_1)(1-\alpha_2)} \tag{3.64}$$

これより近似的に

$$\frac{\alpha}{1-\alpha} \fallingdotseq \frac{\alpha_1 \alpha_2}{(1-\alpha_1)(1-\alpha_2)} \tag{3.65}$$

したがって

$$\beta \fallingdotseq \beta_1 \beta_2 \tag{3.66}$$

が得られる．以上のようにダーリントン接続では，電流増幅率は二つのトランジスタの電流増幅率の積で与えられ，等価的に大きな電流増幅率 β をもつトランジスタを実現できる．

なお，入力インピーダンスは v_1/i_b で与えられるので，求めることをすすめたい．

〔5〕 **帰還増幅回路**

増幅回路の出力の一部を入力側に戻すことを**帰還**（フィードバック）といい，帰還を施した増幅回路を**帰還増幅回路**という．特に入力信号に対し帰還信号が逆位相である帰還を**負帰還**といい，帰還のない増幅回路に比べて種々の特性改善が得られる．すなわち，利得が小さくなるものの帯域幅が広がる，ひずみや雑音が減少する，利得が安定するなどの特徴が見られる．帰還増幅回路の基本構成を**図3.20**に示す．増幅回路の利得を A，帰還回路の帰還率を β とすると，入力電圧 v_i と出力電圧 v_o の関係は

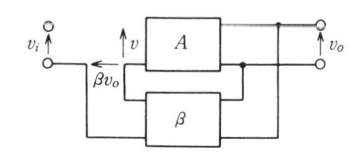

図 3.20 帰還増幅回路の基本構成

$$v = v_i + \beta v_o \tag{3.67}$$
$$v_o = Av \tag{3.68}$$

から
$$v_o = \frac{A}{1-A\beta} v_i \tag{3.69}$$

となる。したがって負帰還増幅回路の利得 A_f は
$$A_f = \frac{A}{1-A\beta} \tag{3.70}$$

$A\beta$ は**ループ利得**といい，$A\beta<0$ のときが負帰還であり，$A_f<A$ となる。しかし，つぎのような特性の改善が得られる。

（a） 利得の安定化　　A は本来，増幅回路の能動素子によって定まるので，温度変化や電源電圧の変動あるいは素子の経年変化によって変化する。しかし，帰還回路 β を構成している部品は受動素子のみでできているため比較的安定である。いまなんらかの原因で A が $\varDelta A$ だけ変化したとすると，A_f は $\varDelta A_f$ だけ変化してつぎのように表される。

$$\frac{\varDelta A_f}{A_f} = \frac{1}{1-A\beta} \cdot \frac{\varDelta A}{A} \tag{3.71}$$

負帰還増幅では $1-A\beta>1$ であるから利得の変化率は小さくなる。すなわち負帰還増幅回路は利得の安定な増幅回路となる。

（b） 周波数特性の改善　　増幅器の低域利得は式（3.37）で表されたが，負帰還増幅回路の周波数特性はどうなるであろうか。式（3.37）を式（3.70）に代入すると低域利得 A_{fl} は

$$A_{fl} = \frac{A_l}{1-A_l\beta} = \frac{A}{1-A\beta} \cdot \frac{1}{1-jf_l/\{f(1-A\beta)\}} \tag{3.72}$$

となる。一方，式（3.39）を式（3.70）に代入すると高域利得 A_{fh} は

$$A_{fh} = \frac{A_h}{1-A_h\beta} = \frac{A}{1-A\beta} \cdot \frac{1}{1+jf/\{f_h(1-A\beta)\}} \tag{3.73}$$

となる。上2式からわかるように，負帰還をかけると利得は $1/(1-A\beta)$ 倍だけ減少するが，低域遮断周波数は $f_l/(1-A\beta)$ となって $1/(1-A\beta)$ 倍だけ小さくなる。また，高域遮断周波数は $f_h(1-A\beta)$ となり $(1-A\beta)$ 倍だけ大きくなる。

3.1 増幅と雑音　　121

　図 3.21 は負帰還による周波数特性の改善を示したものであるが，明らかに帯域幅が大幅に広がっていることがわかる。

（c）非直線ひずみの軽減　　能動素子の非直線性は必然的なものであり

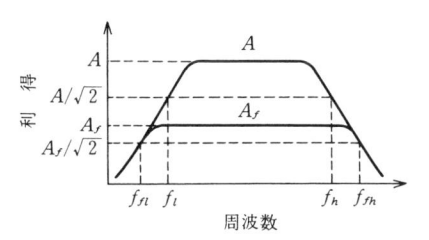

図 3.21　負帰還による周波数特性の改善

避けることができない。しかし，入力の小さな範囲では直線性が保たれるので負帰還によって線形化することができる。いま図 3.20 に示した増幅回路の出力において，非直線ひずみ成分などの入力信号成分以外の電圧 v_n が現れたとすると

$$v_o = Av + v_n \tag{3.74}$$

$$v = v_i + \beta v_o \tag{3.75}$$

これより

$$v_o = \frac{A}{1-A\beta}v_i + \frac{v_n}{1-A\beta} \tag{3.76}$$

が求まるが，利得 $A/(1-A\beta)$ の増幅器で出力側に v_n の発生する回路を考えれば $v_o = \dfrac{A}{1-A\beta}v_i + v_n$ であるから，負帰還増幅回路のほうが，v_n は $1/(1-A\beta)$ 倍に減少することになる。

（d）雑音の抑制　　前項（c）で説明した v_n を雑音と考えるならば，雑音も非直線ひずみと同様に $1/(1-A\beta)$ に抑制されることがわかる。ただし，v_n が増幅回路の入力段で入り込む場合には効果がない。

（e）入力および出力インピーダンスの変化　　帰還のかけ方により増幅回路の入出力インピーダンスは変化する。図 3.22 は帰還の方法と入出力インピーダンスの増減の結果を示したものである。

〔6〕**直流増幅と差動増幅回路**

　容量結合やトランス結合増幅回路を用いると直流分がカットされてしまうので，直流信号や超低周波信号の増幅には**直流増幅器**を用いなければならない。

(a) 電圧直列帰還（Z_i 増, Z_o 減）

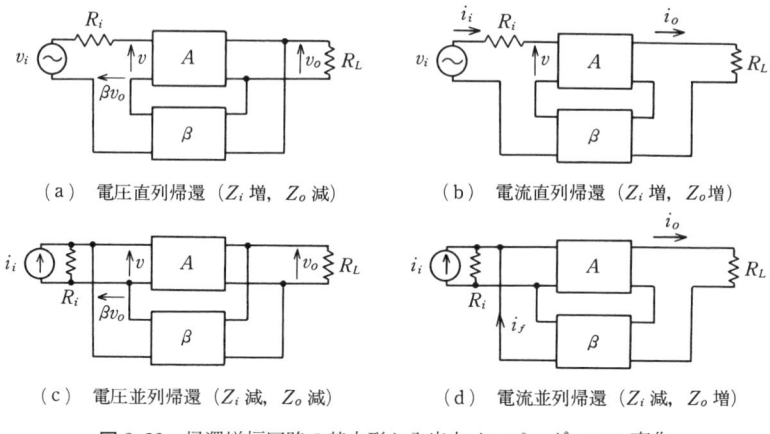

(b) 電流直列帰還（Z_i 増, Z_o 増）

(c) 電圧並列帰還（Z_i 減, Z_o 減）

(d) 電流並列帰還（Z_i 減, Z_o 増）

図 3.22 帰還増幅回路の基本形と入出力インピーダンスの変化

直流増幅器は変調形直流増幅器と直結形直流増幅器に大別される。

前者は直流信号を変調器によっていったん交流信号に変換したうえで安定な交流増幅器で増幅し，復調器によって直流に変換し直す方式である。特にチョッパ式の変調形増幅器はドリフトが少なく，微小な直流電圧をきわめて安定に増幅できるが，保守の面や回路が複雑で大きくなる点に問題がある。

一方，後者は簡単な回路とわずかな素子数で高感度の増幅器が作れるが，電源電圧や温度などの変化により出力電圧が変動するドリフトやオフセットが大きな問題となる。しかし，直結形差動増幅器は回路構成が簡単で，よい特性を示す経済的な直流増幅器であり，現在，工業計測，医用計測，理化学研究分野などで広く用いられている。

図 3.23 は**差動増幅回路**の基本構成とその等価回路である。二つの同じ特性をもつトランジスタを対称的に接続し，トランジスタの入力端子への二つの入力信号の差を増幅して出力とする増幅回路である。出力 v_3 と v_4 はそれぞれつぎの式で与えられる。

$$v_3 = -\beta R_c i_1 = -\beta R_c \frac{\{R+(1+\beta)R_E\}v_1 - (1+\beta)R_E v_2}{R\{R+2(1+\beta)R_E\}} \tag{3.77}$$

3.1 増幅と雑音　　123

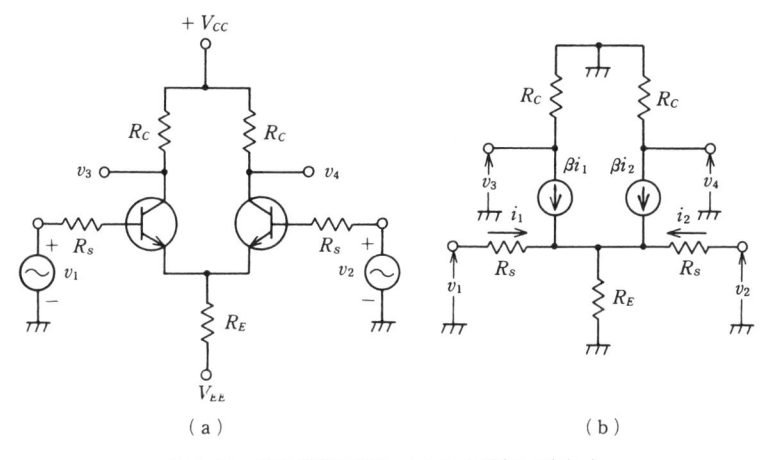

図 3.23 差動増幅回路(a)とその等価回路(b)

$$v_4 = -\beta R_C i_2 = -\beta R_C \frac{\{R+(1+\beta)R_E\}v_2-(1+\beta)R_E v_1}{R\{R+2(1+\beta)R_E\}} \tag{3.78}$$

ただし，$R=R_s+r_b+(1+\beta)r_e$ であるが，図 3.14 の中域等価回路を用いて R を求めている．v_3 と v_4 の差を出力 v_o とすると

$$v_o = v_3 - v_4 = -\frac{\beta R_C}{R}(v_1 - v_2) \tag{3.79}$$

となり，v_o は入力 v_1 と v_2 の差に比例することがわかる．ここで，差の入力と差の出力の比をとると

$$A_d = \frac{v_3 - v_4}{v_1 - v_2} = -\beta \frac{R_C}{R} \tag{3.80}$$

が得られ，A_d を**差動利得**という．これに対して v_3 と v_4 の和を求めると

$$v_3 + v_4 = -\frac{\beta R_C}{R+2(1+\beta)R_E}(v_1+v_2) \tag{3.81}$$

となり，和の入力と和の出力の比をとると

$$A_c = \frac{v_3 + v_4}{v_1 + v_2} = -\frac{\beta R_C}{R+2(1+\beta)R_E} \tag{3.82}$$

が得られ，A_c を**同相利得**という．ここで，同相利得 A_c のもつ意味を考えてみるが，いま二つの入力 v_1 と v_2 が等しいとすると，出力電圧 v_3，v_4 は

$$v_3 = v_4 = -\frac{\beta R_C}{R + 2(1+\beta)R_E}v_1 = A_c v_1 \tag{3.83}$$

となる。すなわち，A_c は入力 v_1 と v_2 が同相で，同じ量だけ変化した場合，それぞれの出力 v_3，v_4 の変化量を表している。例えば，温度変化によるトランジスタの特性変化が起こった場合，二つの入力部の電圧変動は同じになり，同相入力成分と見なすことができる。したがって，A_c が小さい回路ほど温度変化などに基づく出力電圧 v_3，v_4 への影響は小さくなる。差動増幅回路において差動利得 A_d は一般に信号電圧の利得であるから大きいほうがよく，同相利得は一般に雑音などの同相信号成分の利得であるから小さいほうがよい。両者の比は弁別比または**同相除去比**（common mode rejection ratio, **CMRR**）と呼ばれ，同相利得の抑制の目安として用いられ，つぎの式で与えられる。

$$\mathrm{CMRR} = \frac{A_d}{A_c} = 1 + \frac{2(1+\beta)R_E}{R} \tag{3.84}$$

CMRR の高い差動増幅回路はドリフトやオフセットも少なく，外部雑音や誘起電圧などの同相成分を大幅に抑制するので，直流増幅回路として広く用いられている。

〔7〕 演算増幅器

差動増幅回路を集積化し，高利得，高 CMRR で出力端子を一つにしたものが**演算増幅器**であり，略して**オペアンプ**ともいう。図 3.24 は演算増幅器の記号であり，二つの入力端子と一つの出力端子をもつ。⊖ 入力は反転入力と呼ばれ，この端子に正の電圧を加えれば負の電圧が出力される。これに対して ⊕ 入力は非反転入力と呼ばれ，正の電圧を加えれば正の電圧が出力される。ここで，図 3.25(a)のような入力の仕方を差動入力といい，演算増幅器の一

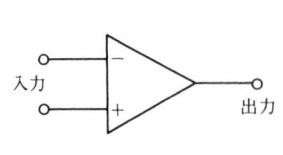

図 3.24 演算増幅器の記号

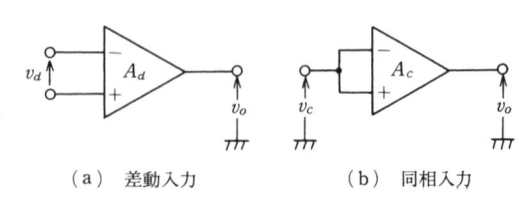

(a) 差動入力　　(b) 同相入力

図 3.25 演算増幅器の入力形式

般的な使い方であり，入力 v_d と出力 v_o の関係は

$$v_o = -A_d v_d \tag{3.85}$$

となる。A_d は差動利得である。また，図(b)のような入力の仕方を同相入力といい，入力 v_c と出力 v_o の関係は

$$v_o = A_c v_c \tag{3.86}$$

となり，A_c は同相利得である。表 3.6 は理想的な演算増幅器の特性と実際例を示したものであるが，このような特性をもつがゆえにアナログ量を取り扱う回路では広範囲に利用されている。特に演算増幅器に要求される性能は，高利得，低ドリフト，高入力インピーダンス（低入力電流），直流増幅，そして強度の負帰還をかけても発振せず安定なことである。つぎにいろいろな応用例を示す。

表 3.6 演算増幅器の特性

動 作 量	理 想	実 際 例
差動利得 A_d	∞	$10^3 \sim 10^8$
同相利得 A_c	0	A_d の数千分の 1
帯域幅 B	∞	$1\,\mathrm{kHz} \sim 100\,\mathrm{MHz}$
入力インピーダンス Z_i	∞	数百 $\mathrm{k\Omega} \sim 10^{13}\,\Omega$
出力インピーダンス Z_o	0	$100\,\Omega$ 以下
スルーレート SR	∞	$0.5 \sim 100\,\mathrm{V}/\mu\mathrm{s}$

（a）**反転増幅回路** 図 3.26 の回路において，入力側にインピーダンス Z_i および帰還インピーダンス Z_f をそれぞれ純抵抗 R_i および R_f とすると，つぎの関係が成り立つ。ただし演算増幅器は理想的なものとし，入力インピーダンスは無限大と考える。

$$\left. \begin{array}{l} v_i - v = R_i i \\ v - v_o = R_f i \\ v_o = -A_d v \end{array} \right\} \tag{3.87}$$

これより，v と i を消去すれば

$$v_o = -\frac{1}{1 + \dfrac{1}{A_d}\left(1 + \dfrac{R_f}{R_i}\right)} \cdot \frac{R_f}{R_i} v_i \tag{3.88}$$

ここで増幅器の利得 A_d が十分大きく $A_d \gg 1 + R_f/R_i$ となる条件を満足すれば

$$v_o \fallingdotseq -\frac{R_f}{R_i}v_i \tag{3.89}$$

となる。すなわち出力 v_o には入力 v_i の R_f/R_i 倍された位相反転電圧が得られる。$R_f = kR_i$ のとき，$v_o = -kv_i$ となり定数倍演算器が得られ，また，$R_f = R_i$ のとき，$v_o = -v_i$ となり符号変換器が得られる。

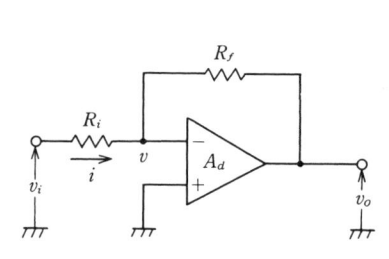

図3.26 反転増幅回路 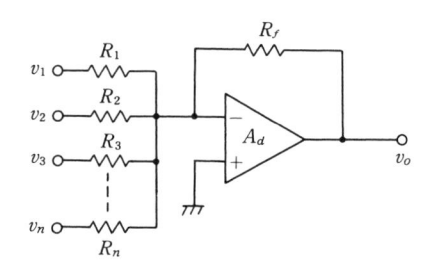　　　　図3.27 加算回路

（b）加算回路　図3.27のように入力側の抵抗を n 個並列に接続し，それぞれの入力端子に v_1, v_2, $\cdots$, v_n の入力電圧を加えると，出力電圧 v_o は式(3.88) と同様に

$$v_o = -\frac{\dfrac{R_f}{R_1}v_1 + \dfrac{R_f}{R_2}v_2 + \cdots + \dfrac{R_f}{R_n}v_n}{1 + \dfrac{1}{A_d}\left(1 + \dfrac{R_f}{R_1} + \dfrac{R_f}{R_2} + \cdots + \dfrac{R_f}{R_n}\right)} \tag{3.90}$$

となる。ここで

$$A_d \gg 1 + \frac{R_f}{R_1} + \frac{R_f}{R_2} + \cdots + \frac{R_f}{R_n} \tag{3.91}$$

なる条件を満足すれば，近似的に

$$v_o \fallingdotseq -\left(\frac{R_f}{R_1}v_1 + \frac{R_f}{R_2}v_2 + \cdots + \frac{R_f}{R_n}v_n\right) \tag{3.92}$$

が得られる。さらに $R_f = R_1 = R_2 = \cdots = R_n$ とすれば

$$v_o \fallingdotseq -(v_1 + v_2 + \cdots + v_n) \tag{3.93}$$

となり，単純な加算ができる。

（c）非反転増幅回路　図3.28の回路において ⊕ の入力端子に電圧 v_i

を加えると出力電圧 v_o は

$$\left.\begin{array}{l} v_o = A_d(v_i - v) \\ v = R_g i_f \\ v_o = (R_f + R_g) i_f \end{array}\right\} \quad (3.94)$$

なる関係より v と i_f を消去して

$$v_o = \cfrac{1}{\cfrac{1}{A_d} + \cfrac{R_g}{R_f + R_g}} v_i \quad (3.95)$$

となる。ここで A_d は非常に大きいものとすると，近似的に

$$v_o \fallingdotseq \left(1 + \frac{R_f}{R_g}\right) v_i \quad (3.96)$$

が得られ，非反転増幅が可能となる。入力インピーダンスは反転増幅回路に比べて非常に大きく，ほとんど無限大と考えてよく，逆に出力インピーダンスは非常に小さく，ほとんどゼロと見なしてよい。

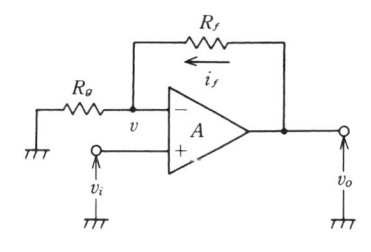

図 3.28 非反転増幅回路

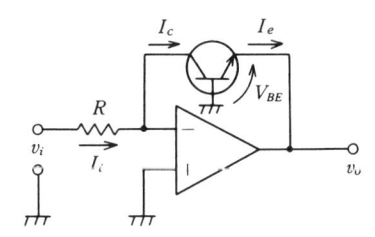

図 3.29 対数増幅回路

（d）**対数増幅回路**　対数増幅回路は**ログアンプ**とも呼ばれ，入力信号電圧の対数に比例した出力を出す増幅回路で，各種の測定回路で入力電圧の範囲が広い場合やそのデシベル量を出力する場合に使われる。基本構成は図 3.29 に示すもので，帰還回路にトランジスタを用い，半導体接合面の電圧-電流特性を利用している。ベース接地のコレクタ電流，エミッタ電流，エミッタ飽和電流，ベース・エミッタ間電圧をそれぞれ I_c, I_e, I_{es}, V_{BE} とすると

$$v_i = R I_i \quad (3.97)$$

3. 電子回路

$$I_i = I_c = \alpha I_e \tag{3.98}$$

$$I_e = I_{es} e^{qV_{BF}/(kT)} \quad \text{または} \quad V_{BE} = \frac{kT}{q} \ln \frac{I_e}{I_{es}} \tag{3.99}$$

の関係が得られ，出力電圧 v_o は

$$v_o = -V_{BE} = -\frac{kT}{q} \ln \frac{I_e}{I_{es}} = -\frac{kT}{q} \ln \frac{v_i}{\alpha R I_{es}} \tag{3.100}$$

したがって

$$v_o = -2.3 \frac{kT}{q} \log_{10} \frac{v_i}{\alpha R I_{es}} \tag{3.101}$$

が得られる。すなわち，トランジスタを選択すると α と I_{es} は一定で，入力電圧 v_i の対数値が出力に現れる。

（e）**電圧ホロワ** 図 3.30 の回路は電圧ホロワといい，入出力が同相で高入力インピーダンス，低出力インピーダンス，電圧利得が 1 の増幅器であり，インピーダンス変換回路として使われる。抵抗 R はゼロでもよいが，通常，保護用に 10 kΩ

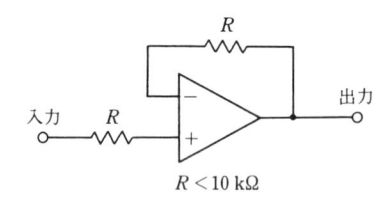

図 3.30 電圧ホロワ

以下のものが使われる。生体の皮膚インピーダンスは高いので，皮膚に電極をつけて得られる信号を正確に測定するためには，入力インピーダンスの高い回路を用いなければならない。また出力インピーダンスの高いセンサを用いる場合，その信号をそのままリード線へ出力するより，低い出力インピーダンスをもつ回路を介してリード線へ送り出すほうが誘導雑音が少なくてすむ。このような場合に電圧ホロワなどのインピーダンス変換回路の使用が有効となる。演算増幅器の応用はこのほかにもいろいろあるが，それらは 3.2 節で述べることにする。

〔8〕**電力増幅回路**

スピーカから大きな音を出したり，アンテナから電波を放射するためには，これらの負荷に大きな電力エネルギーを供給する必要がある。負荷に大きな電力を供給する増幅回路を**電力増幅回路**といい，能動素子の動作点により A 級，

B級およびC級に分類される。

図3.31 はその区別を示したもので，A級電力増幅は入力信号の全周期にわたって電流が流れるような増幅の仕方である。増幅の電力効率は供給する直流電力に対する出力信号電力の比で表されるが，A級電力増幅の効率は低く，25%以下となり，大きな電力を必要としない小電力用の増幅器にのみ用いられる。

A級ではつねに直流電流が流れているために効率が低くなるので，信号の半周期間だけ電流が流れるような動作点のとり方をすると，電力効率が最大78.5%になる。このような増幅をB級電力増幅という。ただし，B級電力増幅では，出力波形が半波正弦波形となるため，**図3.32** に示す **B級プッシュプル増幅回路** を用い，ひずみの少ない正弦波出力を取り出す。プッシュプル増幅回路は，二組の増幅素子をアースに関して対称に接続し，両者が相補的に働くよう構成したものであり，双方の出力電流の差に比例した正弦波電力が出力される。

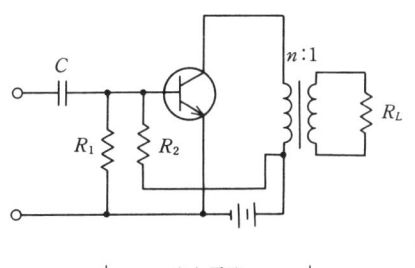

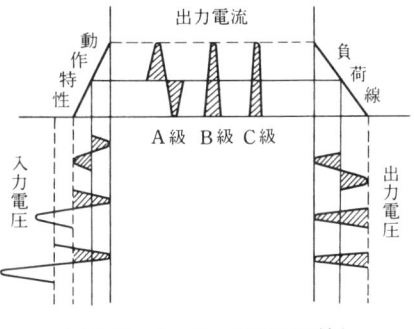

図3.31 A，B，C級電力増幅

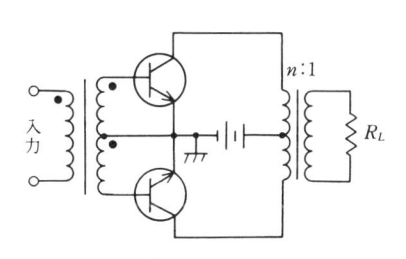

図3.32 B級プッシュプル増幅回路

C級電力増幅は入力信号波形のピーク近くのごく狭い範囲だけ電流が流れるようにバイアスをかける増幅方式であり，平均直流電流が小さくなるので最も大きな電力効率が得られる。しかし，波形がパルス的で高調波を含むため，図3.33 に示すような LC 共振回路を用いて入力信号の基本波成分のみを取り出すようにしている。C級電力増幅回路は高周波増幅にのみ用いられる。

130　3. 電 子 回 路

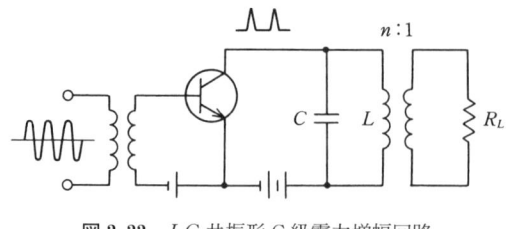

図 3.33　*LC* 共振形 C 級電力増幅回路

3.1.5　電　源　回　路

　生体信号を増幅する回路や生体信号を伝送するための搬送波の発振回路などを正常に動作させるためには，直流の電力エネルギーを供給しなければならない。**電源回路**は他の回路にエネルギーを供給するためのもので，通常は商用電源からの電圧をトランスによって必要な電圧に昇圧または降圧し，**整流回路**で整流した後，平滑化し，負荷に直流の電力エネルギーを供給する回路である。

　図 3.34 はトランス，整流回路および**平滑回路**からなる電源回路の主要構成を示したものである。ここで，整流とは交流を直流に変換することを意味し，その実現には電流が一方向にのみ流れるダイオードなどの整流素子を用いる。半波整流回路では，交流電圧 e の正の半周期でダイオード D が導通し，R と C の平滑回路側に電流 i が流れるが，負の半周期ではダイオードに逆方向電圧がかかり，電流は流れない。交流電源から電源回路に供給される交流電力に対して，負荷に供給される直流電力の比を整流効率というが，波形からわかるように半波整流回路の整流効率は低い。

　これに対して，全波整流回路では，交流電圧 e の正の半周期でダイオード D_1 が導通し，平滑回路側に電流 i が流れ，D_2 には逆方向電圧によって電流が流れない。負の半周期では，ダイオード D_2 が導通し電流が流れるが，D_1 には流れない。負荷側に流れる電流は全周期にわたって同一方向に流れる回路構成になっており，したがって，整流効率は半波整流回路の 2 倍となる。

　ブリッジ整流回路はブリッジ回路の 4 辺にダイオード D_1〜D_4 を接続したもので，交流入力の正の半周期にはダイオード D_1，D_2 を通して電流が流れ，D_3，D_4 は非導通となり，負の半周期では D_3，D_4 を通して電流が流れ，D_1，D_2 は

図 3.34 電源回路の主要構成

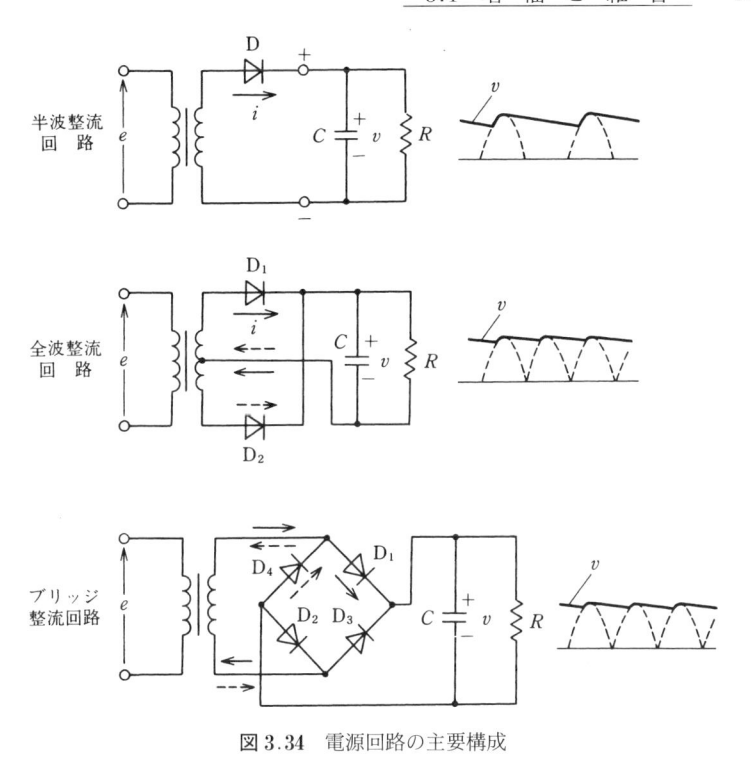

非導通となる．したがって，平滑回路側には全周期にわたって電流が流れ，整流効率は全波整流回路と同様に半波整流回路の 2 倍になる．

図 3.34 に示したように，整流回路の出力電流は脈動流であり，脈動（**リプル**）の少ない直流出力を得るためには平滑回路を用いなければならない．平滑回路には図に示したような RC 回路，または LC 回路が使われる．負荷抵抗 R に並列にコンデンサ C を挿入した平滑回路では，入力電圧がコンデンサ C の電圧より高くなると，整流回路から電流が流れて C は充電され，逆に入力電圧が低くなるとコンデンサから負荷抵抗に放電される．出力放電波形は時定数 $\tau = CR$ によって変わるが，時定数が大きければその電圧はあまり変化せず，比較的リプルの小さい直流電圧が得られる．リプルは容量 C が大きいほど，あるいは抵抗 R が大きいほど小さくなる．ただし，C をあまり大きくす

ると充電時に大電流が流れてダイオードを破壊するおそれがあり，Rを大きくすると負荷電流が小さくなるという問題がある。

LC平滑回路は，図3.35に示すように負荷抵抗RにチョークコイルLを直列に，コンデンサCを並列に接続したものである。チョークコイルはリプルを抑える作用をし，直流分の減衰も小さい。また，コンデンサによって平滑化が行われるので，負荷抵抗にはリプルの非常に小さな出力電圧が得られる。上で述べたように，RC平滑回路ではCを大きくすると整流素子を破壊するおそれがあったが，チョークコイルを使うと電流のピーク値が抑えられるのでその心配はない。

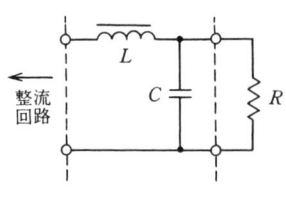

図3.35 LC平滑回路

負荷の状態が変わると負荷に流れる電流が変動する。また，交流入力電圧が変化したときの直流電圧の変動も使用する回路の動作に悪影響を及ぼす。電源回路にはこのような直流出力の変動を一定にする安定化回路が組み込まれている。安定化回路には直流電圧の安定化，直流電流の安定化の2種類が考えられるが，ここでは電圧の安定化について述べる。図3.36は定電圧ダイオード（ツェナーダイオード）を用いた安定化回路である。負荷の変動で出力電圧E_oが高くなったとき，定電圧ダイオードZDに流れる電流I_dは若干大きくなり，抵抗Rに流れる電流も増加し，Rの端子電圧は増大する。その結果，電圧E_oはもとの値に下げられる。逆にE_oがなんらかの原因で低下した場合，I_dが小さくなり，Rの端子電圧は減少し，その結果，E_oはもとの値に高められ

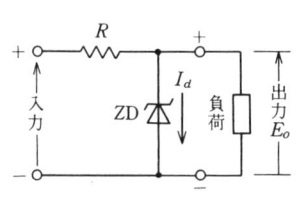

図3.36 定電圧ダイオードを用いた安定化回路

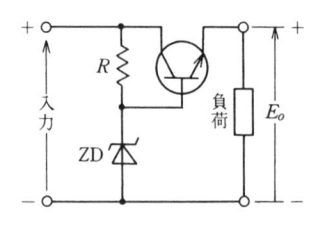

図3.37 トランジスタと定電圧ダイオードを組み合わせた安定化回路

る。このように定電圧ダイオードの特性によって決まるほぼ一定の電圧を出力する。より安定した電圧を得るためには，トランジスタと定電圧ダイオードを組み合わせた図3.37のような安定化回路が用いられている。

3.1.6 スイッチングレギュレータ

安定化直流電源の実現には，前項で示したように負荷に並列にツェナーダイオードのような制御可能な可変抵抗素子を接続したり，電源と負荷の間に直列にトランジスタを接続して負帰還をかけることによって出力電圧を安定化する。前者をシャントレギュレータ，後者をシリーズレギュレータという。図3.38はシリーズレギュレータの原理を示す回路図である。出力電圧 V_o に比例した電圧 V_2 と基準電圧 V_r を比較して，その差に比例した電圧 $V_d=A(V_2-V_r)$ をトランジスタ Tr のベースに加える。V_o が規定値より高くなると V_2 も高くなるので V_d は大きくなる。ここで A は比較回路の増幅率であり，負帰還がかかるようにしておくとトランジスタのベース電圧 V_b はベース直流バイアス電圧 V_{b0} より下がるので，エミッタ電流 I_e は減少して，出力電圧 V_o は規定値に下がる。その逆の場合は，V_d は上がり，I_e は増加して出力電圧は規定値に上がる。上の動作を式で表すと

$$\left.\begin{aligned} V_2 &= kV_o = \frac{R_2}{R_1+R_2}V_o \\ V_d &= -A(V_2-V_r) \\ V_b &= V_{b0} - A(V_2-V_r) \\ V_o &= V_b - V_{be} \end{aligned}\right\} \tag{3.102}$$

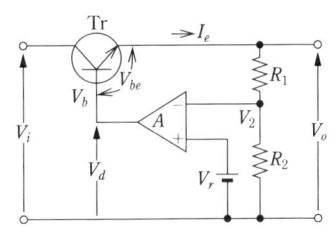

図3.38 シリーズレギュレータ

ここで，V_{be} はベース・エミッタ間電圧であるが，V_2，V_d を消去すると

$$V_o = \frac{A}{1+kA}V_r + \frac{V_{b0}-V_{be}}{1+kA} \tag{3.103}$$

が得られる。$kA \gg 1$ とすると

$$V_o \fallingdotseq \frac{1}{k} V_r = \frac{R_1 + R_2}{R_2} V_r \tag{3.104}$$

となり，出力電圧は基準電圧 V_r と抵抗 R_1, R_2 で決定され，安定化電源が実現される。シリーズレギュレータは，簡単な回路で定電圧特性に優れ，入力電圧変動および負荷変動範囲が小さいときの小電力用直流安定化電源として広く使用されるが，トランジスタでの損失が大きく，放熱板を必要とするなど寸法重量が大きくなり，エネルギーの変換効率もさほどよいとはいえない。

　これに対して，トランジスタでの損失を少なくし，効率を高めた安定化電源が**スイッチングレギュレータ**である。これは，入力電圧に対してオン・オフのスイッチングを高速に行いパルスに変換した後，これを平滑化して安定した直流電圧を得る安定化電源である。直流電源において電子スイッチング素子を使って異なる直流電圧を得る装置を総称して DC-DC コンバータというが，スイッチングレギュレータも DC-DC コンバータの一種である。その種類はさまざまであるが，ここでは原理的にわかりやすいパルス幅制御形について説明する。図 3.39 はスイッチングレギュレータの回路構成である。出力電圧 V_o に比例した電圧 V_2 と基準電圧 V_r を比較してパルス幅制御回路からパルス占有率（デューティ比，D）の異なるパルスを発生させる。D はパルスの繰返し周期 T，パルス幅 τ とすると，$D = \tau / T$ である。出力パルス電圧をトランジスタ Tr のベースに加えると τ の間だけベース電圧が正となるため，コレクタ・エミッタ間に電流が流れ，トランジスタがオン状態になる。これにより入力電圧 V_i が一次巻き線（巻き数 n_1）に加わり，二次巻き線（n_2）には

$$V_p = \frac{n_2}{n_1} V_i = N V_i \tag{3.105}$$

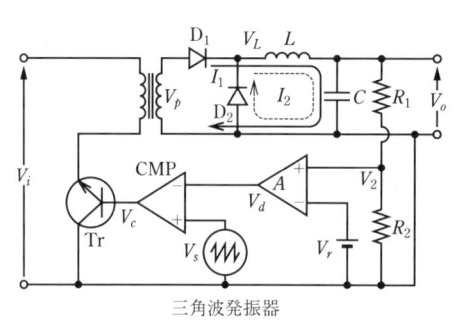

図 3.39　スイッチングレギュレータの回路構成

なるパルス電圧が誘起される。ここで，N はトランスの巻線比である。この電圧はダイオード D_1 に順方向にバイアスされ，$D_1 \to L \to C$ の向きに電流が流れる。この間，コイルの端子電圧 V_L は

$$V_L = V_p - V_o \tag{3.106}$$

となるが，二次巻線側の電流 I_1 の変化分 ΔI_1 は，$V_L = L(\Delta I_1/\Delta t)$ の関係より

$$\Delta I_1 = \frac{V_L}{L}\tau = \frac{V_p - V_o}{L}\tau \tag{3.107}$$

と表すことができる。一方，パルスが存在しないとベース電圧がゼロであり，トランジスタには電流が流れないのでトランジスタはオフ状態となる。この期間は一次側から二次側への電力供給がなくなるのでコイル L に逆起電力が発生（オンの期間にコイルに蓄えたエネルギーを放出）し，$L \to C \to D_2$ の向きに電流が流れる。このときの V_L と二次巻線側の電流 I_2 の変化分 ΔI_2 は

$$V_L = V_o \tag{3.108}$$

$$\Delta I_2 = \frac{V_L}{L}(T-\tau) = \frac{V_o}{L}(T-\tau) \tag{3.109}$$

となる。ここで，電流の連続性を考えると $\Delta I_1 = \Delta I_2$ であるから

$$\frac{V_p - V_o}{L}\tau = \frac{V_o}{L}(T-\tau) \tag{3.110}$$

上式を整理すると

$$V_o = \frac{\tau}{T}V_p = \frac{\tau n_2}{T n_1}V_i = DNV_i \tag{3.111}$$

が得られ，平滑化された出力電圧はパルス占有率（デューティ比）とトランスの巻き線比によって決まることがわかる。見方を変えると，トランスの端子電圧（パルス電圧）V_p の平均値が出力電圧 V_o となって得られるのであって，その電圧値を変えるにはパルス幅を制御することによって実現できる。この方式を**パルス幅変調**（pulse width modulation，PWM）という。つぎにその方法を簡単に説明する。

　図 3.40 は三角波発振器と比較回路（コンパレータ）からなるパルス幅制御回路の入出力電圧波形を示したものである。出力電圧 V_o が低下してアンプ A

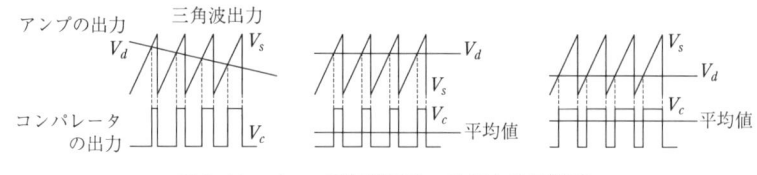

図 3.40 パルス幅制御回路の入出力電圧波形

の出力電圧 V_d が三角波電圧 V_s の任意レベルより増減すると，その差に応じてコンパレータの出力パルス V_c が変化する．図に示すように V_d が低下すると，出力パルスのデューティ比 D は大きくなり，トランジスタのオン状態を長くするので出力電圧 V_o はもとの状態に戻るように増加する．V_d が増加するとデューティ比 D は小さくなり，オン状態が短くなるので出力電圧 V_o はもとの状態に戻るように減少する．このようにスイッチングレギュレータはパルス幅を制御して出力電圧を一定に保つように動作する安定化直流電源であり，シリーズレギュレータに比べ，つぎのような特徴がある．20～50 kHz でトランジスタのスイッチング動作を行わせるので，電力変換に高周波用の小形トランスを使用することができ，損失が少なく，エネルギー変換効率が高い．回路構成は複雑であるが寸法重量とも小形軽量となる．また，入力の電源電圧を広い範囲で選択できるので，国内外を問わずワールドワイド入力対応が可能となり，ノートパソコン，携帯通信機など，多くの機器組込み用電源に使われている．しかし，スイッチング動作であるがために，ノイズを発生しやすくリプルがやや大きい．

3.2 アナログ回路

一般に生体から検出される信号は，心電図や血流波形のように連続的に変化する物理量あるいは化学量である．このような連続的に変化する量をアナログ量，その信号を**アナログ信号**という．これに対して，体温測定やカフ圧法による血圧測定などは，一定の間隔をおいて，とびとびにその情報を検出する．このような非連続的，あるいは離散的に得られる量をディジタル量，その信号を

ディジタル信号という。ここではアナログ的に変化する電気信号に関連した電子回路について議論する。

3.2.1 発振回路

放送電波や生体信号のテレメータリング，各種データ伝送のための搬送波を発生させるには発振器が必要である。また，超音波診断装置の音響振動やインピーダンスカルジオグラフィの正弦波通電電流も一定の周波数をもった周期波形である。

このような繰り返し信号を発生する回路を**発振回路**といい，正弦波を発生する**調和発振回路**と，ある時定数の過渡現象を繰り返して，周期波形を発生するし張発振回路がある。原理的には増幅回路に帰還回路を介して正帰還をかける**帰還形発振回路**と負性抵抗特性を利用する**負性抵抗形発振回路**がある。ここでは，図3.41に示す帰還形発振回路の発振条件を考えてみる。

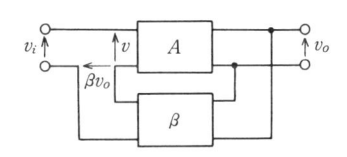

図3.41 帰還形発振回路の原理

〔1〕 発 振 条 件

利得Aの増幅回路の出力から，帰還回路βを介して入力側に正帰還をかけると

$$v_o = \frac{A}{1-A\beta} v_i \tag{3.112}$$

正帰還であるから$A\beta > 0$であるが，いま$1-A\beta = 0$，すなわち$A\beta = 1$であれば外部から入力信号を与えられなくても（$v_i = 0$でも），出力v_oが持続して得られ，発振が持続する可能性がある。回路内で発生した微小電圧が増幅回路によってA倍に増幅され，帰還回路を通って入力に$A\beta$倍となって帰還され，再び増幅され出力に現れることを繰り返す（$v_o' = A\beta v_o$）。発振が成長していく過程では$A\beta > 1$なる条件が必要であるが，利得Aは飽和する傾向にあり，振幅が増大するに従い，Aは低下し，やがて$A\beta = 1$の条件が成立したところで振幅が定まり，安定な発振が持続する。

138   3. 電子回路

　本来，発振回路には静電容量やインダクタンスなどのリアクタンス成分が含まれるので $A\beta$ は複素数である。したがって，帰還回路と増幅回路を一巡したとき，電圧の位相推移が起こるが，ある特定の周波数においては，この位相推移がゼロとなり，発振の成長がみられる。この条件は $A\beta$ が実数になるときに満足される。以上をまとめると複素数である $A\beta = a + jb$ $(j=\sqrt{-1})$ について

$$\left. \begin{array}{ll} 実部 & a = \mathrm{Re}(A\beta) \geqq 1 \quad \textbf{(電力条件)} \\ 虚部 & b = \mathrm{Im}(A\beta) = 0 \quad \textbf{(周波数条件)} \end{array} \right\} \quad (3.113)$$

であることが**発振条件**となる。

〔2〕 **LC 発振回路**

　帰還回路を構成する方法にはいろいろあるが，帰還回路を L と C で構成した発振回路を **LC 発振回路**という。一般にあまり大きなインダクタンスを得ることができないため，LC 発振回路は高周波用に使われる。また，オペアンプは高周波においては使えないので，増幅回路部にはトランジスタや FET が用いられる。図 3.42 は LC 発振回路のうち三点接続発振回路の基本形を示したもので，トランジスタおよび FET を π 形等価回路で記述すれば，図 3.43 のような発振回路の等価回路が得られる。ここで，g_m，R_i，R_o は，トランジスタ回路では

$$g_m = \frac{\beta}{r_b + r_e(1+\beta)}, \qquad R_i = r_b + r_e(1+\beta), \qquad R_o = r_c(1-\alpha) \quad (3.114)$$

FET 回路では

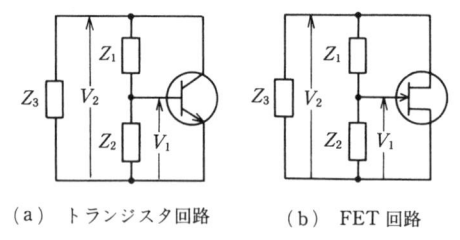

(a) トランジスタ回路　　(b) FET 回路

図 3.42　三点接続発振回路の基本形　　図 3.43　三点接続発振回路の等価回路

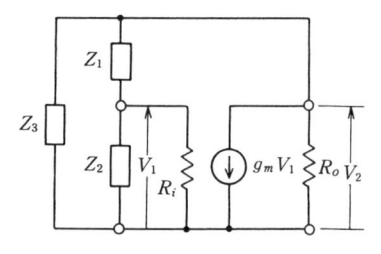

$$g_m = \frac{\mu}{r_d}, \qquad R_i = \infty, \qquad R_o = r_d \tag{3.115}$$

とすればよい．

$$\frac{1}{Z_i} = \frac{1}{R_i} + \frac{1}{Z_2}, \qquad \frac{1}{Z_o} = \frac{1}{R_o} + \frac{1}{Z_3}$$

とおくと，V_1 は

$$V_1 = -g_m V_1 \frac{Z_o}{Z_i + Z_1 + Z_o} Z_i \tag{3.116}$$

となり，この式より

$$g_m + \frac{Z_i + Z_1 + Z_o}{Z_i Z_o} = 0 \tag{3.117}$$

なる発振条件を与える関係式が得られる．トランジスタ発振回路では，式 (3.114) を式 (3.117) に代入し，整理すると発振条件式は

$$\beta + \frac{Z_1 + Z_3}{Z_3} + \frac{1+\beta}{r_c}\left[\{r_b + r_e(1+\beta)\}\frac{Z_1 + Z_2}{Z_2} + Z_1\right]$$
$$+ \{r_b + r_e(1+\beta)\}\frac{Z_1 + Z_2 + Z_3}{Z_2 Z_3} = 0 \tag{3.118}$$

となる．第 3 項の $(1+\beta)/r_c$ が 0 と近似できる場合には

$$\beta + \frac{Z_1 + Z_3}{Z_3} + \{r_b + r_e(1+\beta)\}\frac{Z_1 + Z_2 + Z_3}{Z_2 Z_3} = 0 \tag{3.119}$$

が得られる．トランジスタの特性値はすべて実数であり，帰還回路を構成するインピーダンスはすべて純リアクタンスであるとすれば，式 (3.119) の第 1 項と第 2 項は実数，第 3 項は虚数となる．したがって，以下の電力条件と周波数条件が得られる．

$$\left.\begin{array}{l} \beta + \dfrac{Z_1 + Z_3}{Z_3} = 0 \quad \text{（電力条件）} \\ Z_1 + Z_2 + Z_3 = 0 \quad \text{（周波数条件）} \end{array}\right\} \tag{3.120}$$

二つの条件式から

$$\beta = \frac{Z_2}{Z_3} > 0 \tag{3.121}$$

となるが，Z_2 と Z_3 は同符号で，Z_1 はこれらと異符号である．すなわち，LC

発振回路の構成は，Z_1がコンデンサであればZ_2とZ_3はコイルのインダクタンス，Z_1がインダクタンスであればZ_2とZ_3はコンデンサでなければならない。

FET発振回路では式 (3.118) と同様に

$$\mu + \frac{Z_1+Z_2}{Z_2} + r_d \frac{Z_1+Z_2+Z_3}{Z_2 Z_3} = 0 \quad (3.122)$$

なる発振条件式が導かれる．上式の第1項と第2項は実数，第3項は虚数であるから，電力条件と周波数条件は

$$\left. \begin{array}{l} \mu + \dfrac{Z_1+Z_2}{Z_2} = 0 \quad （電力条件） \\[2mm] Z_1+Z_2+Z_3 = 0 \quad （周波数条件） \end{array} \right\} \quad (3.123)$$

となる．二つの条件式から$\mu = Z_3/Z_2 > 0$となり，インピーダンスZ_1，Z_2，Z_3の構成はトランジスタ発振回路の場合と同様となる．

図 3.44 は代表的な LC 発振回路であり，図 (a) を**ハートレー形発振回路**，図 (b) を**コルピッツ形発振回路**という．ハートレー形では，$Z_1 = 1/(j\omega C_1)$，$Z_2 = j\omega L_2$，$Z_3 = j\omega L_3$ であるから，発振回路は，発振周波数をfとすると

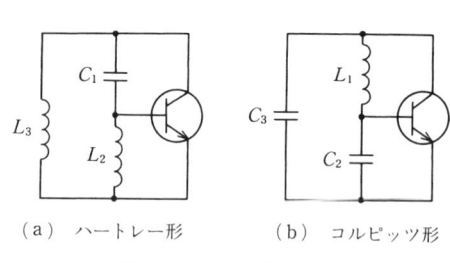

図 3.44 LC 発 振 回 路

$$\beta = \frac{L_2}{L_3}, \quad f = \frac{1}{2\pi\sqrt{C_1(L_2+L_3)}} \quad (3.124)$$

となる．一方，コルピッツ形では$Z_1 = j\omega L_1$，$Z_2 = 1/(j\omega C_2)$，$Z_3 = 1/(j\omega C_3)$であり，発振条件は

$$\beta = \frac{C_2}{C_3}, \quad f = \frac{1}{2\pi\sqrt{\dfrac{L_1 C_2 C_3}{C_2+C_3}}} \quad (3.125)$$

となる．

〔3〕 水晶発振回路

水晶は圧電効果によって安定な機械的振動を発生し，その振動に応じた電荷の発生と電界の変動がみられる．水晶振動子の固有振動数が電界の周波数と一致すると，共振現象によって大きな振動電流が流れ，周波数安定度の高い発振が得られる．この水晶振動子の共振を利用した発振回路は，送信機の主発振器，測定器の基準発振器や標準時計などに使われている．**図 3.45** は水晶振動子の等価回路を示すものであるが，C_0 は電極間容量で数 pF 程度であり，R はきわめて小さく無視できる．$R=0$ としてインピーダンスを求めると，純リアクタンス

$$jX = j\frac{\omega L - \dfrac{1}{\omega C}}{\dfrac{C+C_0}{C} - \omega^2 L C_0} \tag{3.126}$$

となり，その周波数特性は図(c)のようになる．周波数 f_0 において直列共振をしており，その共振周波数は $X=0$ より，$\omega L - 1/(\omega C) = 0$，したがって

$$f_0 = \frac{1}{2\pi\sqrt{LC}} \tag{3.127}$$

が得られる．一方，周波数 f_∞ において並列共振しており，その共振周波数は $X = \pm\infty$ より求められる．すなわち式 (3.126) の分母が 0 になる場合で

$$f_\infty = \frac{1}{2\pi\sqrt{L\dfrac{CC_0}{C+C_0}}} \tag{3.128}$$

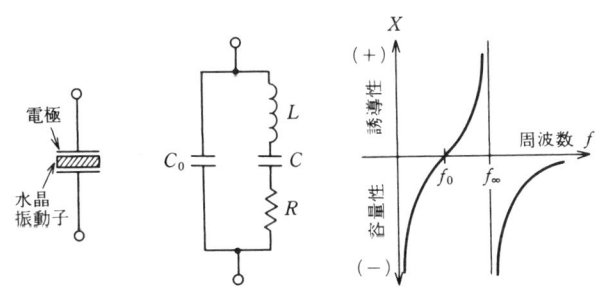

(a) 水晶振動子 　(b) 等価回路 　(c) リアクタンス特性

図 3.45　水晶振動子の等価回路とリアクタンス特性

となる。図3.46は水晶発振回路の例を示すもので，水晶振動子を誘導性リアクタンス（インダクタンス素子）として用いている。図(a)ではCとLの同調回路を発振周波数において誘導性（インダクタンス特性）にするとハートレー形LC発振回路となる。一方，図(b)では同調回路を容量性（コンデンサ特性）にするとコルピッツ形LC発振回路として働く。

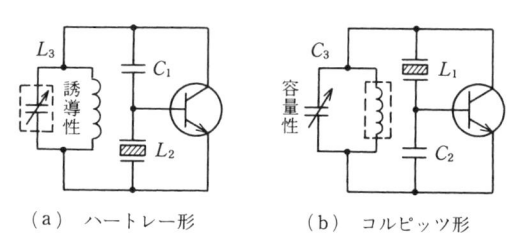

　　　　（a）ハートレー形　　　　（b）コルピッツ形

図3.46　水晶発振回路

〔4〕 RC 発振回路

RC 発振回路は，帰還回路を抵抗とコンデンサで構成したものであり，LC 発振回路の発振周波数が数十 kHz 以上の高周波であるのに対し，数 Hz から数百 kHz の低周波が発振帯域となる。

図3.47は移相形発振回路と呼ばれるもので，位相反転増幅回路とRとCのはしご形回路からなる帰還回路で構成される。増幅回路の出力v_oは，特定の周波数でだけ位相が反転する帰還回路を通ると，その周波数において正帰還がかかり，電力条件を満足すれば発振を生じる。帰還回路の位相反転，すなわち180°移相が進むもの（進相形）と遅れるもの（遅相形）とがある。図3.48

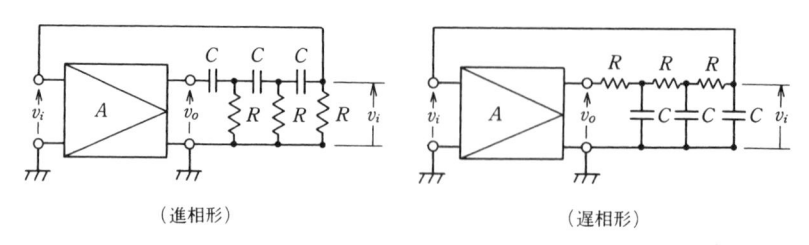

　　　　（進相形）　　　　　　　　（遅相形）

図3.47　移相形 RC 発振回路

は進相形の近似等価回路を示したものであるが，この回路にキルヒホッフの法則を適用すると

$$v_o = Av_i, \qquad v_i = Ri_3 \quad (3.129)$$

$$v_o = \left(R + \frac{1}{j\omega C}\right)i_1 - Ri_2 \quad (3.130)$$

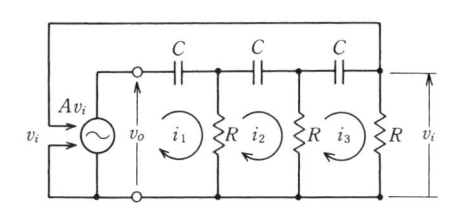

図 3.48 進相形 RC 発振回路の等価回路

$$Ri_1 - \left(2R + \frac{1}{j\omega C}\right)i_2 + Ri_3 = 0 \quad (3.131)$$

$$Ri_2 - \left(2R + \frac{1}{j\omega C}\right)i_3 = 0 \quad (3.132)$$

これらの式より v_i と v_o の関係を求めると

$$v_o = \left\{\left(1 - \frac{5}{\omega^2 C^2 R^2}\right) - j\frac{1}{\omega CR}\left(6 - \frac{1}{\omega^2 C^2 R^2}\right)\right\}v_i \quad (3.133)$$

$$A = \frac{v_o}{v_i} = \left\{\left(1 - \frac{5}{\omega^2 C^2 R^2}\right) - j\frac{1}{\omega CR}\left(6 - \frac{1}{\omega^2 C^2 R^2}\right)\right\} \quad (3.134)$$

が得られる。利得 A は実数であるから，式 (3.134) の虚部は 0 であり

$$\omega = \frac{1}{\sqrt{6}CR}, \qquad f = \frac{1}{2\pi CR\sqrt{6}} \quad (3.135)$$

なる周波数条件が得られる。

一方，電力条件は，式 (3.135) を式 (3.134) に代入し

$$A = -29 \quad (3.136)$$

が得られる。遅相形の発振条件も同様に求まり，以下の値となる。

$$A = \frac{v_o}{v_i} = 1 - 5\omega^2 C^2 R^2 + j\omega CR(6 - \omega^2 C^2 R^2) \quad (3.137)$$

$$\left.\begin{array}{ll} A = -29 & (電力条件) \\ f = \dfrac{\sqrt{6}}{2\pi CR} & (周波数条件) \end{array}\right\} \quad (3.138)$$

図 3.49 は**ターマン発振回路**と呼ばれ，非反転増幅回路を用いて入力と出力電圧の位相を同相にし，正帰還をかけるものである。したがって，CR 帰還回路における位相推移はゼロとなるように構成する。帰還回路の帰還率 $\beta = $

v_i/v_o は

$$\beta = \frac{Z_2}{Z_1+Z_2} = \frac{1}{1+\frac{Z_1}{Z_2}} = \frac{1}{1+\left(R_1+\frac{1}{j\omega C_1}\right)\left(\frac{1}{R_2}+j\omega C_2\right)}$$

$$= \frac{1}{1+\frac{R_1}{R_2}+\frac{C_2}{C_1}+j\left(\omega C_2 R_1 - \frac{1}{\omega C_1 R_2}\right)} \quad (3.139)$$

となる。位相推移をゼロとするためには式 (3.139) の虚部がゼロであればよい。すなわち

$$\omega C_2 R_1 - \frac{1}{\omega C_1 R_2} = 0$$

より，発振の周波数条件は

$$\omega = \frac{1}{\sqrt{C_1 C_2 R_1 R_2}}, \qquad f = \frac{1}{2\pi\sqrt{C_1 C_2 R_1 R_2}} \quad (3.140)$$

となる。また，電力条件は式 (3.139) と式 (3.140) より

$$A = \frac{1}{\beta} = 1 + \frac{R_1}{R_2} + \frac{C_2}{C_1} \quad (3.141)$$

となる。もし $R_1=R_2=R$，$C_1=C_2=C$ ならば，各条件は簡単になって

$$A=3, \qquad f=\frac{1}{2\pi CR} \quad (3.142)$$

である。

図 **3.50** のようにターマン発振回路の帰還回路に並列に抵抗 R_3，R_4 を接続し，負帰還をかける発振回路を**ウィーンブリッジ発振回路**という。その発振条

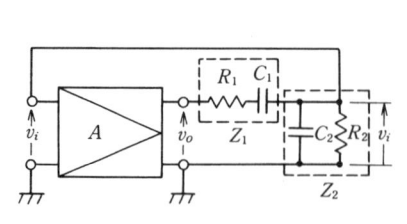

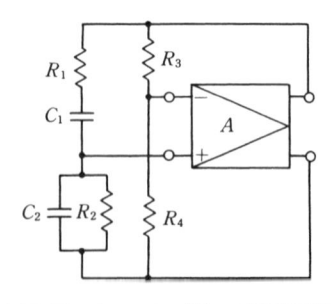

図 3.49 ターマン発振回路　　　　　図 3.50 ウィーンブリッジ発振回路

件は

$$
\begin{aligned}
A &= \cfrac{1}{\cfrac{C_1 R_2}{C_1 R_1 + C_1 R_2 + C_2 R_2} - \cfrac{R_3}{R_3 + R_4}} \quad \text{(電力条件)} \\
f &= \frac{1}{2\pi \sqrt{C_1 C_2 R_1 R_2}} \quad \text{(周波数条件)}
\end{aligned}
\quad (3.143)
$$

であり,特に $R_1 = R_2 = R$, $C_1 = C_2 = C$ のときは

$$
\left.\begin{aligned}
A &= \cfrac{1}{\cfrac{1}{3} - \cfrac{R_4}{R_3 + R_4}} \\
f &= \frac{1}{2\pi CR}
\end{aligned}\right\}
\quad (3.144)
$$

となる。

3.2.2 微分回路と積分回路

入力信号の時間微分を出力する回路を**微分回路**,時間積分を出力する回路を**積分回路**という。まずはじめに受動素子を用いた微分および積分回路を考えてみよう。図 3.51 は抵抗 R とコンデンサ C で構成された簡単な微分・積分回路である。図(a)において出力電圧 v_o は入力電圧を v_i とすると

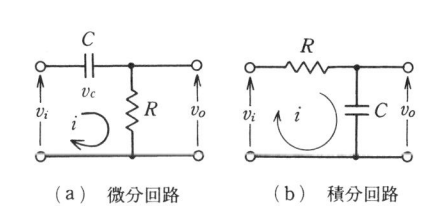

(a) 微分回路 (b) 積分回路

図 3.51 簡単な微分回路と積分回路

$$v_o = Ri, \quad i = C \frac{dv_c}{dt}$$

より

$$v_o = CR \frac{dv_c}{dt} \quad (3.145)$$

ここで,$v_i = v_c + v_o$ であるが,$v_c \gg v_o$ とすると $v_i \fallingdotseq v_c$ であり

$$v_o \fallingdotseq CR \frac{dv_i}{dt} \quad (3.146)$$

となって,近似的に入力 v_i の微分波形が出力に現れる。$CR = \tau$ を**時定数**とい

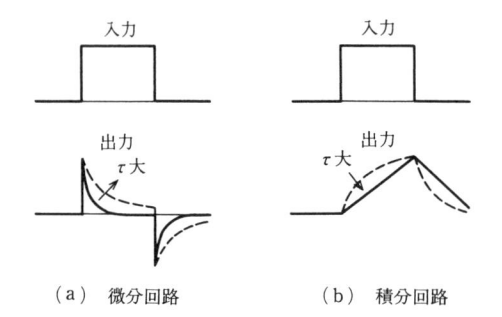

図3.52 微分回路と積分回路の出力波形

い，時間の単位をもつが，このとき時定数 τ は非常に小さいことが近似の条件である。いま，入力波形に方形波を加えると**図3.52**のような微分波形が出力に現れるが，入力電圧の変化する時間に比べて時定数が小さいと，入力信号中に含まれる時間的変化の速い成分（高周波成分）がよく通り，波形の変化が急峻になってくる。CR 微分回路の入力対出力比の周波数特性を示すと**図3.53**のようになり，低周波成分をあまり通さない**高域通過フィルタ**特性を示す。ここで，出力が入力の $1/\sqrt{2}$（$-3\,\mathrm{dB}$）になる周波数を**低域遮断周波数** f_l といい，時定数 τ との間につぎの関係がある。

$$f_l = \frac{1}{2\pi\tau} = \frac{1}{2\pi CR} \tag{3.147}$$

このとき，出力の位相は入力に比べ 45° 進む。

つぎに，図3.51(b)において，入力電圧 v_i と出力電圧 v_o の関係をみると

$$v_o = \frac{1}{C}\int i\,dt, \qquad v_R = Ri$$

より

$$v_o = \frac{1}{CR}\int v_R\,dt \tag{3.148}$$

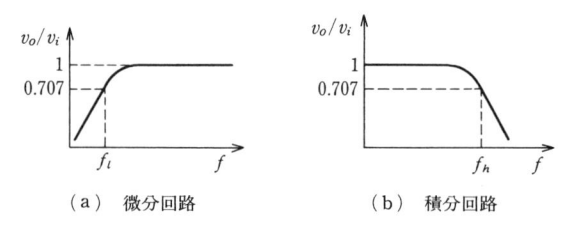

図3.53 微分回路と積分回路の周波数特性

ここで，$v_i = v_R + v_o$ であるが，$v_R \gg v_o$ とすると $v_i \fallingdotseq v_R$ であり

$$v_o = \frac{1}{CR}\int v_i dt \tag{3.149}$$

となって，近似的に入力 v_i の積分波形が出力に現れる。このとき時定数 $\tau = CR$ は十分に大きくなければならない。このような回路を積分回路というが，その出力波形と周波数特性はそれぞれ図 3.52(b) と図 3.53(b) に示した。周波数特性からわかるように，この回路は高周波成分をあまり通さない**低域通過フィルタ**特性を示す。**高域遮断周波数** f_h と時定数 τ との間には式 (3.147) と同様につぎの関係がある。

$$f_h = \frac{1}{2\pi\tau} = \frac{1}{2\pi CR} \tag{3.150}$$

以上は受動素子を用いた簡単な微分および積分回路であるが，つぎに 3.1.4 項〔7〕で学んだ演算増幅器を用いた微分・積分回路について考えてみよう。**図 3.54** の微分回路では出力端子と反転入力端子の間に帰還抵抗 R_f を接続し，これにコンデンサ C を接続する。理想的な演算増幅器で入力インピーダンスが無限大であると考えると，入力電圧 v_i と出力電圧 v_o の関係は

$$\left.\begin{array}{l} v_o = -Av \\ v - v_o = R_f i \\ i = C\dfrac{d(v_i - v)}{dt} \end{array}\right\} \tag{3.151}$$

これらの式より

$$v - v_o = R_f C\frac{d(v_i - v)}{dt} \tag{3.152}$$

$$-\left(1 + \frac{1}{A}\right)v_o = R_f C\frac{dv_i}{dt} + \frac{R_f C}{A}\cdot\frac{dv}{dt} \tag{3.153}$$

が得られる。式 (3.117) で $A \gg 1$，$A \gg R_f C$ と考えられるから

$$v_o = -R_f C\frac{dv_i}{dt} \tag{3.154}$$

となり，出力電圧 v_o は入力電圧 v_i を微分したものとなる。

これに対して**図 3.55** の積分回路では

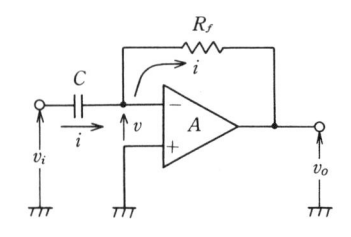

図 3.54 演算増幅器を用いた微分回路

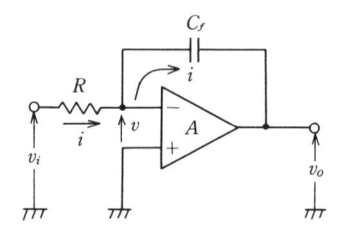

図 3.55 演算増幅器を用いた積分回路

$$\left.\begin{array}{l} v_o = -Av \\ v_i - v = Ri \\ v - v_o = \dfrac{1}{C_f}\int i\,dt \end{array}\right\} \quad (3.155)$$

であるから

$$v - v_o = \frac{1}{C_f R}\int (v_i - v)\,dt \quad (3.156)$$

$$-\left(1 + \frac{1}{A}\right) v_o = \frac{1}{C_f R}\int v_i\,dt - \frac{1}{C_f RA}\int v_o\,dt \quad (3.157)$$

ここで，$A \gg 1$ であるから，近似的に

$$v_o = -\frac{1}{C_f R}\int v_i\,dt \quad (3.158)$$

となり，入力電圧 v_i が積分されて出力されることがわかる。このような積分回路を**ミラー積分器**という。

3.2.3 アナログフィルタ

3.2.2項で述べた微分回路と積分回路は，図3.52からわかるように，それぞれ高域通過フィルタ特性および低域通過フィルタ特性を示す。ここで**フィルタ**とはなにかを考えてみると，土砂の中から細かい網目を通して大きな土の塊や石を残し，細かい成分だけを取り出したり，透析膜のように低分子量の成分のみを透過し，高分子量の成分を取り除くことはフィルタの代表例である。

〔1〕 RCフィルタ

電気的フィルタは，電気信号に含まれる種々の周波数から特定の周波数帯域を通過させたり，除去したりする電気回路をいう（図3.56）。フィルタには大別して低域通過（ローパス）フィルタ，高域通過（ハイパス）フィルタ，**帯域通過**（バンドパス）**フィルタ，帯域除去フィルタ**がある。図3.57はRC回路の各フィルタの種類と入出力比の周波数特性を示したものである。帯域通過フィルタは低域通過フィルタと高域通過フィルタを組み合わせて作ることができるが，図(c)はその一例である。周波数特性の平坦部分の中心周波数f_0は

$$f_0 = \frac{1}{2\pi CR} \tag{3.159}$$

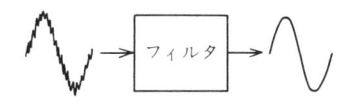

図3.56　フィルタの効果

である。一方，図(d)は帯域除去フィルタの一例であり，特に狭帯域の周波数除去を行うもので，別名**ノッチフィルタ**ともいう。RとCのツインT（並列T形）回路で構成されており，除去される中心周波数f_nは

$$f_n = \frac{1}{2\pi CR} \tag{3.160}$$

で与えられる。帯域除去フィルタの適用例としては心電図，脳波，筋電図などへの商用交流雑音の混入を防ぐために，50 Hzまたは60 Hzのノッチフィル

(a) 低域通過フィルタ　(b) 高域通過フィルタ　(c) 帯域通過フィルタ　(d) 帯域除去フィルタ

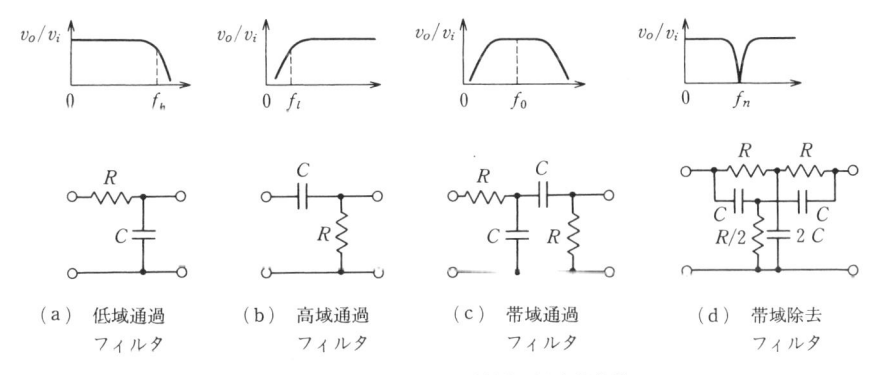

図3.57　RCフィルタの種類と周波数特性

タがそれぞれの装置に組み込まれている。

〔2〕 リアクタンスフィルタ

以上の RC 回路で構成されるフィルタは，抵抗による損失が大きく，入出力比があまり大きくとれない。そこで，インダクタンス L とコンデンサの容量 C を組み合わせた**リアクタンス（LC）フィルタ**で種々のフィルタ特性を実現することが多い。図 3.58 は LC 回路で構成した簡単なリアクタンスフィルタの例である。まず図(a)の低域通過フィルタの周波数特性を考えてみよう。入力を v_i，出力を v_o とすると

$$\frac{v_o}{v_i} = \frac{R}{R(1-\omega^2 LC)+j\omega L} \tag{3.161}$$

ただし，$j=\sqrt{-1}$，$\omega=2\pi f$（f：周波数）であるが，入出力比の絶対値をとると

$$\left|\frac{v_o}{v_i}\right| = \frac{R}{\sqrt{R^2(1-\omega^2 LC)^2+\omega^2 L^2}} \tag{3.162}$$

ここで

$$\omega_c^2 = \frac{1}{LC}, \qquad f_c = \frac{1}{2\pi\sqrt{LC}} \tag{3.163}$$

$$\frac{L}{C} = 2R^2 \tag{3.164}$$

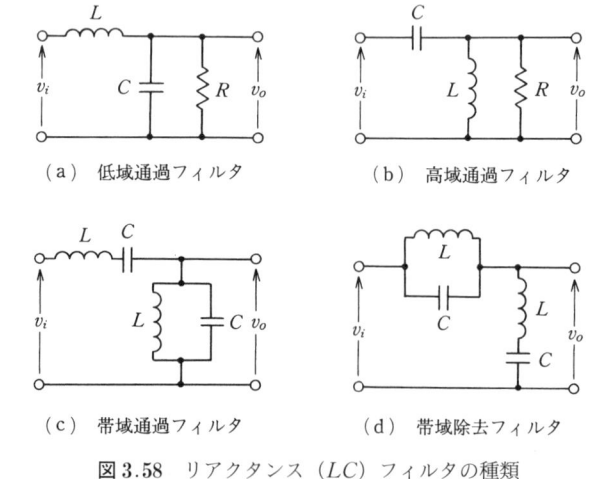

(a) 低域通過フィルタ

(b) 高域通過フィルタ

(c) 帯域通過フィルタ

(d) 帯域除去フィルタ

図 3.58 リアクタンス（LC）フィルタの種類

と選ぶと

$$\left|\frac{v_o}{v_i}\right|=\frac{1}{\sqrt{1+\left(\frac{\omega}{\omega_c}\right)^4}}=\frac{1}{\sqrt{1+\left(\frac{f}{f_c}\right)^4}} \qquad (3.165)$$

となる。$f=f_c$ のとき $v_o=v_i/\sqrt{2}$ となり，f_c が高域遮断周波数である。この LC 回路は，L，C ともに一つずつで一組の構成となっているが，これを n 組用いると図 3.59 に示すように

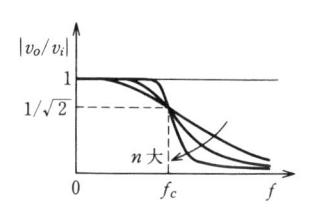

$$\left|\frac{v_o}{v_i}\right|=\frac{1}{\sqrt{1+\left(\frac{f}{f_c}\right)^{4n}}} \qquad (3.166)$$

図 3.59 LC 低域通過フィルタの特性

の特性が得られ，遮断周波数領域での特性の変化が急峻になり，理想的なフィルタ特性に近づく。高域通過フィルタも同様に入力と出力の関係は

$$\left|\frac{v_o}{v_i}\right|=\frac{\omega^2 LCR}{\sqrt{R^2(1-\omega^2 LC)^2+\omega^2 L^2}} \qquad (3.167)$$

ここで

$$\omega_c^2=\frac{1}{LC}, \qquad f_c=\frac{1}{2\pi\sqrt{LC}} \qquad (3.168)$$

$$\frac{L}{C}=2R^2 \qquad (3.169)$$

とすると

$$\left|\frac{v_o}{v_i}\right|=\frac{1}{\sqrt{1+\left(\frac{\omega_c}{\omega}\right)^4}}=\frac{1}{\sqrt{1+\left(\frac{f_c}{f}\right)^4}} \qquad (3.170)$$

が得られる。f_c は低域遮断周波数である。式 (3.166) と同様に，この LC 回路を n 組組み合わせると，遮断特性は急峻になる。図 3.58(c) の帯域通過フィルタおよび同図 (d) の帯域除去フィルタは，それぞれ中心周波数 f_0，f_n が LC 回路の共振周波数になっており

$$f_0 = \frac{1}{2\pi\sqrt{LC}}$$
$$f_n = \frac{1}{2\pi\sqrt{LC}} \quad (3.171)$$

で与えられる。

〔3〕 能動フィルタ

これまで述べてきたフィルタは，抵抗，コンデンサ，コイルなどの受動素子で構成されたものである。RC フィルタでは抵抗による損失が大きく，回路の Q（quality factor といい，回路の質の良さ，すなわち損失の少なさを表す）も低く，急峻な遮断特性をもたせることができない。一方，LC フィルタの場合，優れた周波数特性をもたせることができるが，コイルを使用するために小形化，低価格化，低周波化の実現に問題がある。

そこで，コイルを使わずに RC 回路と増幅器を組み合わせて LC フィルタなみの特性をもたせる能動フィルタ（アクティブフィルタ）が使用されるようになってきた。能動フィルタは抵抗とコンデンサと演算増幅器で構成できるので IC 化が可能である。能動素子を動作させるために電源を必要とし，能動素子の周波数特性により高周波数に対して制限を受けるが，コイルを使わないのでスペースをとらず，低周波数においても高い Q が得られる。また，R や C の値を変えれば，フィルタの特性を可変にできることや入出力インピーダンスの整合が不必要など，いくつかの利点がみられる。

つぎに，能動フィルタの回路例をいくつかとりあげて，その特性を調べてみよう。図 **3.60** は低域通過フィルタであり，その入出力比をキルヒホッフの法則を使って求めると

$$\frac{v_o}{v_i} = \frac{1}{1-\omega^2 C_1 C_2 R_1 R_2 + j\omega\{C_1 R_1(1-A) + C_2 R_1 + C_2 R_2\}} \quad (3.172)$$

が得られる。ここで

$$\omega_0^2 = \frac{1}{C_1 C_2 R_1 R_2} \quad (3.173)$$

として式（3.172）を整理すると

$$\frac{v_o}{v_i}=\frac{1}{1-\left(\dfrac{\omega}{\omega_0}\right)^2+j\dfrac{\omega}{\omega_0}\left(\dfrac{1}{C_1R_1}+\dfrac{1}{C_1R_2}+\dfrac{1-A}{C_2R_2}\right)} \tag{3.174}$$

さらに v_o/v_i の絶対値を求めると

$$\left|\frac{v_o}{v_i}\right|=\frac{1}{\sqrt{\left\{1-\left(\dfrac{\omega}{\omega_0}\right)^2\right\}^2+\left(\dfrac{\omega}{\omega_0}\right)^2\left(\dfrac{1}{C_1R_1}+\dfrac{1}{C_1R_2}+\dfrac{1-A}{C_2R_2}\right)^2}} \tag{3.175}$$

となる。ここで

$$Q=\frac{1}{\sqrt{\dfrac{C_2R_2}{C_1R_1}}+\sqrt{\dfrac{C_2R_1}{C_1R_2}}+(1-A)\sqrt{\dfrac{C_1R_1}{C_2R_2}}} \tag{3.176}$$

とおき，式 (3.139) の周波数特性を示したものが**図 3.61** である。図からわかるように Q の値によって $\omega=\omega_0$ 近傍での振幅が変化する。いま

$$C_1=C_2=C, \qquad R_1=R_2=R \tag{3.177}$$

とすると

$$\omega_0=\frac{1}{CR}, \qquad f_0=\frac{1}{2\pi CR} \tag{3.178}$$

$$Q=\frac{1}{3-A} \tag{3.179}$$

$$\left|\frac{v_o}{v_i}\right|=\frac{1}{\sqrt{\left\{1+\left(\dfrac{\omega}{\omega_0}\right)^2\right\}^2+(3-A)^2\left(\dfrac{\omega}{\omega_0}\right)^2}} \tag{3.180}$$

が得られる。特に $3-A=\sqrt{2}$，あるいは $Q=1/\sqrt{2}$ のとき式 (3.180) は

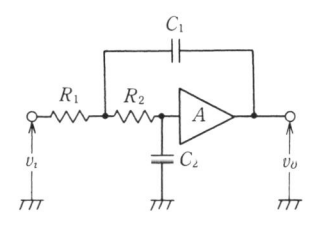

図 3.60　RC 能動フィルタ（低域通過フィルタ）

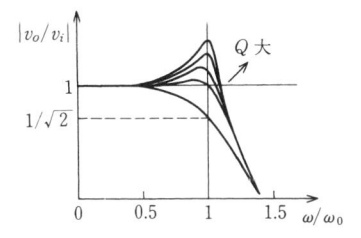

図 3.61　低域通過フィルタの特性

$$\left|\frac{v_o}{v_i}\right| = \frac{1}{\sqrt{1+\left(\frac{\omega}{\omega_0}\right)^4}} = \frac{1}{\sqrt{1+\left(\frac{f}{f_0}\right)^4}} \tag{3.181}$$

となり，式(3.165)で示したような低域通過特性を示し，$f_0 = 1/(2\pi CR)$ が高域遮断周波数になる。

一方，図 3.62 は高域通過フィルタであり，その入出力比 v_o/v_i は

$$\left|\frac{v_o}{v_i}\right| = \frac{-A\omega^2 C_1 C_2 R_1 R_2}{1 - \omega^2 C_1 C_2 R_1 R_2 + j\omega\{C_1 R_1 + C_2 R_1 + (1-A)C_2 R_2\}} \tag{3.182}$$

ここで

$$\omega_0^2 = \frac{1}{C_1 C_2 R_1 R_2} \tag{3.183}$$

として式(3.182)の絶対値を求めると

$$\left|\frac{v_o}{v_i}\right| = \frac{A}{\sqrt{\left\{1+\left(\frac{\omega_0}{\omega}\right)^2\right\}^2 + \left(\frac{\omega_0}{\omega}\right)^2 \{C_1 R_1 + C_2 R_1 + (1-A)C_2 R_2\}^2}} \tag{3.184}$$

が得られる。

$$Q = \frac{1}{\sqrt{\frac{C_1 R_1}{C_2 R_2}} + \sqrt{\frac{C_2 R_1}{C_1 R_2}} + (1-A)\sqrt{\frac{C_2 R_2}{C_1 R_1}}} \tag{3.185}$$

とおき，式(3.149)の周波数特性を示したものが図 3.63 である。ここで

$$C_1 = C_2 = C, \qquad R_1 = R_2 = R \tag{3.186}$$

とすると

$$\omega_0 = \frac{1}{CR}, \qquad f_0 = \frac{1}{2\pi CR} \tag{3.187}$$

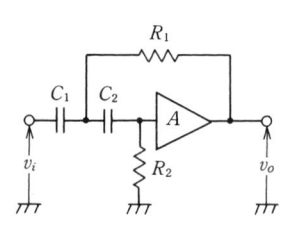

図 3.62　RC 能動フィルタ（高域通過フィルタ）

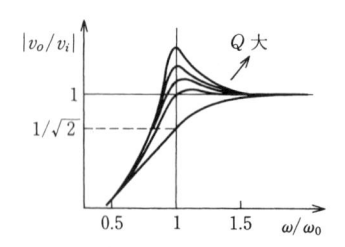

図 3.63　高域通過フィルタの特性

3.2 アナログ回路

$$Q = \frac{1}{3-A} \tag{3.188}$$

$$\left|\frac{v_o}{v_i}\right| = \frac{1}{\sqrt{\left\{1-\left(\frac{\omega_0}{\omega}\right)^2\right\}^2 + (3-A)^2\left(\frac{\omega_0}{\omega}\right)^2}} \tag{3.189}$$

となり，$3-A=\sqrt{2}$，あるいは $Q=1/\sqrt{2}$ のとき

$$\left|\frac{v_o}{v_i}\right| = \frac{1}{\sqrt{\left\{1+\left(\frac{\omega_0}{\omega}\right)^4\right\}}} = \frac{1}{\sqrt{1+\left(\frac{f_0}{f}\right)^4}} \tag{3.190}$$

が得られ，図 3.63 に見られる高域通過特性を示す．式（3.187）が低域遮断周波数になる．以上のフィルタ特性において，式（3.165），（3.166），（3.170），（3.181），（3.190）で示される形式の特性を**バターワース特性**という．

つぎに，帯域通過能動フィルタをみてみよう．**図 3.64** はその一例である．入出力比を表す伝達関数は若干複雑になり，その絶対値はつぎの式で与えられる．

$$\left|\frac{v_o}{v_i}\right| = \frac{A}{C_2 R_2 \sqrt{\left(\frac{\omega^2-\omega_0^2}{\omega}\right)^2 + \left\{\frac{1}{C_1}\left(\frac{1}{R_1}+\frac{1}{R_2}\right) + \frac{1}{C_2}\left(\frac{1}{R_1}+\frac{1}{R_3}\right) + (1-A)\frac{1}{C_2 R_2}\right\}^2}} \tag{3.191}$$

ただし

$$\omega_0^2 = \frac{1}{C_1 C_2 R_3}\left(\frac{1}{R_1}+\frac{1}{R_2}\right) \tag{3.192}$$

いま，$C_1=C_2=C$，$R_1=R_2=R_3=R$ とすると

$$\omega_0 = \frac{\sqrt{2}}{CR}, \qquad f_0 = \frac{\sqrt{2}}{2\pi CR} \tag{3.193}$$

となり，このとき，すなわち中心周波数 $f_0(\omega=\omega_0)$ に対して

$$\left|\frac{v_o}{v_i}\right| = \frac{A}{5-A} \tag{3.194}$$

が得られる（**図 3.65**）．

以上，能動フィルタの例をいくつか示してきたが，帯域除去フィルタについては省略する．

図 3.64　RC能動フィルタ（帯域通過フィルタ）

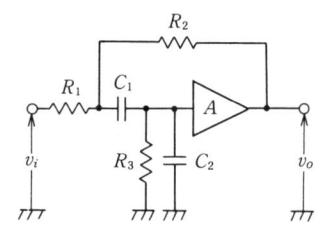

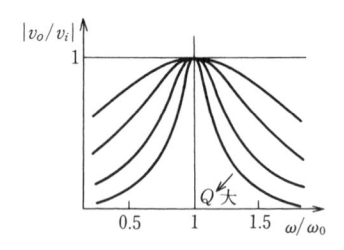

図 3.65　帯域通過フィルタの特性

〔4〕 スイッチドキャパシタフィルタ

最近では，MOSIC技術の発達により，MOSアナログスイッチ，MOSコンデンサ，MOS演算増幅器で構成される**スイッチドキャパシタフィルタ**(switched capacitor filter)が広く使われるようになってきた。その原理はコンデンサの充放電を電子的なアナログスイッチで高速に行って，エネルギーをほぼ連続的に消費させることにより等価的に抵抗を作り出し，RC能動フィルタと同等の動作特性をもたせるものである。フィルタ特性をスイッチのディジタル制御によって変えることができ，しかも温度特性がよく，LSI化に適するという特徴がある。図 3.66のように一定時間 $T/2$ ごとに（A側に $T/2$ 時間，B側に $T/2$ 時間）スイッチSを切り換えると，コンデンサは T〔s〕時間ごとに充電される。この総電荷を Q_i とすると $Q_i = CV_i$ である。つぎにB側にスイッチを倒すと C の電荷は $CV_o = Q_o$ となる。したがって

$$Q_i - Q_o = CV_i - CV_o = \Delta Q$$

がスイッチを通り放電する。つぎに再びスイッチをA側に切り換えると，ΔQ に相当する電荷が流れ込む。T 時間の間に ΔQ なる電荷が流れ込むので，1秒間当りの電荷，すなわち電流 $I_e = \Delta Q/T$ となる。このことは平均電流 I_e がつねにコンデンサを介して V_i から V_o のほうへ流れていることになる。よって

$$\Delta Q = C(V_i - V_o) \tag{3.195}$$

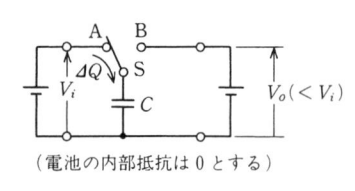

図 3.66　スイッチドキャパシタの原理
（電池の内部抵抗は0とする）

および

$$\Delta Q = I_e T \tag{3.196}$$

より ΔQ を消去すると

$$I_e = \frac{C}{T}(V_i - V_o) \tag{3.197}$$

となり，$(T/C) \equiv R_e$ とおくと

$$I_e = \frac{V_i - V_o}{R_e} \tag{3.198}$$

になる。このことは**図3.67**のように T/C なる抵抗と等価になる。また，この等価抵抗はスイッチの切換え周期 T に比例することがわかる。

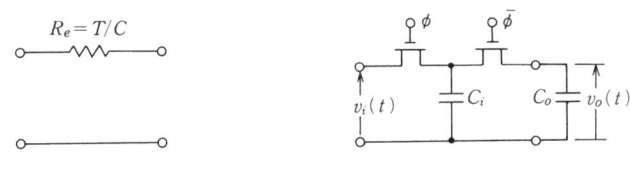

図3.67 入出力間の等価抵抗

図3.68 MOSFETによるスイッチ

実際，入力 V_i は一定でなく時間の関数 $v_i(t)$ であり，出力 V_o もコンデンサ C_o の端子電圧 $v_o(t)$ となる。また，切換えスイッチSも**図3.68**のようにMOS形のFETを交互にオンにする。この回路は $v_o(t)$ が V_o のように一定でないので等価抵抗は以下のようになる。ただし，オン時のMOSFETのソース-ドレーン間の電位差はゼロとする。

コンデンサ C_i が $v_i(t)$ によって充電し終わったとき C_o の端子電圧が $v_o(t)$ であるとすると，これらの総電荷 Q_T は

$$Q_T = C_i v_i(t) + C_o v_o(t) \tag{3.199}$$

である。つぎに右側のMOSFETがオンになり，コンデンサ C_i が C_o に接続されると電荷が移動して $v_o(t)$ の値が $v_o'(t)$ になるが，総電荷の量は変化しないので

$$Q_T = (C_i + C_o) v_o'(t) \tag{3.200}$$

となる。したがって，C_i から流出した電荷 ΔQ は

$$\Delta Q = C_i\{v_i(t) - v_o'(t)\} \tag{3.201}$$

である。これらの式から Q_T および $v_o'(t)$ を消去すると

$$\Delta Q = \frac{C_i C_o}{C_i + C_o}\{v_i(t) - v_o(t)\} = I_e T \tag{3.202}$$

となり，前述と同様に等価抵抗 R_e は

$$R_e = \left(\frac{C_i + C_o}{C_i C_o}\right) T \tag{3.203}$$

のようになる。

入力 $v_i(t)$ は時間によって変化しているので T はサンプリング定理に従う必要があり，$1/T = f_s$ は $v_i(t)$ に含まれる最高周波数 $f_{\max}$ の2倍以上でなくてはならない。

前述のように RC 形の低域フィルタの遮断周波数 $f_c = 1/(2\pi CR)$ に適用すると，スイッチドキャパシタフィルタの遮断周波数 f_{cs} は

$$f_{cs} = \frac{1}{2\pi C_o R_e} = \frac{1}{2\pi(1 + C_o/C_i)T} \tag{3.204}$$

となり，T を定めると C_o と C_i の比によって遮断周波数が決まる。このことは同じチップ内での相対誤差が小さくできるモノリシックICに適している。f_{cs} が可聴周波数の場合，コンデンサの値は10 pF 程度である。

3.2.4 ディジタルフィルタ

ディジタル計算機や **DSP**（digital signal processor）による信号処理法の発達は，従来のアナログフィルタの機能を計算機内部で数値解析することによって実現させる**ディジタルフィルタ**をもたらした。ディジタルフィルタは信号の入力部にAD変換器，数値解析部にディジタル回路，出力部にDA変換器が配置された一種の信号処理器で小形化が可能であり，各種の生体情報のフィルタリングに使われている。

本項においてはまずサンプリングによって時間軸上で離散化された信号を扱うための **z 変換**（z-transformation）について述べ，つぎにディジタルフィ

ルタの概要について説明する。また，ディジタルフィルタの応用として，適応相関フィルタを用いたノイズキャンセラとこれを利用して雑音除去を行った例を示す。

〔1〕 z 変 換

図 3.69 のように $f(t)$ なる波形を，デルタ関数 $\delta(t)$ によって周期 T でサンプリングを行うと，標本値の系列は $\{f(nT)\}$ で表現される。ただし，$n=0, 1, 2, 3\cdots$ なる値をとる。$f(nT)$ の z 変換および逆変換はつぎのように定義される。すなわち

$$F(z) = \sum_{n=0}^{\infty} f(nT) z^{-n} \tag{3.205}$$

$$f(nT) = \frac{1}{2\pi j} \oint F(z) z^{n-1} dz \tag{3.206}$$

上式における $\oint$ は $F(z)$ の極を内部に含んだ閉路積分である。

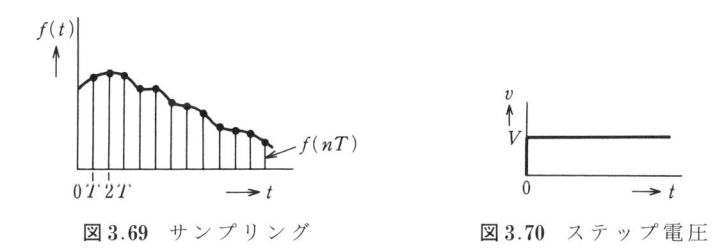

図 3.69　サンプリング　　　　図 3.70　ステップ電圧

一例として図 3.70 のような $t=0$ で振幅が V になるステップ電圧を z 変換すると

$$F(z) = V \sum_{n=0}^{\infty} z^{-n} = \frac{V}{1-1/z} = \frac{Vz}{z-1} \quad (|z|>1 \text{ に対して}) \tag{3.207}$$

のようになる。また

$$F(z) = \frac{z}{z - e^{j\omega T}}$$

の逆変換は式 (3.206) によって

$$f(nT) = \frac{1}{2\pi j}\oint \frac{z}{z-e^{j\omega T}}z^{n-1}dz = e^{jn\omega T} \qquad (n\geqq 0) \qquad (3.208)$$

となる。なお，一般に用いられる関数の z 変換を**表3.7**に示す。

表3.7　z 変 換 対

	関　数	z　変　換
単位インパルス	$f(nT)=1 \quad n=n_0$ $\quad\quad\quad =0 \quad n \neq n_0 \geqq 0$	$F(z)=z^{-n_0}$ $\quad\quad =1 \quad (n_0=0)$
ユニットステップ	$f(nT)=1 \quad n\geqq n_0$ $\quad\quad\quad =0 \quad n\leqq -1$	$F(z)=\dfrac{z}{z-1}$
複素指数関数	$f(nT)=e^{jn\omega T} \quad n\geqq 0$ $\quad\quad\quad =0 \quad\quad\quad n\leqq -1$	$F(z)=\dfrac{z}{z-e^{j\omega T}}$
正弦波	$f(nT)=\sin knT$	$F(z)=\dfrac{z\sin kT}{z^2-2z\cos kT+1}$
余弦波	$f(nT)=\cos knT$	$F(z)=\dfrac{z(z-\cos kT)}{z^2-2z\cos kT+1}$

〔2〕　**ディジタルフィルタ**

アナログフィルタは LCR あるいは演算増幅器などを素子として構成し，信号の時間軸は一般に連続して扱われる。これに対してディジタルフィルタは時間軸のみならず信号の振幅も離散的に扱う。したがって，ディジタルフィルタにおいては，ディジタル回路による加算，乗算および遅延などが行われる。

ディジタルフィルタは素子数が多い点および最高使用周波数がやや低い点でアナログフィルタに劣るが，つぎのように多くの利点をもつ。

① 伝達関数をプログラムにより変更でき，線形，非線形あるいは時変，時不変などの演算が可能である。

② 高精度のフィルタを作ることができる。また，温度あるいは経年変化が少ない。したがって再現性がよい。

③ 演算回路を時分割使用しうる。

④ LSI 化によって小形化，高信頼化および低価格化が可能である。

以上の利点の中で，伝達特性が変えられ，しかも再現性のよい点から，近年ますます多く用いられるようになった。

つぎに，ディジタルフィルタを構成の面から分類してみると，**FIR**（finite

3.2 アナログ回路   161

impulse response）形（非巡回形）と **IIR**（infinite impulse response）形（巡回形）とに分かれる。すなわち，ディジタルフィルタの出力 $y(nT)$ はつぎの式のように差分方程式で表現されるが，この式においてインパルス応答の個数が無限に続くか否かの違いである。

$$y(nT) = \sum_{j=0}^{N} a_j x\{(n-j)T\} - \sum_{i=1}^{M} b_i y\{(n-j)T\} \tag{3.209}$$

FIR の場合は $b_i = 0$ に対応し，伝達関数に極が存在しない。このことは N 個のインパルス応答のあることを示している。すなわち，伝達関数 $H(z)$ は

$$H(z) = \sum_{j=0}^{N} a_j z^{-j} \tag{3.210}$$

となる。これを図に描くと**図 3.71** のようになり，直接形構成と呼ばれる。図において，z^{-1} は標本化周期 T 〔s〕に対応する遅延器であり，遅延後に係数 a_j を掛けた後に加算して出力を得る。なお，他の構成方法として伝達関数 $H(z)$ を二つの伝達関数 $H_1(z)$ と $H_2(z)$ との積で表現し，それぞれの回路が縦続に接続される縦続構成もある。また，直線的な位相特性をもつ FIR 形も構成できる。

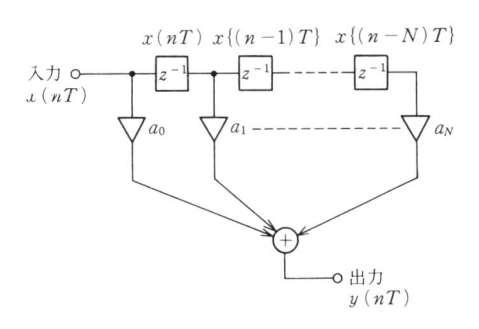

図 3.71 非巡回形ディジタルフィルタの構成〔参考文献 20），p.83 より〕

つぎに，$b_i \neq 0$ の場合は IIR 形と呼ばれており，前述の差分方程式を直接表現する直接形と縦続形とがある。直接形の構成例を**図 3.72** に示す。また，この構成において，遅延回路の数を少なくする構成，および縦続形構成あるいは並列構成などがある。

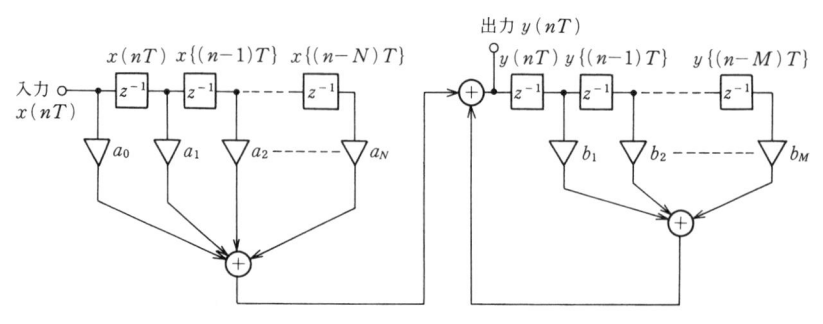

図 3.72 巡回形ディジタルフィルタ（直接形）の構成〔参考文献 20），p.85 より〕

ディジタルフィルタにおいては演算などによる誤差を生じる。これらを順に考えると，まず，①アナログ量をディジタル量に変換する AD 変換による，②係数を量子化することによる，③乗算結果を決められた語長に制限することによる，④DA 変換による誤差がある。これらの中で演算誤差によりリミットサイクルと呼ばれる一種の発振現象を生じ，IIR 形で入力信号が終わった後でも出力がゼロにならない現象が生じる。特に②に対しては，係数量子化によって生じる誤差を少なくするために，係数感度の低い（係数の変化によって特性変化が少ない）構成方法を選ぶ，目標とする特性の許容範囲で語長を短くしうる量子化方法を決めるなどのことを設計時に考慮する。なお，FIR に対しては縦続形の構成が優れており一般的に利用されている。

以下，図 3.73(a) に示す簡単な RC 形の低域フィルタをディジタルフィル

(a) アナログフィルタ　　(b) ディジタルフィルタ

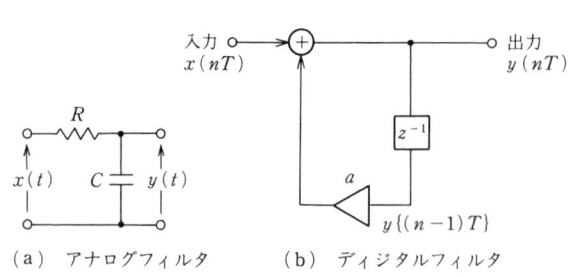

図 3.73 低域通過フィルタ

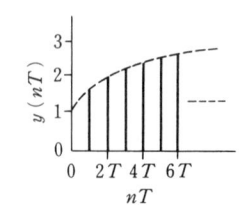

図 3.74 ディジタルフィルタのステップ応答

タで実現する場合を示す。まず z 変換による伝達特性は

$$y(nT) = ay\{(n-1)T\} + x(nT) \tag{3.211}$$

のようになるので，構成を行うと図(b)のようになる。また，ステップ入力に対する応答 $y(nT)$ は図 3.74 のように時間軸上離散的なものになる。

〔3〕 適応相関フィルタによるノイズキャンセラ

医用計測においては時として信号レベルよりも雑音レベルのほうが大きいことがある。例えば，トレッドミル上で負荷心電図を計測する場合に，胸郭変動が大きなアーチファクトになり，心電図が大きく揺らいでしまう。ノイズキャンセラはこのような雑音入りの信号から雑音成分を打ち消すために有効な手段である。

原理は図 3.75 のように入力回路が二つあり，一つは目的とする信号を含んだ波形を取り込む。他の入力には雑音もしくは雑音と相関の強い波形 n を与える。この図において用いられている適応相関

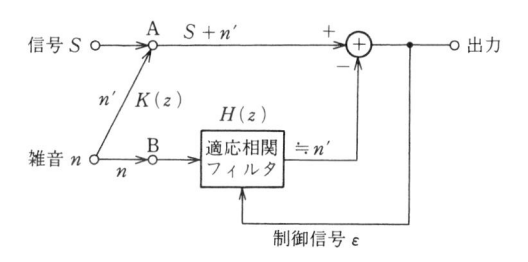

図 3.75 適応相関フィルタによるノイズキャンセラ

フィルタは，出力が望ましい形になるよう係数修正（適応）が可能なアルゴリズムを含んだディジタルフィルタである。その結果，このフィルタの出力が信号と重なっている雑音 n' と振幅および位相が等しくなるよう（≒n'）にフィルタを調整できれば，最終出力は目的とする信号のみとなる。しかし，現実はこのように理想どおりはいかないので，すこしでも目標値に近づくよう誤差 ε を計算してこれを最小にすべくフィードバックを行う。

例えば，A 端子が心電図用電極であり，胸郭の動きをインピーダンス形センサなどによって検出して B 端子に与える。図中の $K(z)$ は胸郭の動きがアーチファクトとして心電図電極に入る経路の電気的特性である。この種のノイズキャンセラをソフトウェアで構成し，心電図から胸郭変動の影響を除いた例を図 3.76 に示す。これからも明らかにノイズキャンセラの効果がみられる。

一度ディジタルフィルタの調整を行った後は $K(z)$ が変化しない限り $H(z)$ を変更する必要はない。

3.2.5 コンパレータ

コンパレータ（比較回路）は，二つの入力電圧 v_1 と v_2 を比較し，その差が正か負によって異なるレベルの電圧を出力する回路である。図3.77のようにフィードバックループのない差動増幅器を構成し，反転入力 ⊖ 端子に v_1，非反転入力 ⊕ 端子に v_2 なる電圧を加えると，増幅器の飽和特性によって図3.78のような差動入力（v_1-v_2）に対する出力特性が得られる。すなわち $v_1=v_2$ を境にして出力電圧 v_o の2値状態 v_L と v_H が決まる。また，演算増幅器に帰還をかけてコンパレータを構成する場合，帰還素子にツェナーダイオードのような非線形素子を利用すると，入力電圧 v_2 を一定の基準電圧とすれば，出力電圧 v_o は

$$v_1 \geqq v_2 のとき \quad v_o = v_L = v_2 - V_Z \qquad (3.212)$$

$$v_1 < v_2 のとき \quad v_o = v_H = v_2 + V_F \qquad (3.213)$$

となる。ただし，V_Z と V_F はツェナーダイオードのツェナー電圧と順方向電圧であり，いずれもツェナーダイオードの特性によって決まる値である。

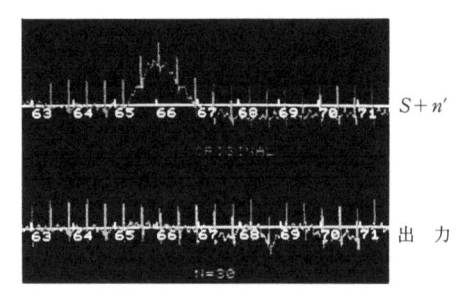

図3.76 ノイズキャンセラの応用例

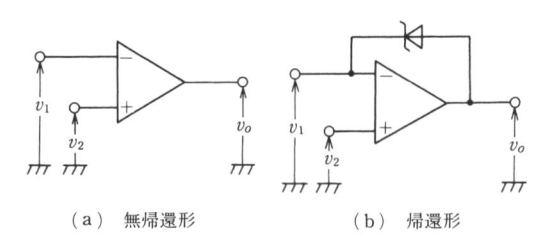

（a）無帰還形　　（b）帰還形

図3.77 コンパレータ

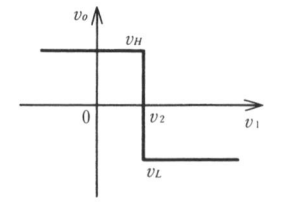

図3.78 コンパレータの入出力特性

3.2 アナログ回路　　165

　図3.79は，**ゼロクロス検出器**とも呼ばれる，より実用的なコンパレータの一例である。$v_2=0$ に対して入力電圧 v_1 がゼロより大きいか小さいかによって，ツェナーダイオードの定電圧特性に依存する正，負の電圧 V_{Z1}，V_{Z2} が出力される。ここで R_2 はツェナーダイオードのバイアス電流を決め，R_1 と R_3 は演算増幅器の入力オフセット電圧を調整するもので，通常 $R_1=R_3$ として入力電圧が 0 V で正しくスイッチング動作が起こるようにする。

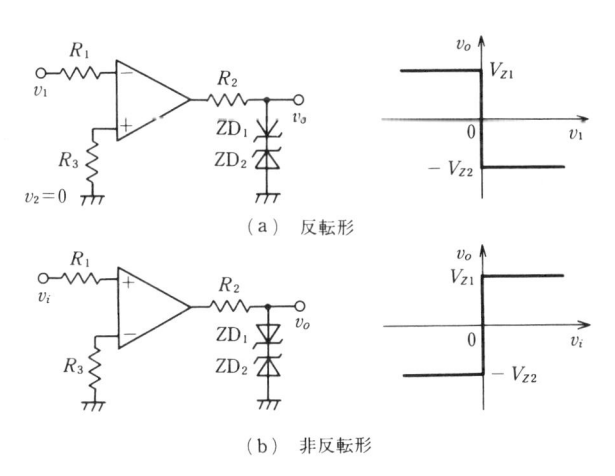

(a) 反転形

(b) 非反転形

図3.79　ゼロクロス検出器とその入出力特性

3.2.6　V-f コンバータと f-V コンバータ

　アナログ入力電圧 V に比例して出力パルスの数，すなわち周波数を発生する回路を **V-f コンバータ**（電圧-周波数変換器）という。V-f コンバータは図3.80に示すように演算増幅器による構成が可能であり，A_1 は積分器，A_2 はコンパレータとして動作する。入力電圧 v_i が印加されると，コンデンサ C への充電電流が流れ，その充電に従い A_1 の出力 v は低下する。コンパレータ A_2 の反転入力 v が非反転入力端子への定電圧 V_B を下回ると A_2 の出力はハイレベルに急転し，右端のトランジスタをオンにする。このとき，コンデンサ C から電荷が放電され，v がゼロになるとともに A_2 の出力はローレベルに急転し，トランジスタはオフになる。その後，再びコンデンサに入力信号による

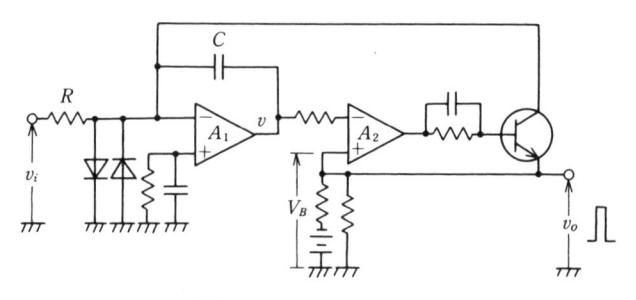

図 3.80　V-f コンバータ

充電が始まり，以上の動作が繰り返され，図 3.81 にみられるように A_1 にはのこぎり波，A_2 にはパルス状の出力が得られる。v_i が一定のときには周期 T，いいかえれば周波数 f が一定となるが，v_i が変化するとその増減に応じて出力パルスの周波数が変化する。周波数 f はつぎの式で与えられる。

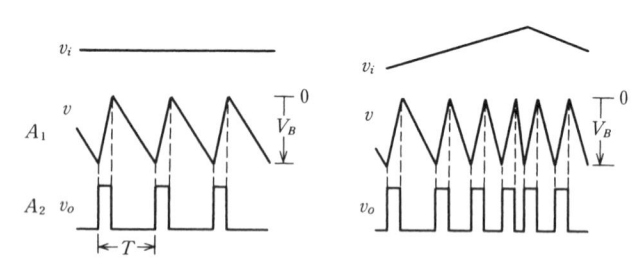

図 3.81　V-f コンバータの動作波形

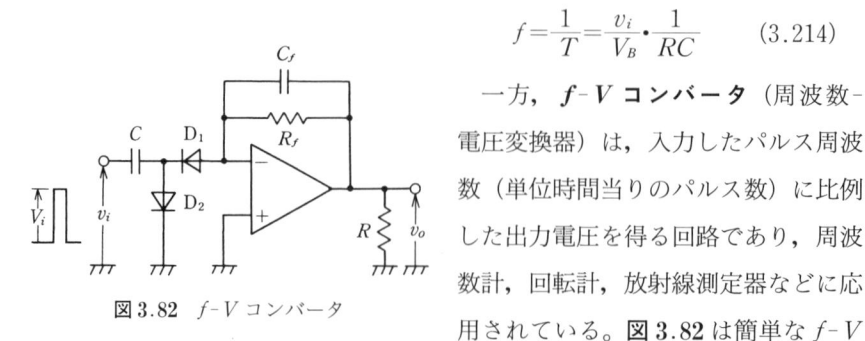

$$f=\frac{1}{T}=\frac{v_i}{V_B}\cdot\frac{1}{RC} \qquad (3.214)$$

一方，**f-V コンバータ**（周波数-電圧変換器）は，入力したパルス周波数（単位時間当りのパルス数）に比例した出力電圧を得る回路であり，周波数計，回転計，放射線測定器などに応用されている。図 3.82 は簡単な f-V

図 3.82　f-V コンバータ

コンバータの一例である。入力に波高値が V_i のパルスが加わると，ダイオード D_1，D_2 を通して $Q=CV_i$ の電荷が C_f へ充電され，出力には

$$v_o = \frac{Q}{C_f} = \frac{C}{C_f} V_i \qquad (3.215)$$

なる電圧が現れる。$V_i=0$ の間には Q は R_f で放電させるが，続いてパルスが入力されると，出力電圧 v_o は波高が式（3.215）で与えられる分だけ階段状に増加していく。すなわち入力 V_i が加わるたびに出力 v_o は増加していく。ここで C_f/C を大きくし，R_f も大きくすると回路の時定数が大きくなり，出力は階段状ではなく，周波数に比例して滑らかに増減することになる。

3.2.7 ピーク値検出回路

ピーク値検出回路は時々刻々変化する信号波形のピーク値を検出する回路で，波高分析器，波形分析器，放射線測定器，ガスクロマトグラフなどの分析機器に応用されている。原理的には**図3.83**（a）に示すようにダイオードとコンデンサによって構成され，入力電圧 v_i が容量 C の充電電圧よりも小さくなるとダイオード D がオフとなって，v_i のピーク値が C の電圧値として保持される回路である。図（b）に演算増幅器を用いたピーク値検出回路を示す。利得1の反転形増幅器を用いているが，スルーレートの小さい，素早い立上りを示し，出力電流の大きなものが必要である。ピーク値検出の動作は，上で述べたとおりである。

さらに実用的な回路を**図3.84**に示す。コンデンサ C の端子電圧を v_c とす

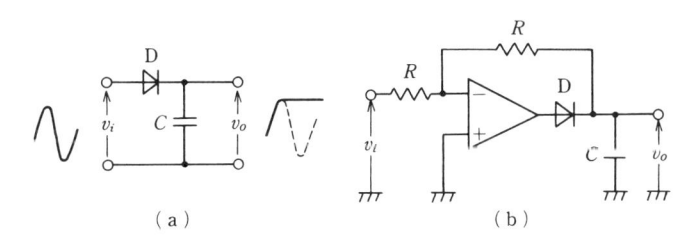

図3.83　ピーク値検出回路

ると，演算増幅器 A_2 は電圧ホロワとして働き，出力電圧 v_o は $v_o=v_c$ である。一方，A_1 の出力電圧 v は v_c に対してダイオード D の電圧降下分だけ高くなるが，このときダイオード D はオン，D_S はオフ状態であるから，v_o は入力電圧 v_i に追従して等しくなるよう制御される。しかし，v_i が

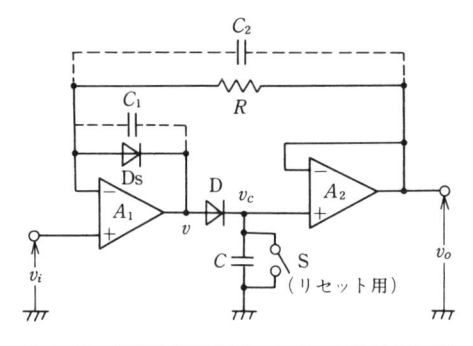

図 3.84 演算増幅器を用いたピーク値検出回路

$v_c=v_o$ よりも小さくなると v も低くなり，ダイオード D がオフ状態となり，コンデンサ C には v_i のピーク値が v_c として保持される。したがって，出力電圧 v_o には $v_c=v_o$ より v_i のピーク値が現れる。回路中のコンデンサ C_1，C_2 は負帰還回路を安定化するために用いられている。

3.2.8 サンプルホールド回路

サンプルホールド回路は，アナログ波形の任意の時刻の値を抽出（サンプル）して，一時的に保持（ホールド）する回路であり，AD 変換器の動作中にある時間だけ入力電圧が変動しないように一定に保持する役目をする。原理的には**図 3.85** に示すように MOS アナログスイッチ S と電圧保持用のコンデンサ C と電圧ホロワによって構成される。サンプル開始信号 v_s によってスイッ

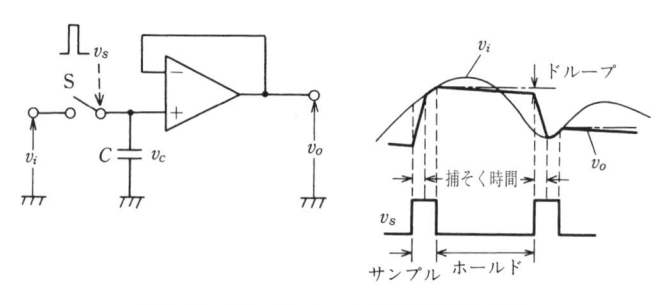

図 3.85 サンプルホールド回路の基本動作

チSがオン状態になると入力信号 v_i がコンデンサ C に加わり，その端子電圧 v_c は充電されて v_i に等しくなる。v_s が反転してスイッチSがオフ状態になると充電電圧 v_c は，電圧ホロワの入力インピーダンスが非常に大きいので放電されずに保持される。サンプルホールド回路の出力電圧 v_o は，電圧ホロワの出力と等しく，スイッチSがオフになった瞬間のコンデンサの端子電圧 v_c となる。

サンプルホールド回路はAD変換中，安定なホールド電圧を供給しなければならず，したがって素早くホールド電圧に立ち上がり，それを安定に保持する必要がある。しかし，コンデンサへの充電時間は容量 C とスイッチSのオン抵抗および信号源インピーダンスに基づく時定数によって決まり，必ずしも素早い立上りが望めない。所定のホールド電圧に至るまでの時間を捕そく時間（アクイジションタイム）というが，この時間が短いほど性能がよいことになる。また，コンデンサ C やスイッチSの漏れ電流によってホールド電圧が低下してしまう。この低下電圧の単位時間当りの値をドループといい，この値が小さいほど精度は高いことになる。スイッチSのオン抵抗を無視できるようにするために，二つのスイッチ S_1 と S_2 を組み合わせて，より実用的なサンプルホールド回路を構成したのが図3.86である。

この回路では，論理回路Lでサンプル開始信号を発生し，MOSFETのアナログスイッチ S_1 と S_2 のスイッチングを交互に行う。S_1 がオンのとき，S_2

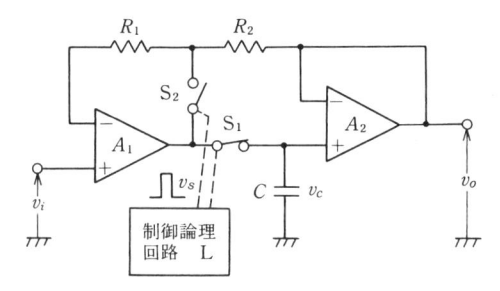

図3.86 実用的なサンプルホールド回路

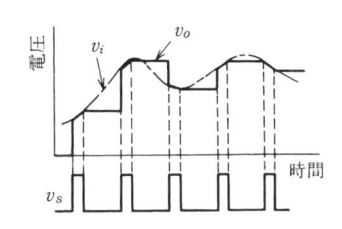

図3.87 サンプルホールド回路の入出力信号

がオフ状態にあり，コンデンサ C は充電され，その端子電圧 v_c が電圧ホロワ A_2 を介して出力され，$v_o=v_c$ なる出力電圧 v_o が得られる。スイッチ S_1 がオフ，S_2 がオン状態に切り換わると，C の端子電圧は v_c にホールドされ，図3.87に示すようにつぎのサンプル指示信号が与えられるまで $v_o=v_c$ を出力する。サンプル指示信号が周期的に印加されると階段状の電圧が出力される。

3.2.9 AD コンバータと DA コンバータ

〔1〕 **AD コンバータ**

近年，医学や生物学を対象にした計測，制御，情報処理あるいは通信技術においてもディジタルコンピュータの導入が図られ，ディジタル情報の取扱いが重要になっている。AD 変換はアナログ信号をディジタル信号へ変換することであり，DA 変換はその逆にディジタル信号をアナログ信号へ変換することを意味する。

AD 変換する回路を **AD コンバータ**（AD 変換器または AD 変換回路）といい，普通，2進のディジタル信号を出力する。AD コンバータの種類は多く，それぞれ回路構成，変換速度（変換時間），変換精度などが異なる。変換速度が遅いものには連続計数形と二重積分形，中速用には逐次比較形，高速用には並列比較形などがある。連続計数形と逐次比較形の AD コンバータは，AD 変換中に入力電圧を一定に保持する必要性からサンプルホールド回路が使用される。変換中は保持電圧のアナログ入力を一定の時間間隔で取り出すわけであるが，その時間間隔（サンプリング時間）T は入力信号のもつ最高周波数 f_{max} に対して

$$\frac{1}{T} \geq 2f_{max} \qquad (3.216)$$

でなければならない。これを**シャノンのサンプリング定理**という。ここでは逐次比較形と二重積分形 AD コンバータについて述べる。

図 3.88 は**逐次比較形 AD コンバータ**の基本構成を示したものであり，サンプルホールド回路，コンパレータ，DA コンバータ，ラッチレジスタ（命令に

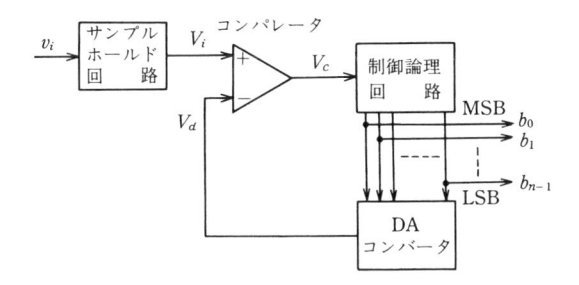

図3.88 逐次比較形ADコンバータ

よってある信号を保持する一時記憶回路) やリングカウンタなどの論理回路からなる。基本動作は,サンプルホールドされたアナログ入力 V_i と DA コンバータから帰還された電圧 V_d とをコンパレータで逐次比較しながら,両者の差が最小になるようにディジタル値を決定していくという方法である。まず,制御論理回路の信号により DA コンバータへの最上位ビット (MSB) を $b_0=1$ にする。この状態における DA コンバータの出力 V_d とサンプルホールドされた電圧 V_i を比較し,コンパレータの出力 V_c は $V_i \geq V_d$ で "1", $V_i < V_d$ で "0" と出力される。その結果 $V_i \geq V_d$ ならば MSB は $b_0=1$ のままにし,$V_i < V_d$ ならば $b_0=0$ に戻し,つぎの下位ビット b_1 を 1 にする。再び入力 V_i と b_0,b_1 を DA 変換した電圧 V_d を比較し,$V_i \geq V_d$ ならば $b_1=1$,$V_i < V_d$ ならば $b_1=0$ にしてつぎの下位ビットに移る。これを繰り返し最下位ビット (LSB) b_{n-1} までいったときの $(b_0, b_1, \cdots, b_{n-1})$ の出力,例えば $(11\cdots\cdots 0)$ が AD コンバータの出力となる。

図 3.89 は,フルスケール 15 V の 4 ビット AD コンバータに 9 V の入力 V_i が加わった場合の変換の様子を示したものである。まず $b_0=1$ のとき,V_d は $2^3=8$ V であるから $V_i \geq V_d$ であり,$b_0=1$ のままで $b_1=1$ とする。このとき,$V_d=2^3+2^2=12$ V となり $V_i < V_d$ であるから $b_1=0$ に戻し,$b_2=1$ とする。すると $V_d=2^3+2=10$ V となるが,このときも $V_i < V_d$ で,$b_2=0$ に戻す。最後に $b_3=1$ とすると $V_d=2^3+2^0=9$ V となり,結果的に $(b_0 b_1 b_2 b_3)=(1001)$ が出力される。

172   3. 電子回路

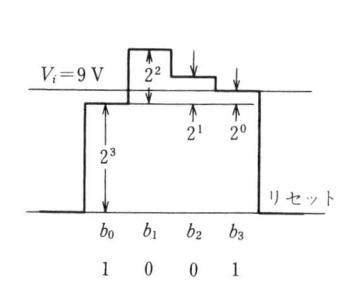

図 3.89 逐次比較形 AD コンバータの基本動作

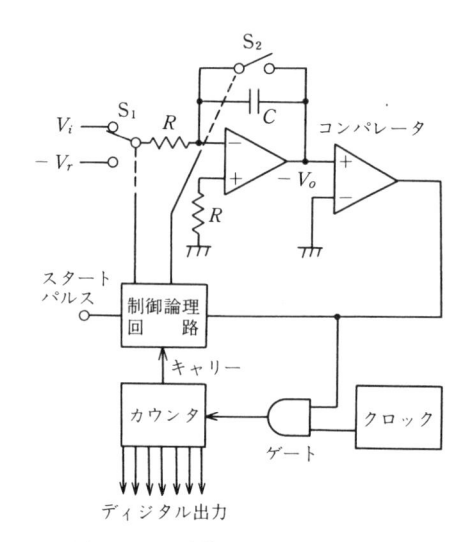

図 3.90 二重積分形 AD コンバータ

以上のように，逐次比較形 AD コンバータは全ビットの比較を逐次行うため，各ビットを立ち上げるクロック周期とビット数の積だけの変換時間を必要とする。変換時間は数 μs〜数百 μs である。

一方，**図 3.90** は**二重積分形 AD コンバータ**の基本構成と動作原理を示したものである。スタートパルス信号を与えると，制御回路によりアナログスイッチ S_1 が入力電圧 V_i 側に閉じ，V_i が積分器に加わる。S_2 がオフになり積分を開始すると同時にゲートが開き，クロックパルスがカウンタに送られ，クロックパルスの計数が開始される。カウンタは，あらかじめ定められたクロックパルス数 N_1 を計数するとオーバフローパルス（キャリーと呼ぶ）が制御回路に与えられ，カウンタをゼロにリセットし，再びクロックパルスの計数を開始する。このときまで積分器は入力電圧 V_i を積分し，出力電圧は $-V_o$ となるが，キャリーによって制御回路は S_1 を基準電圧 $-V_r$ 側に切り換えるので，$-V_r$ が積分されて積分器の出力電圧は徐々に上昇する。積分器に蓄積された電圧は $-V_o$ から $V_r/(RC)$ なる勾配で積分されるので $-V_o$ はやがて 0 V になる。積分器の出力がゼロを超えるとコンパレータの出力が反転し，その信号により

カウンタはクロックパルスの計数を停止する。このときのカウンタの計数値は N_2 になっている。クロックパルスの周期を T とすると，入力電圧 V_i を積分している時間は $N_1 T$，基準電圧 $-V_r$ を積分している時間は $N_2 T$ であり，出力電圧 V_o は積分時間と積分器の入力電圧に比例するから

$$V_i N_1 T = V_r N_2 T \tag{3.217}$$

が得られる。これより

$$V_i = \frac{N_2}{N_1} V_r \tag{3.218}$$

となり，あらかじめ N_1 を V_r で校正しておけば N_2 を計数することによって入力電圧 V_i の AD 変換が可能となる。

〔2〕 **DA コンバータ**

われわれが通常取り扱うディジタル信号は2進数で表現されたものであり，これをアナログ量に変換する場合，2進符号の各ビットに重み付けをして加え合わせ，10進表示のアナログ電圧または電流にする。図 3.91 に重み付け抵抗はしご形回路からなる**荷重抵抗形 DA コンバータ**の動作原理を示す。各抵抗には基準電圧 V_r がかかるようになっており，いま i 番目のビットのスイッチ S_i が "1" にオンしたとすると

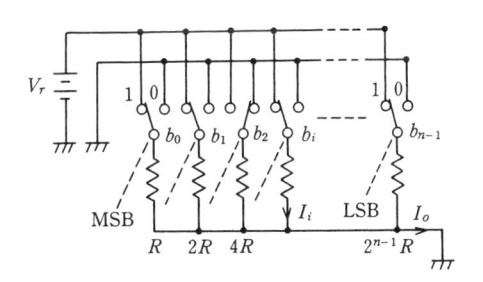

図 3.91 荷重抵抗形 DA コンバータ

$$I_i = \frac{V_r}{2^{i-1} R} \tag{3.219}$$

となる。各ビットのスイッチ S_i の状態を b_i（0 か 1）で表すと出力電流 I_o は

$$I_o = \frac{V_r}{R} \left(\frac{b_0}{2^0} + \frac{b_1}{2^1} + \cdots + \frac{b_{n-1}}{2^{n-1}} \right) \tag{3.220}$$

あるいは

$$I_o = \frac{V_r}{2^{n-1} R} (2^{n-1} b_0 + 2^{n-2} b_1 + \cdots + 2^0 b_{n-1}) \tag{3.221}$$

となり，n ビット，2進符号のディジタル量に相当するアナログ量に変換できることがわかる。図 3.91 の回路はすべての抵抗値が異なるため，各ビットに流れる電流が異なり，電力変化の点からも多種類の抵抗が必要であるという問題がある。

そこで R と $2R$ の2種類の抵抗だけを用いて DA コンバータを構成したのが**図 3.92** である。任意のビット b_i より右側を見た合成抵抗はつねに $2R$ となり b_i 点を流れる電流を I_i とすると b_i 点より右側へ流れる電流も I_i となる。したがって，その左側から流れ込む電流 I_{i-1} は $I_{i-1}=2I_i$ であり，この関係はすべてのビットで成り立つので出力電流 I_o は

$$I_o = \frac{V_r}{2R}\left(\frac{b_0}{2^0}+\frac{b_1}{2^1}+\cdots+\frac{b_{n-1}}{2^{n-1}}\right) \tag{3.222}$$

あるいは

$$I_o = \frac{V_r}{2^{n-1}\cdot 2R}(2^{n-1}b_0+2^{n-2}b_1+\cdots+2^0 b_{n-1}) \tag{3.223}$$

となる。

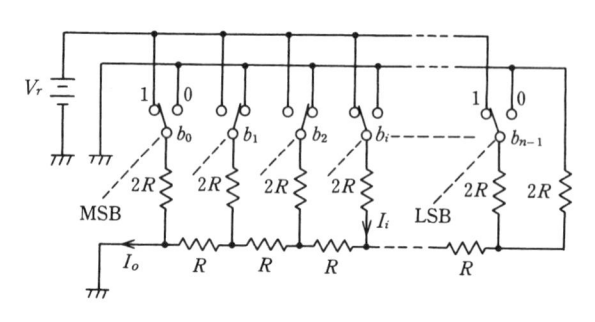

図 3.92 はしご形 DA コンバータの原理

図 3.93 はこの原理に基づいて 10 進 3 けたの **BCD** (binary coded decimal, 2進化10進符号) の DA コンバータを構成したものである。BCD は "0" と "1" の2進符号で10進数を表すものであり，上位から10進数の 100，10，1 の位に対応している。したがって

$$(\underbrace{1001}_{9}\ \underbrace{0101}_{5}\ \underbrace{0011}_{3})_{\mathrm{BCD}}$$

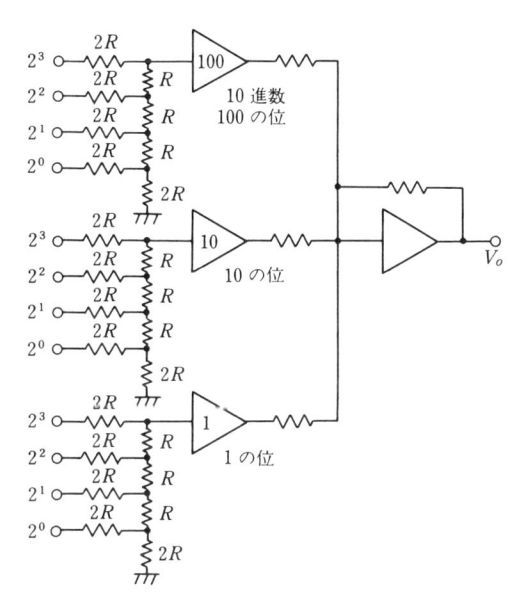

図 3.93 BCD 3 けたの DA コンバータ

のディジタル信号が入力された場合，DA 変換後のアナログ出力は 10 進数の 953 を表す電圧が得られる。

3.2.10 PLL

PLL は phased locked loop の略称であり，位相同期ループと呼ばれ，入力信号に対して周波数や位相ずれのない信号を出力する回路である。発振器の周波数を，ある基準の周波数に一致させたい場合や，時刻とともに入力信号の周波数が変化している場合に，発振器の周波数をその周波数に追従して変化させたい場合などに適用される。**図 3.94** に位相比較器または位相検出器，ローパスフィルタ，**電圧制御形発振器**（voltage controlled oscillator，VCO）とからなる PLL の基本回路構成を示す。PLL にはアナログ形とディジタル形があるが，ここでは動作原理のわかりやすいディジタル形について説明する。**図 3.95** に示すように位相比較器では二つの入力信号の位相差，この例では二つのパルス信号の立上り時間の差を検出して，その差に比例した位相差出力パル

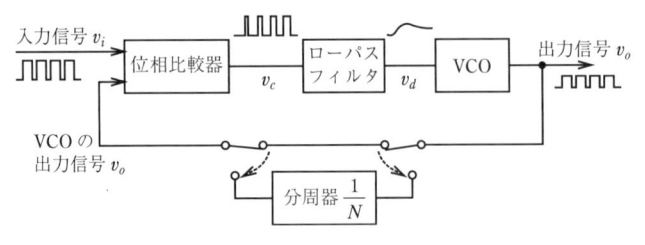

図 3.94 PLL の基本構成

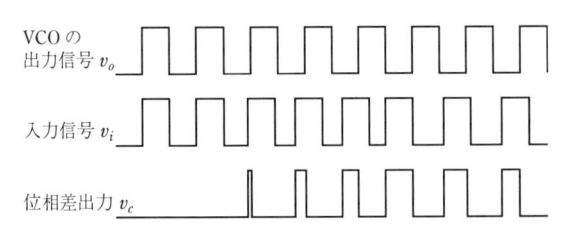

図 3.95 PLL 回路の入出力信号波形（1）

ス v_c を発生する。ローパスフィルタはこの出力パルスを平均化して直流信号 v_d に変換して VCO の入力とする。VCO は v_d によって発振周波数が制御できる可変周波数発振器であり，**図 3.96** に示すようにフィルタからの直流電圧 v_d を低減する方向に，すなわち位相差を低減する方向に f_o を変化させる。VCO の発振周波数 f_o は，PLL への入力信号 v_i の周波数 f_i に一致するように働くが，f_o が f_i に一致することを PLL がロックするといい，一度ロックすると PLL は f_i の変化に追従する。f_i をとらえロックできる周波数範囲をキャプチ

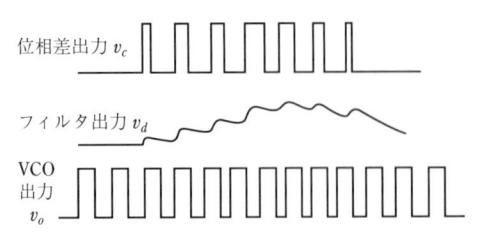

図 3.96 PLL 回路の入出力信号波形（2）

ャレンジといい，ロックを維持できる（見方を変えるとロックがはずれる）周波数範囲をロックレンジという．ロックレンジはつねにキャプチャレンジより広い．

図 3.94 にみられるように，帰還ループに分周回路を挿入して周波数 f_o の N 分の 1 倍したものを位相比較器に入れると，入力周波数 f_i と分周後の周波数が一致したとき，f_i を N 倍した周波数にロックされた発振周波数の信号が VCO から出力される．分周回路には外部から分周数 N を任意の整数値に設定できるものがあり，これをプログラマブル分周器といい，通常ディジタル回路で構成されることが多い．また，図 3.97 に示すように水晶発振器など基準周波数 f_r の安定な発振器の後段に M 分の 1 倍の分周器を挿入し，その出力と f_o の N 分の 1 倍したものを位相比較器に入れると，二つの信号の周波数が一致したとき

$$\frac{f_r}{M} = \frac{f_o}{N} \tag{3.224}$$

となるから，VCO の出力周波数 f_o は

$$f_o = \frac{N}{M} f_r \tag{3.225}$$

が得られる．整数比 N/M を適当に選ぶことにより，一つの基準周波数 f_r から多くの周波数を得ることができるので，整数比をディジタルシステムで可変にしたり，マルチチャネル化して利用する．このような発振器を周波数シンセサイザと呼び，周波数変換，周波数分割，周波数逓倍，振幅変調波や周波数変調波の復調，多チャネルの送受信機，などに多く使用されている．

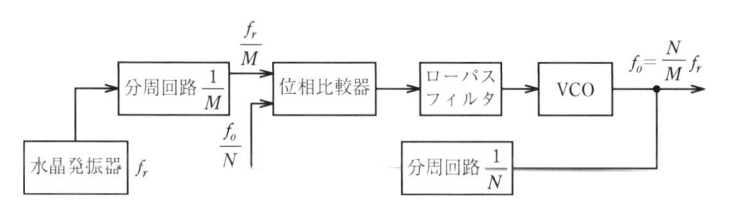

図 3.97 PLL 回路を用いた周波数シンセサイザ

3.3 ディジタル回路と電子計算機

　生体情報の多くは連続的に時間変化するアナログ信号であるが，神経インパルスのような離散的な情報の流れをディジタル信号という。神経や脳の働きを機械に実現させた電子計算機はディジタル回路技術の集大成であり，われわれはあらゆる分野でその恩恵にあずかっている。ディジタルシステムに使われる回路は基本的には2,3種の演算回路にすぎず，回路構成も単純であることから集積化に適している。また，ディジタル信号はアナログ信号に比べ雑音の影響を受けにくく，信頼性の高い情報のやりとりが可能であり，計測，制御，通信など多くの分野でその用途が広がっている。

　ここでは，ディジタル回路の基本構成とその応用である電子計算機（ディジタルコンピュータ）について議論する。

3.3.1 パルス回路

〔1〕 **パルス波形**

　パルス波形とは，広い意味では非正弦波のことであり，一定の時間間隔ごとに同一の波形が繰り返し出現する周期的なものと，出現する波形や時刻が不規則な非周期的なものに分けられる。図3.98に最も基本的なパルス波形である周期方形パルスを示す。この図において，T, A, τ は以下に示すようにパルスの形状を定める量である。

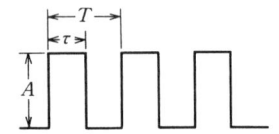

図3.98　周期方形パルス

　　T：繰返し周期（あるいは，単に"周期"）
　　$f = 1/T$：繰返し周波数（あるいは，単に"周波数"）
　　A：振幅
　　τ：パルス幅
　　$D = \tau/T$：デューティ比（衝撃係数）

〔2〕 **パルスの周波数スペクトル**

　任意のパルス波形は，多数の正弦波および余弦波を重ね合わせることによっ

て合成することができる。周期 T の任意のパルス波形は，$f=1/T$ の整数倍の周波数をもつ正弦波および余弦波に分解することができる。f の2倍の周波数をもつ正弦波を第二高調波，3倍の周波数をもつものを第三高調波，以下同様に n 倍の周波数をもつものを第 n 高調波という。

図 3.98 に示したパルス波形が高調波成分をどれくらいの割合で含んでいるかを示したのが**図 3.99** である。これは，フーリエ級数を計算することにより求められる。この図はそれぞれの周波数成分の割合を絶対値で表したものであり，周期方形パルスは多数の成分を含んでいるが，およそ $1/\tau$ までの成分をもつことがわかる。一般にパルス波形では，パルス幅 τ が小さいほど周波数幅が広がり，周期 T が大きいほど隣接周波数間隔が狭くなる。すなわち，幅の狭いパルスは高い周波数成分まで含んでいる。

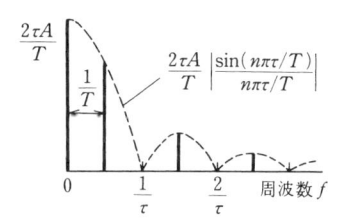

図 3.99 周期方形パルスの周波数スペクトル（実際には $\dfrac{1}{\tau}<f<\dfrac{2}{\tau}$，$\dfrac{3}{\tau}<f<\dfrac{4}{\tau}\cdots$ の部分では逆位相になる）

〔3〕 微分回路，積分回路とパルス波形

3.2.2項で述べたように，微分回路は高域通過フィルタ（HPF），積分回路は低域通過フィルタ（LPF）の特性をもつので，方形パルスをこれらの回路に入力すると，その波形が変形する。

（a）**微分回路に入力した場合** 図 3.100（a）に示すような微分回路を通過させた後の方形パルスは，図（b）に示すような波形となる。これはコンデンサ C が時定数 CR で充・放電するためであり，方形パルスに含まれる周波数

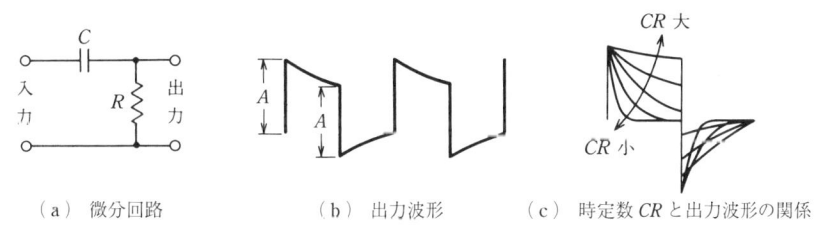

（a）微分回路　　（b）出力波形　　（c）時定数 CR と出力波形の関係

図 3.100 微分回路を通過した方形パルス

成分のうちの低域遮断周波数以下の成分が減衰した波形となっている。また，時定数 CR を変化させることにより，図（c）のように出力波形が変化する。時定数を大きくする（低域遮断周波数が低くなる）ともとの波形に近い出力が得られ，時定数を小さくするとパルスの微分波形に近いものが得られる。

（b） 積分回路に入力した場合　図 3.101（a）に示すような積分回路を通過させた後の方形パルスは，図（b）に示すような波形となる。これはコンデンサ C の両端の電圧が瞬時には変化できず，時定数 CR で変化するためであり，方形パルスに含まれる周波数成分のうちの高域遮断周波数以上の成分が減衰した波形となっている。また，時定数 CR を変化させることにより，図（c）のように出力波形が変化する。時定数を小さくする（高域遮断周波数が高くなる）ともとの波形に近い出力が得られ，時定数を大きくするとパルスの積分波形に近いものが得られる。

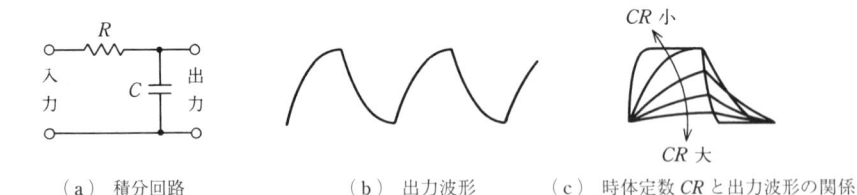

（a）積分回路　　　（b）出力波形　　　（c）時体定数 CR と出力波形の関係

図 3.101　積分回路を通過した方形パルス

〔4〕　現実のパルス波形

図 3.98 に示したパルス波形では立上り部分や立下り部分が垂直であり，0 から A まで，あるいは A から 0 まで瞬間的に変化している。しかし，現実の方形パルスでは時間軸（横軸）を拡大してみると，**図 3.102** に示されるような波形となっている。パルスの形状を表す量として立上り時間，立下り時間，サグ，オーバシュート，アンダシュートが定義される。

立上り時間 τ_r：振幅 A の 10% から 90% まで上昇する時間

立下り時間 τ_f：振幅 A の 90% から 10% まで降下する時間

サグ s：パルス後縁が前縁より落ちる量（$s/A \times 100\%$ で表される）

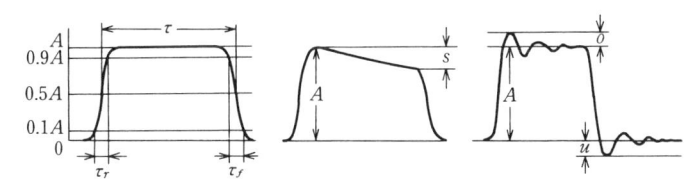

図 3.102　現実のパルス波形

　オーバシュート o：立上り直後に A より高くなる量（$o/A\times 100\%$ で表される）

　アンダシュート u：立下り直後にゼロラインより低くなる量（$u/A\times 100\%$ で表される）

〔5〕 **パルス発生回路**

　パルス発生回路は，マルチバイブレータとブロッキング発振器に大別することができる。また，それぞれを外部から信号を与えることなしに動作するものと，外部からの信号が引き金（**トリガ**という）となって動作するものに分けることができる。

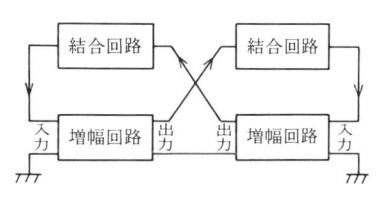

（a）**マルチバイブレータ**　マルチバイブレータとは，方形パルスを発生する回路であり，発生波形が方形パルスであるので多くの高調波を含むことからこの名がつけられた。その基本的な構成は図 3.103 に示すように 2 段の増幅回路を結合回路によって正帰還を施した回路である。マルチバイブレータは結合回路の構成により，①非安定マルチバイブレータ，②単安定マルチバイブレー

図 3.103　マルチバイブレータ

タ，③双安定マルチバイブレータの 3 種類に分類することができる。また，双安定マルチバイブレータの一種であるシュミットトリガ回路がある。以下にその詳細を述べる。

　非安定マルチバイブレータは，その名が示すように安定な状態がないパルス発生回路であり，自走マルチバイブレータとも呼ばれる。この回路は方形波発

生器として広く用いられている。回路構成は**図3.104**に示すように結合回路として二つとも CR 回路を用いたものとなっており，外部からトリガを与えなくても二つのトランジスタがオン・オフを交互に繰り返す。その結果として回路の各部における電位の変化は**図3.105**のようになる。

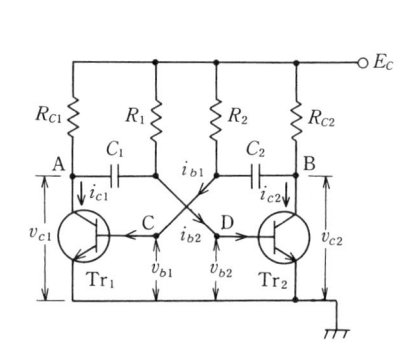

図3.104 非安定マルチバイブレータ

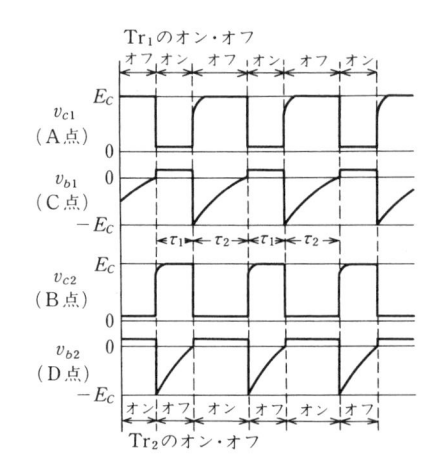

図3.105 非安定マルチバイブレータの各部における電位の変化

この回路ではトランジスタ Tr_1 と Tr_2 が CR 結合されているので，双方ともオンまたは双方ともオフという状態は非常に不安定な状態であり，一方のトランジスタがオンであれば他方はオフとなっている。Tr_1 がオフからオンに変化する場合（このとき Tr_2 はオンからオフに変化する）を考えてみよう。このとき，Tr_1 にコレクタ電流 i_{c1} が流れるものとする。Tr_1 のコレクタ電位 v_{c1}（A点）は抵抗 R_{c1} に電流 i_{c1} が流れることにより $R_{c1}i_{c1}$ だけ降下する。この電位の変化はコンデンサ C_1 を通して Tr_2 のベース電位 v_{b2}（D点）を降下させる。このため，Tr_2 のコレクタ電流 i_{c2} が減少して，コレクタ電位 v_{c2}（B点）が高くなる。このコレクタ電位の上昇はコンデンサ C_2 を通して Tr_1 のベース電位 v_{b1}（C点）を上昇させ，コレクタ電流 i_{c1} はさらに増加する。このような正帰還作用により，Tr_1 がオフからオンに変化する。これに伴いA点の電位はほぼゼロになり，B点の電位は E_c にほぼ等しくなる。またD点の電位は $-E_c$ となる。

その後コンデンサ C_1 は時定数 C_1R_1 で，前と逆の極性（A 点が－で D 点が＋）に充電され，D 点の電位は徐々に上昇する。それに伴い Tr_2 にベース電流 i_{b2} が流れるようになり，コレクタ電流 i_{c2} が流れる。これにより Tr_2 のコレクタ電位 v_{c2} が降下して，Tr_1 のベース電位 v_{b1} の降下→コレクタ電流 i_{c1} の減少→コレクタ電位 v_{c1} の上昇→ Tr_2 のベース電位 v_{b2} の上昇→コレクタ電流 i_{c2} の増加という正帰還作用が生じ，Tr_2 がオンになり Tr_1 はオフになる。

このようなサイクルが繰り返されるので，外部からトリガを与えなくても，おのおののトランジスタのコレクタ電位を取り出せば周期方形パルスが得られる。この方形波の繰返し周期は Tr_1，Tr_2 がそれぞれオンになっている時間の合計となる。

いま，Tr_1 がオンになっている時間を τ_1 として，これを求めてみよう。Tr_1 がオンからオフに変化するまでの過程は，前述のように電源 E_c から R_1 を介した C_1 の充電による。Tr_1 がオンになった瞬間の時刻を $t=0$ とおくと，$t=0$ における v_{b2} の値は $-E_c$ である。その後コンデンサ C_1 の充電により，時定数 C_1R_1 で上昇する。この様子はつぎの式で表される。

$$v_{b2} = E_c(1 - 2e^{-t/(C_1R_1)}) \qquad (3.226)$$

$v_{b2}=0$ となったときに Tr_2 がオンになるものとすれば，この式より τ_1 は

$$\tau_1 = C_1R_1 \ln 2 \fallingdotseq 0.7C_1R_1 \qquad (3.227)$$

となる。

同様に τ_2 は

$$\tau_2 = C_2R_2 \ln 2 \fallingdotseq 0.7C_2R_2 \qquad (3.228)$$

となり，出力方形パルスの繰返し周期は

$$\tau_1 + \tau_2 = 0.7(C_1R_1 + C_2R_2)$$

となる。

単安定マルチバイブレータは，その名が示すように安定な状態が一つあるパルス発生回路である。この回路は外部からのトリガパルスにより駆動され，回路の定数により定まる幅のパルスを発生するものであり，遅延回路，波形整形回路などとして用いられている。回路構成は図 **3.106** に示すように一方は CR

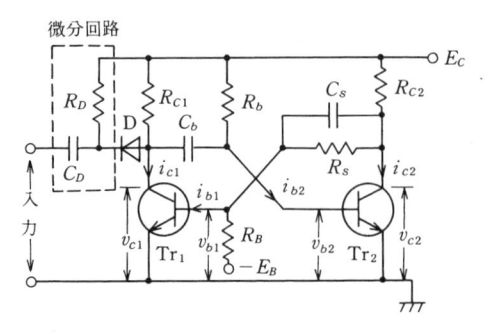

図 3.106 単安定マルチバイブレータ

結合を，他方は直流結合を用いたものとなっている。この図に示す単安定マルチバイブレータは安定状態において，Tr_2 のベースは抵抗 R_b を介して正の電源 E_c に接続されているので Tr_2 はオンとなり，Tr_1 のベースは抵抗 R_B を介して負の電源 $-E_B$ に接続されているので Tr_1 はオフとなる。この安定状態は外部からトリガが入力されない限り保持される。

外部から方形パルスが入力されるとコンデンサ C_D と抵抗 R_D から構成される微分回路により，正と負の鋭いパルスに変形され，ダイオード D により負の部分のみが取り出される。このパルスは C_b を介して Tr_2 のベース電位 v_{b2} を降下させる。この電位の降下は，Tr_2 のコレクタ電流 i_{c2} の減少→コレクタ電位 v_{c2} の上昇→Tr_1 のベース電位 v_{b1} の上昇→コレクタ電流 i_{c1} の増加→コレクタ電位 v_{c1} の降下→Tr_2 のベース電位 v_{b2} の降下という正帰還作用を引き起こし，Tr_2 がオフになり Tr_1 はオンになる。

その後，非安定マルチバイブレータの場合と同様に，コンデンサ C_b が電源 E_c から抵抗 R_b を介して充電され，Tr_2 のベース電位 v_{b2} は時定数 $C_b R_b$ で徐々に上昇する。これによりベース電流 i_{b2} が流れ，コレクタ電流 i_{c2} が流れるようになり，以下のような正帰還作用が生じる。Tr_2 のコレクタ電流 i_{c2} の増加→コレクタ電位 v_{c2} の降下→Tr_1 のベース電位 v_{b1} の降下→コレクタ電流 i_{c1} の減少→コレクタ電位 v_{c1} の上昇→Tr_2 のベース電位 v_{b2} の上昇→コレクタ電流 i_{c2} の増加が起こり，Tr_1 がオフ，Tr_2 がオンという安定状態に戻る。再び外部からのトリガが入力されるまで，この安定状態が保たれる。図 3.106 の R_s に並列に接続されたコンデンサ C_s はスピードアップコンデンサと呼ばれ，パルスの立上り特性を改善する目的で用いられている。**図 3.107** に各部の電位の変化の様子を示す。

また，単安定マルチバイブレータの出力パルスの幅は，非安定マルチバイブレータの場合と同様にして求められるので，ここではその詳細については省略し結果だけを示す。パルス幅を τ とすると

$$\tau = C_b R_b \ln 2 \fallingdotseq 0.7 C_b R_b \tag{3.229}$$

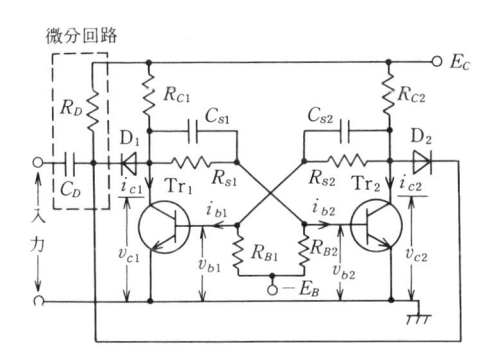

である。

双安定マルチバイブレータは，その名が示すように安定な状態が二つあるパルス発生回路である。この回路は外部からトリガパルスが1発加わるごとに二つの安定状態を交互に繰り返すものであり，分周回路，2進計数回路などとして広く用いられている。回路構成は**図 3.108**に示すように二つの直流結合回路を用い，回路はまったく対称となっている。安定状態では Tr_1 がオフ，Tr_2 がオン，あるいは Tr_1 がオン，Tr_2 がオフとなっており，電源を投入した瞬間にどちらのトランジスタがオンになるかはまったく偶然に決まり，この状態は外部からトリガパルスが入力されるまで保持される。

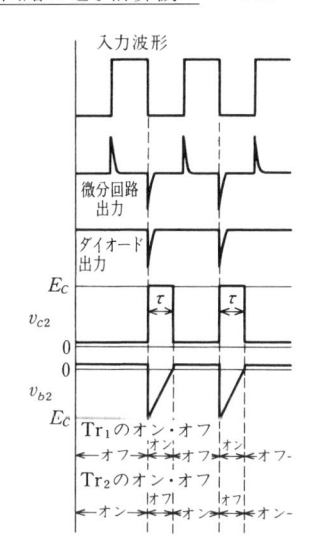

図 3.107 単安定マルチバイブレータの各部における電位の変化

図 3.108 双安定マルチバイブレータ

いまかりに回路が Tr_1 がオン，Tr_2 がオフという安定状態にあるときに，外部からトリガが入力されたものとする。トリガパルスはコンデンサ C_D と抵抗 R_D から構成される微分回路により，正と負の鋭い微分パルスに変形される。Tr_1 がオン状態では Tr_1 のコレクタ電位 v_{c1} はほぼゼロであり，ダイオード D_1 には逆バイアスが加えられているので，微分パルスは D_1 を通過することができない。一方，

Tr_2 はオフでありコレクタ電位 v_{c2} はほぼ E_c に等しく，ダイオード D_2 にはバイアスが加わらない状態となっており，D_2 により微分パルスの負の部分のみが取り出される。このパルスが R_{s2}, C_{s2}（この C_{s2} および C_{s1} は前述したスピードアップコンデンサである）を介して Tr_1 のベース電位 v_{b1} に伝えられ，v_{b1} を降下させる。するとコレクタ電流 i_{c1} が減少し，i_{c1} の減少→コレクタ電位 v_{c1} の上昇→Tr_2 のベース電位 v_{b2} の上昇→コレクタ電流 i_{c2} の増加→コレクタ電位 v_{c2} の降下→Tr_1 のベース電位 v_{b1} の降下という正帰還作用が生じる。その結果 Tr_1 がオフ，Tr_2 がオンになり，もう一つの安定状態となる。この状態は再び外部からトリガが与えられるまで保持される。

この状態で再びトリガが入力されると，先に述べたのとは逆の正帰還作用が生じもとの安定状態に戻る。このように二つの安定状態を繰り返すので**フリップフロップ**（flip flop：シーソーという意味）回路と呼ばれることが多い。また，回路各部の電位の変化の様子を**図 3.109** に示す。

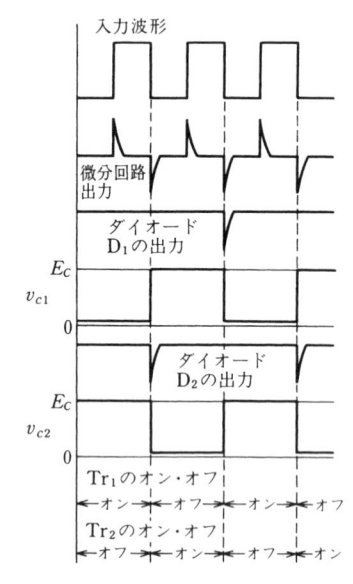

図 3.109 双安定マルチバイブレータの各部における電位の変化

シュミットトリガ回路は入力する電圧の値により二つの安定状態をもつので，双安定マルチバイブレータの一種であると考えることができる。この回路は任意の波形から方形パルスを作ることができるので波形整形回路として用いられたり，入力波形とある設定レベルとの大小を比較する振幅弁別回路として用いられる。回路構成は**図 3.110** に示すように，Tr_1 から Tr_2 への結合は抵抗 R_s を介して，Tr_2 から Tr_1 への結合はエミッタ抵抗 R_e を介して行われる。この回路は入力電圧 v_i がゼロのときには Tr_1 がオフ，Tr_2 がオンという安定状態にある。Tr_1 がオフであるので R_e に流れる電流は Tr_2 のコレクタ電流 i_{c2}

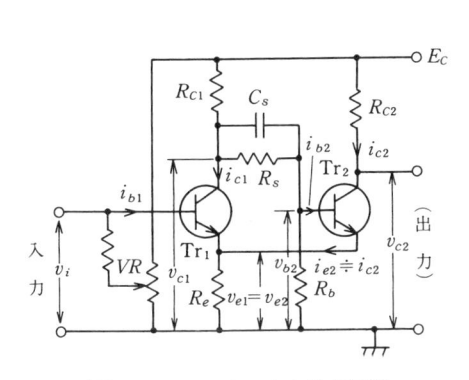

図 3.110　シュミットトリガ回路

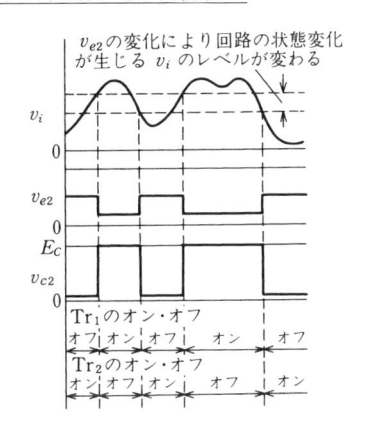

図 3.111　シュミットトリガ回路の各部における電位の変化

のみであり，Tr_2 のエミッタ電位 v_{e2} は $R_e i_{c2}$ となる。

　入力電圧 v_i が v_{e2} よりも大きくなると Tr_1 が導通し，Tr_1 のコレクタ電流 i_{c1} の増加→コレクタ電位 v_{c1} の降下→ Tr_2 のベース電位 v_{b2} の降下→コレクタ電流 i_{c2} の減少→エミッタ電位 v_{e2} の降下→ Tr_1 のコレクタ電流 i_{c1} の増加というような正帰還作用が生じる。これにより Tr_1 がオン，Tr_2 がオフという状態になり，v_i が v_{e2} よりも小さくなるまでこの状態が保たれる。

　$v_i < v_{e2}$ となると Tr_1 のコレクタ電流 i_{c1} の減少→コレクタ電位 v_{c1} の上昇→ Tr_2 のベース電位 v_{b2} の上昇→コレクタ電流 i_{c2} の増加→エミッタ電位 v_{e2} の上昇→ Tr_1 のコレクタ電流 i_{c1} の減少という正帰還作用が生じ，Tr_1 がオフ，Tr_2 がオンという安定状態に戻る。

　このように入力電圧により回路が二つの安定状態の間で変化する。また Tr_2 のコレクタ電流 i_{c2} の増減に伴いエミッタ電位 v_{e2} が変化するので，状態変化が生じる入力 v_i のレベルも上昇と下降で異なった値となる（図 3.111）。これはシュミットトリガ回路のヒステリシス特性と呼ばれ，あまり大きくならないことが望まれる。

　(b)　**ブロッキング発振器**　ブロッキング発振器は 1 個のトランジスタとトランスを用いたパルス発生器であり，立上りの早い，幅の狭いパルスを発生

することができる。マルチバイブレータは出力インピーダンスをあまり小さくできないので，大きな出力電流を得ることはできないが，ブロッキング発振器は大きな出力電流を得ることができる。① 非安定ブロッキング発振器，② 単安定ブロッキング発振器，に分類されるが，トランスは直流成分を伝達することができないため，双安定ブロッキング発振器を作ることはできない。

非安定ブロッキング発振器は外部からトリガを与えなくても動作するパルス発生器である。回路構成は図 **3.112** に示すようなものである。トランスはベース側の電圧とコレクタ側の電圧が逆極性になるように接続されている。この図において電源の投入によりベース電流 i_b，コレクタ電流 i_c が流れると，コレクタ電位 v_c は降下する。この降下はトランスを介してベース電位 v_b を上昇させ，i_b, i_c をさらに増加させる。この正帰還作用によりトランジスタはオンとなる。その後，コンデンサ C にはエミッタ側が正でベース側が負の極性で電荷が蓄積され，ベース電位 v_b が降下するとともにコレクタ電流 i_c が減少しコレクタ電位 v_c が上昇する。この上昇がトランスを介してさらにベース電位 v_b を降下させ，コレクタ電流 i_c が減少する。このような正帰還作用によりトランジスタはオフになる。このときコンデンサの両端の電圧はトランジスタのベース-エミッタ間の電圧に等しく，およそ nE_c（n はトランスの巻数比で一般にはベース側のほうが少なく $n<1$ となる）である。その後コンデンサ C は

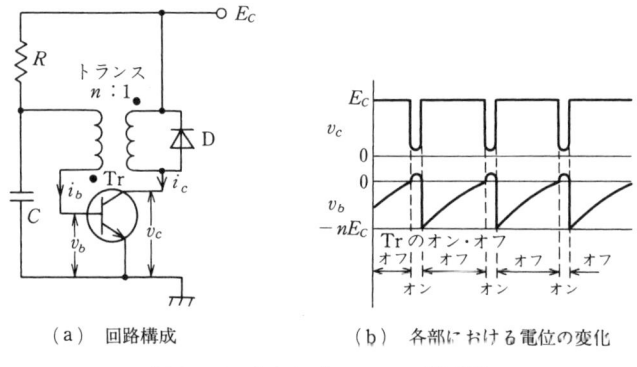

(a) 回路構成   (b) 各部における電位の変化

図 **3.112** 非安定ブロッキング発振器

抵抗 R を介して電源から充電され始め，ベース電位 v_b は時定数 CR で上昇する。v_b がゼロになるとベース電流が流れ始め再びこの一連の動作を繰り返す。繰返し周期 τ はコンデンサ C，抵抗 R およびトランスの巻数比 n によってつぎのように表される。

$$\tau \fallingdotseq CR \ln(n+1) \tag{3.230}$$

また回路図中のダイオード D は，トランスに流れる電流が急に減少するときに生じる大電圧を吸収する目的で用いられている。

単安定ブロッキング発振器は安定状態が一つあるパルス発生器であり，外部からトリガ信号を与えることにより駆動される。回路構成は図 3.113 に示されるように，非安定ブロッキング発振器と同じであるが，抵抗 R が負の電圧 $-E_B$ に接続されていることが異なる。この安定状態ではトランジスタのベース電位 v_b はゼロよりも小さく，トランジスタはオフである。ベースに正のパルスが加えられると，ベース電位 v_b の上昇→コレクタ電流 i_c の増加→コレクタ電位 v_c の降下→ベース電位 v_b の上昇という正帰還作用が生じトランジスタがオンになる。その後，非安定ブロッキング発振器と同様にベース電位が降下してトランジスタがオフになり，再び安定状態に戻る。外部からトリガが加わるまでこの状態が保持される。

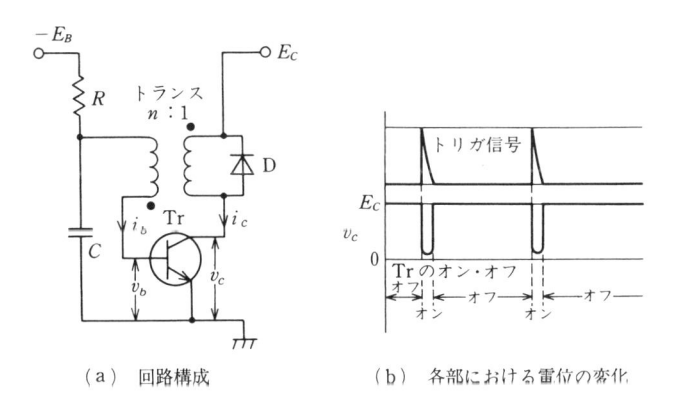

(a) 回路構成　　(b) 各部における電位の変化

図 3.113　単安定ブロッキング発振器

190   3. 電 子 回 路

〔6〕 同期と分周

パルス波形を扱う場合に"同期"と"分周"という言葉を耳にすることが多いが,これらの言葉はなにを意味するのだろうか? 簡単にいうと,同期とは周期を一致させることであり,分周とはもとのパルスの整数倍の周期をもつパルスを作ることである.

(a) 同 期   非安定マルチバイブレータや非安定ブロッキング発振器は,トリガを与えなくても方形パルスを発生するが,発振周期 T より短い周期 T_t をもつトリガ信号を外部から与えると,このトリガにより発振周期が T_t に等しくなる.これを同期という(特に外部トリガの周期に同期させる方法を強制同期と呼ぶことがある).

図 3.114 は非安定マルチバイブレータの同期の様子を示したものである.いちばん上の波形はトリガであり,2 番目は Tr_2 のベース電位 v_{b2}(図 3.104 の D 点の電位)の変化の様子を示している.いちばん下の波形は出力波形(図 3.104 の B 点の電位)であり,本来 T であった周期がトリガの周期 T_t に一致しており,非安定マルチバイブレータがトリガに同期しているのがわかる.

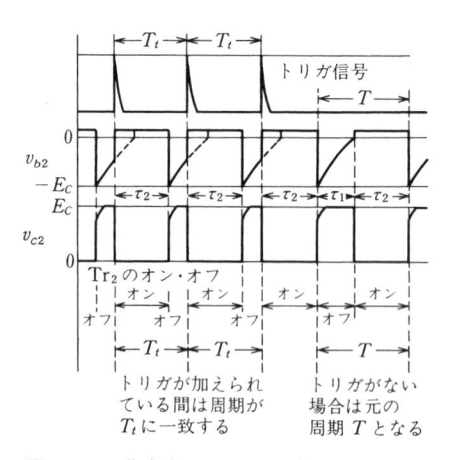

図 3.114 非安定マルチバイブレータの同期

同期の身近な例としては,テレビの画像信号の送受信があげられる.テレビ画像は 1 秒間に 30 枚の画面を撮影することにより構成されている.すなわち,送信機は 1/30 秒の周期で 1 枚の画面を受信機に送っている.受信側では送信のタイミングに合わせて信号を受信する必要があり,このような場合に同期の技術が用いられる.

(b) 分 周   双安定マルチバイブレータは外部トリガが 2 発入力されると一つの方形パルスを発生する.すなわち入力トリガ信号の周期の 2 倍の周期

をもつパルスが発生され，トリガ信号は分周されたという。図 3.115 に双安定マルチバイブレータ（図 3.108）を用いた分周の様子を示す。いちばん上の波形は外部から与えるトリガ信号であり，2 番目は入力を微分した波形，3 番目はダイオードにより取り出された負のパルス，いちばん下は出力波形である。トリガ信号の周期 T_1 が 2 倍の周期 T_2 に分周されている様子がわかる。この出力信号をさらにもう一度双安定マルチバイブレータに入力すると，もとのトリガの 4 倍の周期をもつ信号を作ることができる。

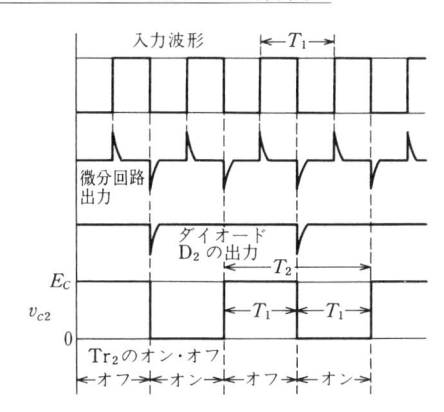

図 3.115 双安定マルチバイブレータによる分周

分周回路を用いると一つの周期（周波数）をもつ信号から，さまざまな周期をもつ信号を作ることができる。ただし，もとの周期より短い周期をもつ信号を作ることはできない。

〔7〕 **波形操作と波形変換回路**

波形操作とは，ダイオードやトランジスタなどの非線形素子を用いて振幅あるいは時間軸上での波形変形を行うことであり，それぞれの軸上で選択，推移，比較あるいは弁別などの操作を行う。また，波形変換は方形波からのこぎり波などに波形変形することをいう。

（a） クリッパ 入力波形に対してある基準レベル以上，あるいは以下の部分のみを取り出す操作をクリップといい，この操作を行う回路をクリッパという。クリッパは図 3.116 に示す

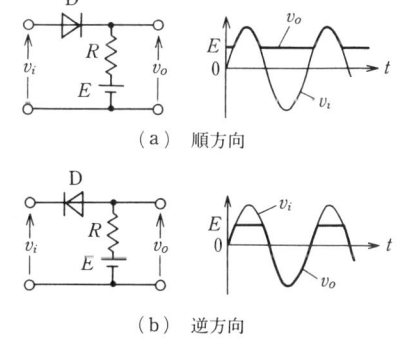

図 3.116 ダイオードクリッパ

ようなダイオードと抵抗を組み合わせた回路が多く使われており，図(a)の回路ではダイオードの順方向特性により基準電圧 E より高い部分のみが取り出され，図(b)の回路では逆方向特性により E より低い部分のみが取り出される。

(b) **リミッタ** 入力波形の一定レベル以上の部分を取り除く回路をリミッタという。図3.117 はダイオードリミッタであり，入力信号 v_i の正の電圧がバイアス電圧 E_1 を超えるとダイオード D_1 が導通し，また v_i が負のときにバイアス電圧 $-E_2$ より低くなると D_2 が導通する。その結果，E_1 以上と $-E_2$ 以下の部分が取り除かれ，E_1 と $-E_2$ 間の波形のみが出力される。図3.118 はツェナー（定電圧）ダイオードを用いたリミッタであり，ダイオードの定電圧特性を利用してリミッタ操作を行う。直流バイアスを必要としない点は有利であるが，リミット電圧のレベル調整ができないという欠点がある。

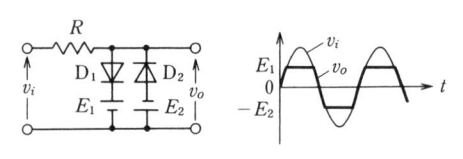

図3.117　ダイオードリミッタ

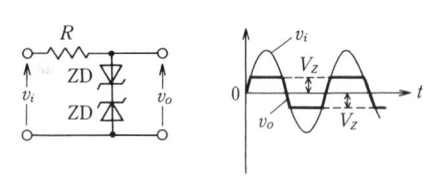

図3.118　ツェナーダイオードを用いたリミッタ

(c) **スライサ** 入力波形のきわめて狭い振幅レベル間にある部分だけを取り出す回路をスライサという。図3.119 はダイオードスライサで，図(a)の回路では 0 V を基準に正負の狭い振幅間をスライスした波形が出力される。一方，図(b)の回路ではスライスレベルが直流バイアス E_1, E_2 によって決まり，この間の狭い範囲がスライスされる。ダイオードスライサの出力振幅は非常に小さいので増幅器を必要とする場合が多い。

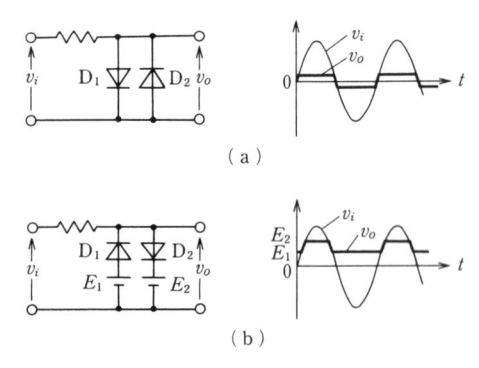

図3.119　ダイオードスライサ

(d) クランパ　入力波形に直流分を加えて基準レベルを振幅軸上のあるレベルにずらす操作をクランプ（振幅推移）といい，その回路をクランパという．図 3.120 はダイオードを用いたクランパであり，図(a)の回路では入力電圧に図のようなパルスが加わると，正の半周期でダイオードが導通してコンデンサ C にはパルスの振幅に等しい電圧 v だけ充電される．この間，出力電圧 v_o はゼロである．パルスが反転した負の半周期ではダイオードは非導通になり，入力電圧とコンデンサの充電電圧を加えた電圧 $-2v$ が出力 v_o に現れる．この回路では出力がゼロを基準にクランプされる．一方，図(b)のクランパはダイオードの向きが逆になっており，正方向にクランプされる回路である．

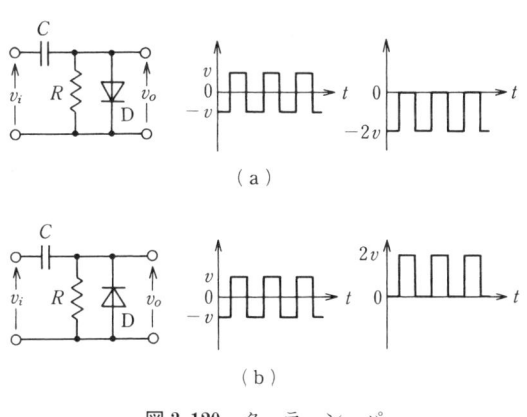

図 3.120　ク ラ ン パ

(e) ゲート回路　ゲート回路は指定された期間だけ出力に入力信号が現れ，その他の期間では出力されない回路である．図 3.121 はダイオードゲートの一例を示したもので，負のゲートパルスが加わっている間，ダイオードは非導通になっており，出力には信号が現れない．このような操作を時間選択といい，ディジタル信号の論理演算に欠かすことができない．

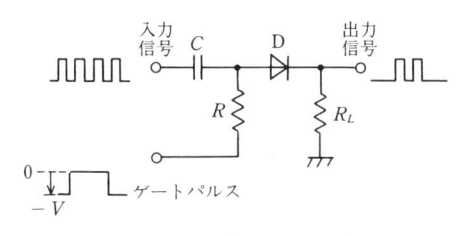

図 3.121　ゲ ー ト 回 路

（f） **標本化回路**　この回路は連続した入力信号波形から一定周期ごとにその振幅を取り出す（サンプリング）回路であり，ゲート回路のゲートパルス幅を短くし，パルスの繰返し周波数を高くすることによって実現可能である。標本化出力が入力信号を忠実に表すためには，3.2.9項で述べたようにサンプリング周波数が入力信号に含まれる最高の周波数の2倍以上でなければならない（サンプリング定理）。

（g） **ストローブ回路**　この回路はゲート操作と振幅弁別を兼ね備えた回路であり，同期（ストローブ）信号が出ている期間中に入力信号が一定のレベル以上にあれば出力パルスを発生する。時刻，パルス幅および振幅に関して波形整形されたパルスが出力される。

（h） **ミラー積分器とブートストラップ回路**　いずれも方形波入力からのこぎり波を得る回路である。ミラー積分器は3.2.2項で述べたように演算増幅器とCR回路で構成され，入力に振幅が1のステップ波形を与えると式(3.158)が近似的に

$$v \fallingdotseq -\frac{t}{C_f R} \tag{3.231}$$

となり，時間とともに出力が直線的に増大する。周期方形波を入力すると，これを繰り返し，のこぎり波が得られる。

一方，ブートストラップ回路は**図3.122**のような利得$A \fallingdotseq 1$の非反転増幅器とCR回路で構成され，ミラー積分器とは対照的に正帰還がかかっている。出力電圧v_oはコンデンサCの端子電圧v_cと等しいのでP点とQ点は等電位になり，$V - Ri = 0$，すなわち$V = Ri$となる。$t = 0$でスイッチSを開く操作を施すとCには電流iによる充電が行われ，v_cは

$$v_c = \frac{1}{C}\int i\,dt = \frac{1}{CR}\int V\,dt = \frac{V}{CR}t \tag{3.232}$$

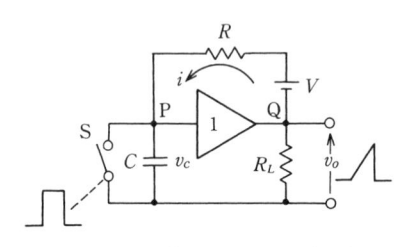

図3.122　ブートストラップ回路

となる。$v_o=v_c$ であるから出力電圧 v_o は時間とともに直線的に増大する。スイッチ S を閉じるとコンデンサの充電電圧は瞬間的に放電され v_o はゼロになる。この操作が繰り返されると出力にはのこぎり波が現れる。

3.3.2 論 理 回 路
〔1〕 論 理 代 数

一般に，代数とは数や文字記号の間の関係を，定められた演算法に従って求めるものである。論理代数も代数の一種であるが，論理代数では "0" と "1" の二つの値しか存在しないので，通常用いている代数とはおのずと異なっている。しかし，値が二つしか存在しないので演算法さえしっかり覚えてしまえば普通の代数よりも簡単である。論理代数の演算法にも加法と乗法があるが，減法や除法はない。以下に論理代数の演算法についてまとめて述べるが，A，B および C という変数は一般性をもたせるために用いたものであり，"0" または "1" という値をとる。

（a） 加法（論理和）　　加法は通常の代数と同様に "$+$" という記号が用いられ，$A+B=C$ のように表される。A，B はそれぞれ "0"，"1" という値をとるので，つぎの4通りの組合せが考えられる。

$$A+B=C$$
$$\downarrow \quad \downarrow \quad \downarrow$$
$$0+0=0$$
$$0+1=1$$
$$1+0=1$$
$$1+1=1$$

この四つのうち，上の三つは通常の代数とまったく同じであり普通の足し算を行えばよい。しかしいちばん下は通常の代数と異なり，通常の代数では $1+1=2$ となるはずであるが，論理代数では "0"，"1" という値しかとらないので，"2" という答にはならず "1" となってしまう。この四つの式をよくみると，A または B が "1" のときに C が "1" となることがわかり，このこと

表3.8
真理値表（OR）

A	B	C
0	0	0
0	1	1
1	0	1
1	1	1

表3.9
真理値表（AND）

A	B	C
0	0	0
0	1	0
1	0	0
1	1	1

表3.10
真理値表（NOT）

A	B
0	1
1	0

から"OR"と呼ばれる。また，**表3.8**のように入力 A，B の値により出力がどういう値になるかを表で示したものを真理値表という。

（b）**乗法（論理積）** 乗法は"・"という記号が用いられ，$A \cdot B = C$ のように表される。加法の場合と同様に A，B の組合せとして4通り考えられ，真理値表を用いて表すと**表3.9**のようになる。乗法の場合は通常の代数とまったく同じであり，普通に掛け算を行えばよい。この表から A と B がともに"1"となるときに C が"1"となることがわかり，このことから"AND"と呼ばれる。

（c）**否　定** 通常の代数には存在しない演算であり，"‾"という記号を変数の上につけることで表される。入力 A の値を反転させる演算であり，$A=1$ であれば出力 $B=0$ となり，これを $B=\overline{A}=0$ と表す。**表3.10**に真理値表を表す。否定の場合は入力が一つしかないので2通りの状態を考えればよいことがわかり，"NOT"と呼ばれる。また，否定に関してつぎの式で示されるような**ド・モルガン**（de Morgan）**の定理**がある。

$$\left.\begin{array}{l}\overline{A+B}=\overline{A}\cdot\overline{B}\\ \overline{A\cdot B}=\overline{A}+\overline{B}\end{array}\right\} \quad (3.233)$$

式（3.233）のうち上の式は，$A+B=C$ であれば C の否定が A と B の否定の論理積に等しいことを示している。

（d）**論理代数の交換法則，結合法則，分配法則** 論理代数でも通常の代数と同様に交換法則，結合法則，分配法則が成立する。これらは通常の代数とまったく同じであるので，ここでは詳しい説明は省き，簡単に示す。

交換法則：$A+B=B+A$，$A \cdot B=B \cdot A$
結合法則：$(A+B)+C=A+(B+C)$，$(A \cdot B) \cdot C=A \cdot (B \cdot C)$

分配法則：$A \cdot (B+C) = A \cdot B + A \cdot C$

〔2〕 **アナログ回路とディジタル回路**

　いままで述べたように電子回路にはアナログ回路とディジタル回路がある。ではアナログ回路とディジタル回路はどこが異なるのだろうか？"アナログ"と"ディジタル"という言葉から，すぐに時計を思い出す読者が多いだろう。アナログ時計には長針，短針および秒針の3種類の針があり，これらが文字盤上の文字をさすことにより時刻を表す。これらの針が連続的に回転するのでアナログ時計と呼ばれる。すなわち連続的にある量を表す方式をアナログ方式と呼び，表される量をアナログ量という。これまでみてきたようにアナログ回路は電圧，電流がアナログ的に表される回路である。

　一方，ディジタル時計は文字表示により時刻を表すもので，ある決められた時間間隔で文字表示が変化するようになっており，連続的に時刻を表すことはできない。このように，ある決められた量を単位として，それがいくつあるかによって，ある量を表す方式をディジタル方式と呼び，表される量をディジタル量という。ディジタル回路とは電圧，電流がディジタル量で表される回路であるということができるが，具体的にはどういうことなのだろうか？

　現在最もよく用いられているディジタル回路は，入力および出力電圧が"1"，"0"あるいは"オン"，"オフ"といった二つの状態しかとらないような回路である。"1"あるいは"オン"状態では回路の電圧が5V（5Vでなくても構わないが，ここではこの値を用いる）となり，"0"あるいは"オフ"状態では電圧が0Vとなるものを正論理，これとは逆になるものを負論理という。以後の説明はすべて正論理を用いて行う。

〔3〕 **論 理 回 路**

　ディジタル回路では先に述べたように"0"か"1"という値しかとらないので，論理代数との相性がよい。そこで，論理演算を実行するためにディジタル回路が用いられ，このような回路を論理回路と呼ぶ。論理回路には基本的な論理演算である論理和，論理積，否定を実行するOR，AND，NOT回路と，これらを組み合わせたNOR，NAND回路などがある。

198   3. 電 子 回 路

（a） OR 回路　　OR 回路はその名のとおり論理和を計算する回路であり，最も簡単な OR 回路は 2 個のダイオードと 1 個の抵抗を用いて**図 3.123**（a）のように構成される。入力 A, B がともに "0"（0 V）であるときは，2 個のダイオードはともに導通状態になり，出力 C も "0" となる。A が "1"（5 V）のときは，A に接続されているダイオードが導通状態になり，出力端子 C における電位が 5 V，すなわち出力 C は "1" になる。一方，B に接続されているダイオードは逆バイアスとなるため非導通状態になる。B が "1" である場合も同様に C は "1" となり，A, B ともに "1" となる場合は 2 個のダイオードとも導通状態になり C は "1" となる。このように図の回路を用いて論理和を計算することができる。

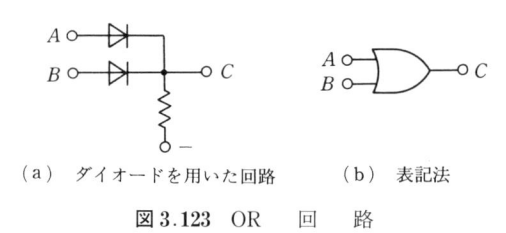

（a） ダイオードを用いた回路　　（b） 表記法

図 3.123　OR 回 路

　一般に OR 回路は図（b）に示す記号を用いて表されるが，これは回路の動作（入力と出力の関係）のみを示すために用いられるものであり，回路の中身を問題としない限りはこの記号が用いられる。

（b） AND 回路　　AND 回路はその名のとおり論理積を計算する回路であり，最も簡単な AND 回路はダイオード 2 個と抵抗 1 個を用いて**図 3.124**（a）のように構成される。入力 A, B がともに "1" であるときに，2 個のダ

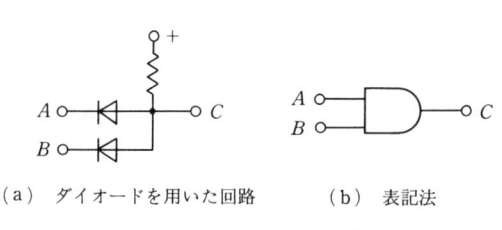

（a） ダイオードを用いた回路　　（b） 表記法

図 3.124　AND 回 路

イオードがともに非導通状態になり，出力 C が "1" となる．A が "0" であるときには，A に接続されたダイオードが導通状態になり出力 C は "0" となる．B が "0" である場合も同様である．A, B ともに "0" である場合も，2個のダイオードが導通状態になり C は "0" となる．このように図の回路を用いて論理積を計算することができる．また AND 回路は図(b)に示す記号を用いて表される．

(c) NOT 回路　NOT 回路はその名のとおり否定を計算する回路であり，最も簡単な NOT 回路は1個のトランジスタと2個の抵抗を用いて**図 3.125(a)**のように構成される．入力 A が "1" のときにはトランジスタはオンとなり出力 B は "0" となる．A が "0" であるときには，トランジスタはオフとなり B は "1" となる．このように図の回路を用いて否定を計算することができる．また NOT 回路は図(b)に示す記号を用いて表される．

　　　(a) トランジスタを用いた回路　　　(b) 表記法

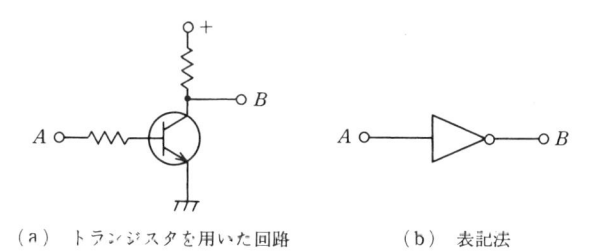

図 3.125　NOT　回　路

(d) NOR 回路　NOR とは OR NOT の意味で，論理和を計算した後に否定をとる演算であり，真理値表は**表 3.11**に示すようになる．NOR 回路

表 3.11
真理値表 (NOR)

A	B	C
0	0	1
0	1	0
1	0	0
1	1	0

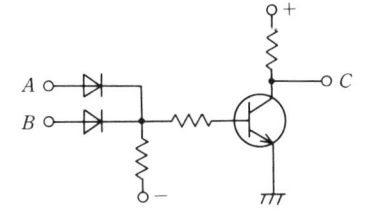

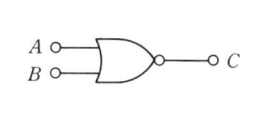

　　(a) ダイオード，トランジスタを用いた回路　　　(b) 表記法

図 3.126　NOR　回　路

は図 3.123 の示した OR 回路と図 3.125 に示した NOT 回路を組み合わせて，図 3.126(a) のように構成することができる。また NOR 回路は図 3.123(b) の OR 回路の出力側に ○ 印をつけて図(b)に示す記号で表される。この ○ 印は NOT を表すものであり，NOR 回路以外でも用いられる。

(e) **NAND 回路**　　NAND とは AND NOT の意味で，論理積を計算した後に否定をとる演算であり，真理値表は**表 3.12** に示すようになる。NAND 回路は図 3.124 に示した AND 回路と図 3.125 に示した NOT 回路を用いて構成することができる。その要領は NOR 回路と同じであり，**図 3.127**(a) に示すようになる。また NAND 回路は図(b)に示す記号を用いて表される。

表 3.12
真理値表（NAND）

A	B	C
0	0	1
0	1	1
1	0	1
1	1	0

(a) ダイオード，トランジスタを用いた回路

(b) 表記法

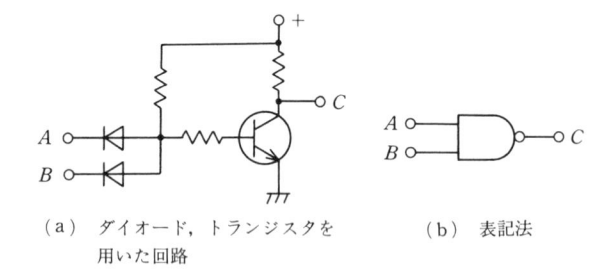

図 3.127　NAND 回路

3.3.3 順序回路

3.3.2 項で述べた論理回路は記憶能力をもたず，入力が加えられている間だけ出力が得られる回路であった。いいかえると，入力の値によってのみ出力が決定される回路である。順序回路は一種のディジタル回路であり，入出力が "0"，"1" で表される点では論理回路と同じであるが，記憶能力をもつ点で論理回路とは異なり，回路の状態と入力の双方の要素により出力が決定される。このため，時間の要素を含む情報を扱うことができる。通常はクロックパルスによりシステム全体の同期をとって動作させる方式が用いられる。以下に基本的な順序回路について，その動作と構成を示す。

〔1〕 フリップフロップ

双安定やマルチバイブレータを**フリップフロップ**と呼ぶことは 3.3.1 項〔5〕(a)に述べたが，フリップフロップにもいくつかの種類があり目的に応じて使い分けられる。

(a) RS フリップフロップ　RS は set-reset を表すものであり，このフリップフロップは文字どおりセット入力とリセット入力をもっている。RS フリップフロップは 2 個の NOR 回路または 2 個の NAND 回路を用いて構成することができるが，NOR 回路と NAND 回路を用いた場合で入力信号の極性が異なるので注意が必要である。

NOR 回路を用いた場合の回路構成と動作および真理値表を図 3.128 に示す。回路は二つの NOR 回路の一方の出力を他方の入力に戻し，交差させた構成となっている。この図中で Q は出力を，$\overline{Q}$ は出力の否定を表している。$t=0$ において Q が "0" であるものとして，t_1 後にセット入力 S が加えられた（すなわち $S=$ "1"）ものとすると Q は "1" になり，$\overline{Q}$ は "0" になる。その後，なにも入力が加えられない間は，前の状態を保っているので記憶と呼ばれる。さらに t_2 後に R が加えられた（$R=$"1"）とすると，今度は Q が "0" となり，$\overline{Q}$ が "1" となる。また S，R ともに加えられた場合，回路はフリップフロップとして動作しなくなるので不定状態となり，そのような使い方は禁止されている。

S	R	Q
0	0	記憶
0	1	0
1	0	1
1	1	禁止

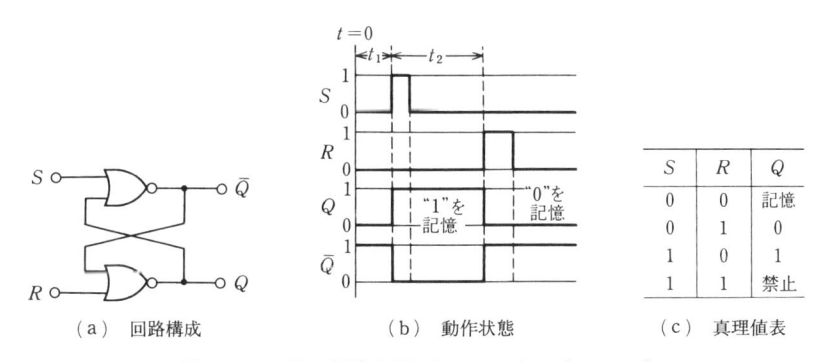

(a) 回路構成　　(b) 動作状態　　(c) 真理値表

図 3.128　NOR 回路を用いた RS フリップフロップ

NAND回路を用いた場合の回路構成と動作および真理値表を図3.129に示す。この回路もNOR回路を用いた場合と同じような構成となっている。ただし，この回路はセット入力Sが"0"になったときにQが"1"となり，リセット入力Rが"0"になったときにQが"0"となる。図(b)に動作状態を示すが，これはNOR回路を用いた場合とほぼ同じであり，入力の"0"，"1"のみが異なっていることに注意されたい。したがって，真理値表も若干異なる。

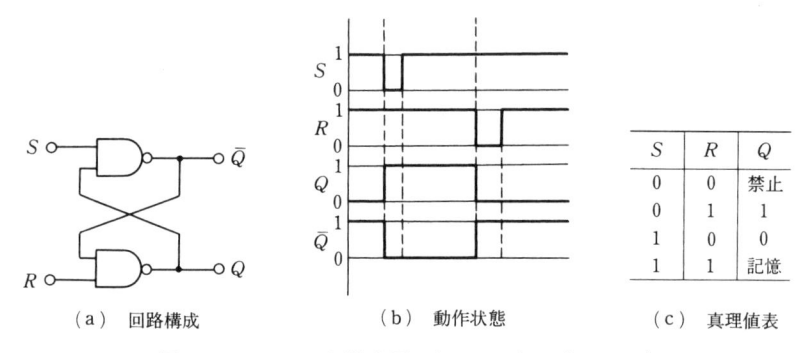

S	R	Q
0	0	禁止
0	1	1
1	0	0
1	1	記憶

(a) 回路構成 (b) 動作状態 (c) 真理値表

図3.129 NAND回路を用いたRSフリップフロップ

一般にRSフリップフロップは図3.130に示す記号を用いて表され，これを用いる場合はどちらのタイプであるかを確かめる必要がある。

また図3.131に示すように，RSフリップフロップの前段にAND回路を付

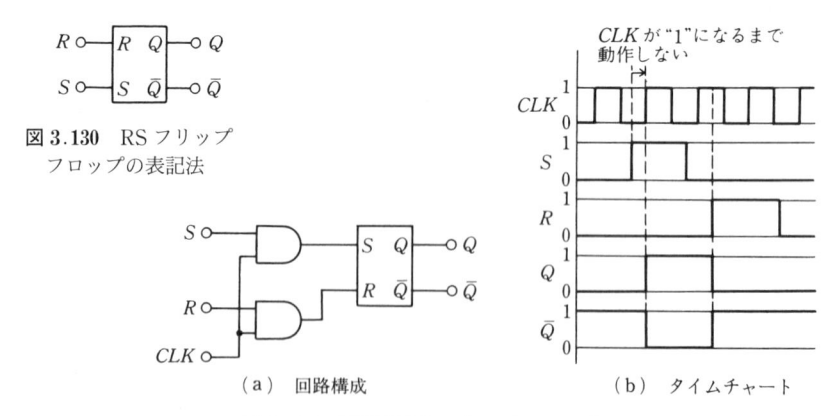

図3.130 RSフリップフロップの表記法

(a) 回路構成 (b) タイムチャート

図3.131 同期式RSフリップフロップ

加して，二つのAND回路の入力の一方をクロック入力 CLK とすると，CLK が"1"のときのみRSフリップフロップとして動作するようになる。これを同期式RSフリップフロップと呼び，図(b)のように，フリップフロップを時間的に制御して動作させたい場合に用いられる（この図にはNOR回路を用いたタイプの動作が示されている．）図(b)のように回路各部の動作タイミングを示した図をタイムチャートという．CLK 入力があるものを単にRSフリップフロップと呼び，CLK 入力がないものをRSラッチと呼ぶこともある．

（b）Dフリップフロップ　Dフリップフロップの D は data を意味するものであり，データを記憶するために用いられる．Dフリップフロップの記号とタイムチャートおよび真理値表を**図 3.132** に示す．D はデータ入力であり，CLK はクロック入力である．Dフリップフロップはクロックが加えられたときのデータ入力 D の状態（"0"か"1"か）を Q として出力するものであり，クロックの立上りで動作するタイプと立下りで動作するタイプがある．また $\overline{Q}$ は出力の否定である．図(b)にはクロックの立上りで動作するタイプのDフリップフロップの動作を示した．

D	CLK	Q
0	0	0
1	0	0
0	1(立上り)	0
1	1(立上り)	1

（a）表記法　　（b）タイムチャート　　（c）真理値表

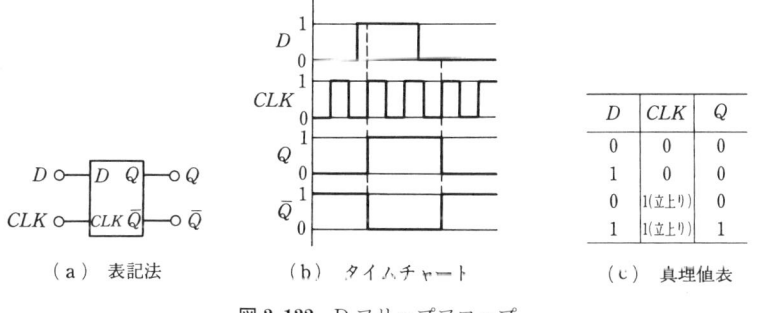

図 3.132　Dフリップフロップ

（c）JKフリップフロップ　JKフリップフロップは最も一般的に用いられているフリップフロップであり，RSフリップフロップやDフリップフロップの機能を兼ね備えている．JKフリップフロップの記号とタイムチャートおよび真理値表を**図 3.133** に示す．

(a) 表記法　　(b) タイムチャート　　(c) 真理値表

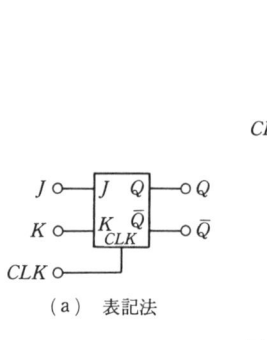

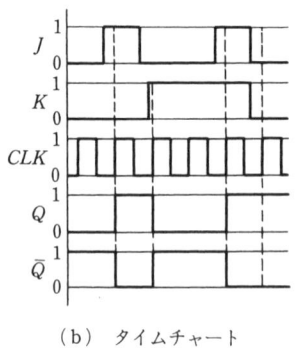

J	K	Q
0	0	記憶
0	1	0
1	0	1
1	1	反転

図 3.133　JK フリップフロップ

JK フリップフロップは J と K の値によって，真理値表に示すような 4 種類の動作をする。まず J，K ともに "0" の場合は出力 Q は変化せず前の状態を記憶する。J が "1" で K が "0" のときは Q が "1"，これとは反対に，J が "0" で K が "1" のときは Q が "0" となる。この動作に関しては前述の RS フリップフロップと同じであるが，J，K ともに "1" のときは JK フリップフロップでは出力 Q が前の状態と反転する。すなわち，Q が "1" であれば "0" に，"0" であれば "1" になる。JK フリップフロップの動作の様子を図 (b) のタイムチャートに示してある。また，このフリップフロップを D フリップフロップとして用いる場合には図 3.134 のように接続すればよい。

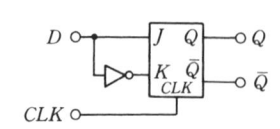

図 3.134　JK フリップフロップを D フリップフロップとして使う方法

（d）T フリップフロップ　T フリップフロップの記号とタイムチャートを図 3.135 に示す。このフリップフロップは入力 T が "1" のときにはクロック入力 CLK が加えられるごとに出力 Q が反転し，T が "0" であるときには Q が変化しないものであり，次項〔2〕で述べるカウンタなどを構成する場合に用いられる。

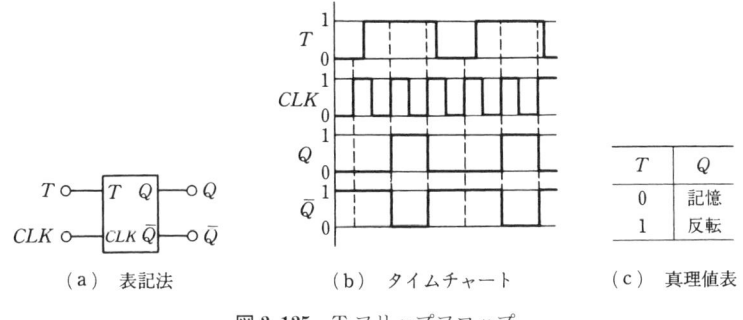

図 3.135　T フリップフロップ

(a) 表記法　(b) タイムチャート　(c) 真理値表

T	Q
0	記憶
1	反転

〔2〕　**カウンタ**

　カウンタはその名が示すとおり，数を数える機能をもつ順序回路である。これまで述べたきたように，順序回路や論理回路はディジタル回路であり，入出力が"0"，"1"の2値をとる。そこで，順序回路などを用いて数を数える場合，普通1，2，3，……と数えることはできない。順序回路を用いる場合，どのようにして数を数えるのだろうか？

　(a)　**数の表現法**（10進数と2進数）　　われわれが数を数える場合，通常10進数を用いている。10進数は10になると1けた繰り上がるという規則をもつ数であり，一つのけたで0～9まで数えることができる。順序回路は前述のように一つのけたで0～1までしか数えることができないので，2になったら1けた繰り上がるようにすると都合がよい。このように，2になると1けた繰り上がる数を2進数という。2進数では一つのけたで"0"，"1"という二つの状態を表すことができる。1けたは2進数の情報の単位であり，ビット（bit，binary digit の略）と呼ばれる。例えば，8ビットの情報というと8けたの2進数で表される情報のことであり，8ビットを1バイトという。10進数で"365"は $3\times 10^2+6\times 10+5$ を表している。同様に，2進数で"10010011"は

$$1\times 2^7+0\times 2^6+0\times 2^5+1\times 2^4+0\times 2^3+0\times 2^2+1\times 2+1$$

を表しており，これは10進数で147にあたる。

　電卓で足し算を行う場合には数値を10進数で入力するが，入力された数値は内部で2進数に変換された後に和が計算され，その結果は再び10進数に変

表 3.13 数 の 表 現 法

10進数	2進数	16進数	BCD
0	0000	0	0000 0000
1	0001	1	0000 0001
2	0010	2	0000 0010
3	0011	3	0000 0011
4	0100	4	0000 0100
5	0101	5	0000 0101
6	0110	6	0000 0110
7	0111	7	0000 0111
8	1000	8	0000 1000
9	1001	9	0000 1001
10	1010	A	0001 0000
11	1011	B	0001 0001
12	1100	C	0001 0010
13	1101	D	0001 0011
14	1110	E	0001 0100
15	1111	F	0001 0101

換された後に表示される。これは電卓内部の回路がこれまでみてきたようなディジタル回路で構成されており，10進数のままでは表現できないためである。また結果が2進数で表されていても，われわれにはすぐにいくつだかわからないので，結果は10進数で表示されるようになっている。**表 3.13**に2進数と10進数の変換表を示す。このほか16進数やBCDコードもよく用いられるので表中に示した。

　16進数は0〜9の数字とA〜Fのアルファベットを用いて数を表現するものであり，一つのけたで1〜15まで数えることができる。これは2進数の4ビットを一つのけたとして表すことにより，容易に2進数から変換することができ，2進数を用いるとけたが多くなる場合に用いられる。BCDコードは4けたの2進数で10進数の0〜9を表すものであり，例えば10進数の28は"0010 1000"のように表される。

（b）**カウンタ**　　カウンタが2進数を用いて数を数える回路であることはすでに述べたとおりであるが，最も簡単なカウンタは1個のフリップフロップを用いて構成することができる（**図 3.136**）。これは1ビットの2進カウンタ

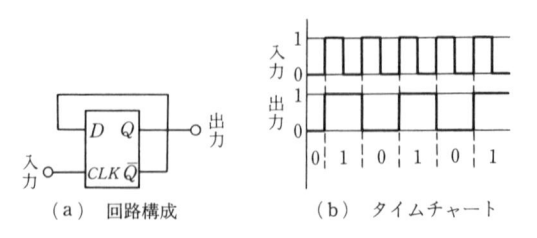

（a）回路構成　　　　（b）タイムチャート

図 3.136　1ビットの2進カウンタ

と呼ばれ，0〜1までの数を数えることができる．入力信号を CLK に入力すると，入力信号の周期の2倍の周期をもつ信号が出力される．タイムチャートを図(b)に示す．分周動作を行っているのはすぐにわかるが，よくみると入力信号の数を0，1，0，1…とカウントしているのがわかる．しかし，この回路は1ビットのカウンタなので2以上の数については数えることができず，1のつぎは再び0となってしまう．

このような回路を横に四つ並べることにより，**図3.137**に示すような4ビットのカウンタを構成することができる．この回路を用いると0〜15までの数を数えることができる．図(b)には，カウントされた値を10進数で示してあるが，表3.12を用いて2進数に変換し，Q_0〜Q_3の値と比較すると，カウントされていることが確認できる．さらに，このような回路を並べることにより8ビット，16ビットへと拡張することができる．

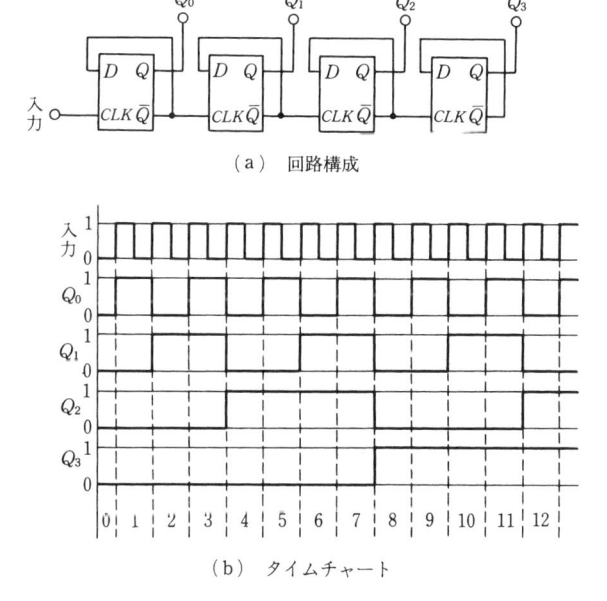

(a) 回路構成

(b) タイムチャート

図3.137 4ビットのカウンタ

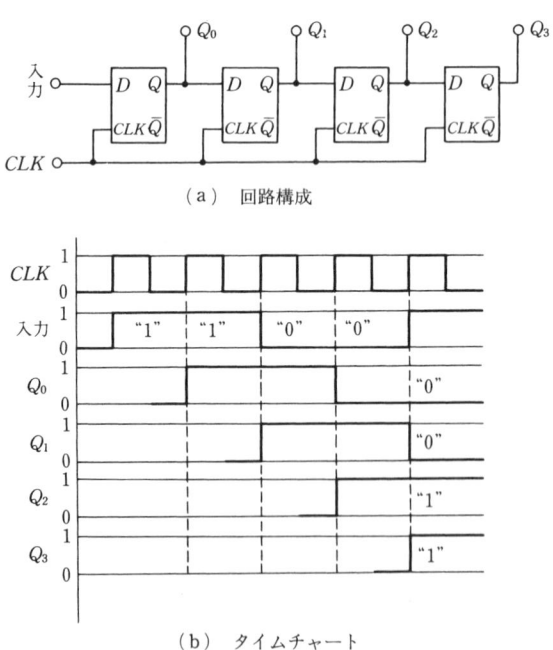

〔3〕 **シフトレジスタ**

シフトレジスタはクロックが入力されるごとに，データが1ビットだけ左または右にシフトするレジスタ回路である．レジスタ回路とはデータを一時的に記憶する回路であり，1ビットのレジスタは1個のフリップフロップを用いて構成することができる．またn個のフリップフロップを並列に並べることにより，nビットのレジスタを構成することができる．シフトレジスタもフリップフロップを用いて構成することができ，Dフリップフロップを用いた4ビットシフトレジスタを図3.138に示す．

この回路は四つのフリップフロップのCLK入力を共通にして，すべてのフリップフロップが同期して動作するようになっている．1段目のフリップフロップの出力は2段目のフリップフロップに入力され，以後同様に前段の出力を次段の入力として用いる．この回路のタイムチャートを図(b)に示す．入力デ

(a) 回路構成

(b) タイムチャート

図3.138 シフトレジスタ

ータが図示されるように"1","1","0","0"と変化すると,出力 Q_0 は1クロックの時間だけ遅れて"1","1","0","0"と変化し,出力 Q_1 は2クロックの時間だけ遅れて同様に変化する。5発目のクロックが入力されると,もとの"1","1","0","0"という時間的に並んだシリアルデータが,Q_0〜Q_3 に並ぶようになり,これをシリアルデータがパラレルデータに変換されたという。シフトレジスタは,このようにシリアルデータをパラレルデータに変換する回路や遅延回路などとして用いられる。

〔4〕 **ROM**

ROM(read only memory)はその名のとおり記憶している情報を読み出すことだけができるメモリであり,電源を切っても記憶している情報が失われない。それゆえ,電源を投入するのと同時に,あらかじめ決められた動作のみを実行すればよい場合にはROMが用いられることが多い。ROMは次項〔5〕のRAMに比べて低価格であり,誤操作により記憶内容が失われることがない。また,EPROM(erasable programmable ROM)は,特殊な方法を用いると記憶内容の消去・再書込みができるので広く用いられている。

〔5〕 **RAM**

RAM(random access memory)はその名のとおりランダムにアクセス可能なメモリであり,ROMと異なり情報を記憶することと読み出すことができる。RAMにはフリップフロップを用いたスタティックRAMと,小さな容量のコンデンサとトランジスタを用いたダイナミックRAMがあり,どちらも電源を切ると蓄えている情報が失われる。スタティックRAMは,フリップフロップを用いるのでいったん情報を記憶させれば,再び別の情報を記憶させない限り,もとの情報が保持される。

これに対してダイナミックRAMは,集積度を高めるために容量の小さなコンデンサを用いており,時定数が小さくなり蓄えられた電荷をすぐに放電してしまうので,ある一定の時間ごとに情報を再記憶させることが必要である。しかし,メモリの集積度を高めるためにはダイナミックRAMのほうが都合がよく,消費電力,動作速度もスタティックRAMに比べて有利であり,大

容量メモリシステムに用いられることが多い。

3.3.4 電子計算機
〔1〕 電子計算機の発達の歴史

昔からさまざまな計算を自動で行ってくれる計算機の出現が望まれており，その一つの形として "そろばん"やパスカルの加算器などがある。しかし，これらは機械的な方法を用いて計算を行う装置であり，人間が操作しなくては計算を行ってくれない。

そこで，人間が操作しなくても，こういう計算をしなさいと命令（プログラム）するだけで，計算結果を出してくれる機械の開発が盛んに行われてきた。1944年にハーバード大学のエイケンは電気機械式の計算機 "MARK I"を完成させた。これが現在の電子計算機の始まりだといわれている。1945年にはプリンストン大学のフォン・ノイマンがプログラム内蔵方式の計算機を提案し，"EDVAC"という計算機を完成した。このプログラム内蔵方式という考え方は，現在の計算機でも用いられており，このような計算機をフォン・ノイマン形という。1946年にはペンシルバニア大学のエッカートとモークリーが "ENIAC"を製作した。この "ENIAC"は真の意味では初の電子計算機であり，真空管18 000本を用いた，消費電力が150 kWというものであった。

その後，トランジスタが発明され，電子計算機の構成部品も真空管からトランジスタへ移り変わった。さらにトランジスタを集積化した**集積回路**（integrated circuit，IC）や**大規模集積回路**（large scale integrated circuit，LSI）が構成部品として用いられるようになり，電子計算機が高性能になるとともに小形化も実現された。

〔2〕 電子計算機の構成

電子計算機は，ⓐ 入力装置，ⓑ 記憶装置，ⓒ 演算装置，ⓓ 制御装置，ⓔ 出力装置の五つの構成要素（**ハードウェア**）に大別することができる（図3.139）。これらのうち ⓑ〜ⓓ の三つの装置をまとめて中央処理装置（**CPU**）という。それぞれの構成要素について説明する。

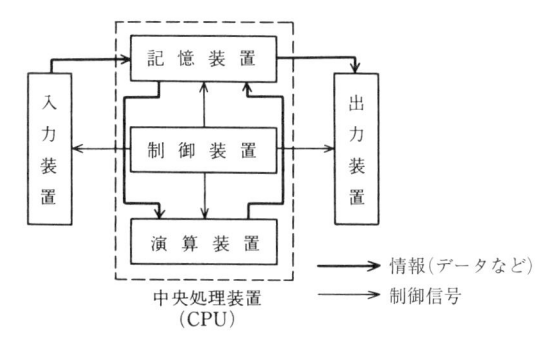

図 3.139　電子計算機の基本構成

（a）**入力装置**　入力装置はプログラムやデータを電気信号に変換して，計算機へ入力する装置であり，キーボード，マウス，磁気ディスク装置，イメージスキャナなどがある。

（b）**記憶装置**　記憶装置はデータやプログラムなどの情報を蓄える装置であり，メモリとも呼ばれる。特に，中央処理装置内の記憶装置は主記憶装置（メインメモリ）と呼ばれ，入力されたプログラムはこのメインメモリ内に蓄えられた後に順次処理される。しかし，電源を切るとメインメモリの内容は失われるので，データやプログラムは光ディスクや磁気ディスクなどの記憶装置を用いて保存される。これらの記憶装置は補助記憶装置と呼ばれる。

（c）**演算装置**　演算装置はデータの演算を行う装置であり，演算回路（ALU），レジスタ，カウンタ，アキュムレータ（累算器）などから構成されている。アキュムレータは ALU によって計算された結果を保持するレジスタであり，メインメモリ内のデータとアキュムレータのデータが ALU によって計算され，結果が再びアキュムレータに保持される。計算機内の演算は加算が基本となっており，乗算は加算の繰返し，減算はマイナスの加算，除算は減算の繰返しによって実行される。

（d）**制御装置**　制御装置はプログラムに従って，計算機各部に信号を送り，全体の動作を制御する装置である。プログラムは多くの命令により構成されているが，制御装置はこの命令を一つずつ取り出し，データをプログラムで

指定されたとおりに処理する働きをする。

（e） **出力装置** 出力装置は計算機によって処理した結果や途中経過を出力する装置であり，プリンタ，CRTディスプレイ，磁気ディスク装置などがある。

〔3〕 **ソフトウェア**

これまで，計算機のハードウェアについて述べてきたが，計算機をハードウェアのみで動作させ，意のままに種々の計算を行わせることは難しい。計算機を動作させるためにはプログラムが必要であることは，すでに承知のことであると思うが，プログラムなどのように実際の形がないものをハードウェアに対して**ソフトウェア**という。以下に，ソフトウェアの分類を示す。

（a） **オペレーティングシステム（OS）** 電子計算機に与えられた仕事を効率よく処理するためのソフトウェアであり，ハードウェアの制御やデータの管理，入出力制御を行う。

（b） **言語処理プログラム** "0"と"1"の2進数で書かれたプログラムを機械語プログラムというが，これでは人間にとってわかりにくい。そこで，プログラムは擬似コード（inputやwriteなど）を用いて書かれ，人間にとってわかりやすい形となっている。プログラムの実行にあたっては，これらの擬似コードから機械語に直す（翻訳する）ものが必要である。一括して擬似コードから機械語に翻訳するものを**コンパイラ**といい，実行しながら部分的に翻訳するものを**インタプリタ**という。コンパイラ言語には，**フォートラン**（FORTRAN）やC言語などがあり，インタプリタ言語の代表的なものには**ベーシック**（BASIC）がある。

（c） **ユーティリティプログラム** OSの機能の一部で，おもにシステムの運用を支援するためのプログラムであり，エディタ（プログラムなどの編集を行うもの）やデバッガ（プログラム中の誤りを修正するためのもの）などがある。

（d） **アプリケーションプログラム** 事務計算や在庫管理などの特定の目的のためのプログラムであり，データベースも一つのアプリケーションプログ

ラムである。

参 考 文 献

1) 電子通信会編：電子通信ハンドブック，オーム社（1979）
2) 森　真作，吉田裕一編：電気・電子工学大百科事典（2）電気回路・電子回路，電気書院（1984）
3) 栗田正一，広瀬治男，南谷晴之：電子・電気工学大要，日新出版（1985）
4) 石橋泰雄，星川　洋：わかる電子回路，日新出版（1980）
5) 藤井信生：アナログ電子回路，昭晃堂（1984）
6) 藤井信生：リニア回路の設計，産報出版（1980）
7) 相川孝作，石田哲朗，橋口住久：新版電子工学概論，コロナ社（1989）
8) 黒部貞一，小川吉彦：電子工学概論，朝倉書店（1981）
9) 岡村廸夫：OPアンプ回路の設計，CQ出版（1981）
10) スタウト著，加藤康雄監訳：演算増幅器―回路設計ハンドブック―，マグロウヒル・ブック（1983）
11) バッサス，ユーウィング著，岩田倫典訳：化学と医学のための電子工学，講談社（1977）
12) 星宮　望，石井直宏，塚田　稔，井出英人：生体情報工学，森北出版（1986）
13) J. G. Webster ed.：Medical Instrumentation：Application and Design, Houghton Mifflin（1978）
14) 伊東正安：電子回路，産業図書（1997）
15) 長谷川　彰：スイッチングレギュレータ設計ノウハウ，CQ出版社（1985）
16) 藤井信生：なっとくする電子回路，講談社（2000）
17) 福田　務，栗原　豊，向坂栄夫，扇　浩治：絵ときでわかる電子回路，オーム社（2004）
18) 柳沢　健，金光　磐：アクティブフィルタの設計，産報出版（1978）
19) 辻井重雄，久保田一：ディジタル信号処理，オーム社（1987）
20) 藤井信生：ディジタル電子回路，昭晃堂（1987）
21) 伊東規之：ディジタル回路，日本理工出版会（1986）
22) ディフェンダファ著，渡会　理訳：計測のための電子回路（下）デジタル回路編，現代工学社（1983）
23) 小柴典居：トランジスタ・パルス回路，産報出版（1980）
24) 湯山俊夫：ディジタルIC回路の設計，CQ出版（1985）

25) 雨宮好文：現代電子回路学〔II〕, オーム社 (1983)
26) 矢田光治, 荒川正人：情報処理用語事典, オーム社 (1980)
27) 遠坂俊昭：PLL 回路の設計と応用, CQ 出版社 (2003)

演習問題

【1】 増幅器の良さを表すパラメータとして正しいのはどれか。
 a. 電子移動度 b. 入力インピーダンス c. 浮遊容量
 d. GB 積 e. 導電率

【2】 各種生体信号の振幅と周波数帯について組合せが正しいのはどれか。
 a. 心電図 ── 0.5〜4 mV ── 0.01〜250 Hz
 b. 筋電図 ── 0.5〜4 mV ── 0.1〜20 kHz
 c. 脳 波 ── 0.1〜5 mV ── 0.1〜150 Hz
 d. 心電図 ── 0〜1 mV ── DC〜20 Hz
 e. 筋電図 ── 0.1〜100 mV ── DC〜10 kHz
 f. 脳 波 ── 5〜300 μV ── DC〜150 Hz

【3】 電圧増幅器と電流増幅器の違いを述べよ。

【4】 増幅器の入力および出力端子における電圧が v_i, v_o で, 電力が P_i, P_o のとき, 電圧利得 G_v および電力利得 G_P をデシベル単位〔dB〕で表すと正しいのはどれか。
 a. $G_v = v_o/v_i$, $G_P = P_o/P_i$
 b. $G_v = 10 \log_{10}(v_o/v_i)$, $G_P = 10 \log_{10}(P_o/P_i)$
 c. $G_v = 20 \log_{10}(v_o/v_i)$, $G_P = 20 \log_{10}(P_o/P_i)$
 d. $G_v = 20 \log_{10}(v_o/v_i)$, $G_P = 10 \log_{10}(P_o/P_i)$
 e. $G_v = 10 \log_{10}(v_o/v_i)$, $G_P = 20 \log_{10}(P_o/P_i)$

【5】 入力電圧が 1 mV の生体信号を増幅して 1 V の出力電圧を得た。この増幅器の電圧利得をデシベル単位で求めよ。また入力電力が 1 mW, 出力電力が 1 W のとき電力利得はいくらか。

【6】 フィルタの「遮断周波数」の定義を示せ。

【7】 増幅器の周波数特性と遮断周波数について誤っているのはどれか。
 a. 帯域幅が極端に狭く, 特定の周波数の信号増幅を目的としたものを選択増幅器という。
 b. 周波数特性の中域の平坦な特性を基準にして $-3\,\mathrm{dB}$ となる周波数を遮断周波数という。
 c. 帯域幅とは低域遮断周波数と高域遮断周波数間の周波数範囲のことである。

d. 方形波のようなパルス状の信号に対しては不必要な周波数の混入を避けるため帯域幅の狭い狭帯域増幅器を用いる。
　　e. 増幅器内部からの雑音は帯域幅に比例して増加する。
【8】 増幅器の周波数ひずみ，位相ひずみ，および非直線ひずみについてそれぞれの違いを述べよ。
【9】 正弦波入力を増幅器に与えたとき，出力に基本波 $10\sin\omega t$ と高調波 $2\sin 2\omega t$，$1\sin 3\omega t$，$0.5\sin 4\omega t$，$0.2\sin 5\omega t$ が得られた。増幅器のひずみ率を求めよ。
【10】 増幅器の時定数 τ と低域遮断周波数 f_l との関係で正しいのはどれか。
　　a. $f_l=1/\tau$　　b. $f_l=1/(2\pi\tau)$　　c. $f_l=2\pi\tau$
　　d. $f_l=2\pi/\tau$　　e. $f_l=\tau/(2\pi)$
【11】 生体用増幅器の時定数と低域遮断周波数について組合せの正しいのはどれか。
　　a. 心電図用────1.5 s────0.5 Hz
　　b. 筋電図用────0.03 s────5 Hz
　　c. 脳波用────0.1 s────5 Hz
　　d. 心電図用────3.2 s────0.05 Hz
　　e. 筋電図用────0.1 s────0.5 Hz
　　f. 脳波用────0.3 s────0.5 Hz
【12】 生体用増幅器の入力インピーダンスは極力大きくとる必要があることの理由を述べよ。
【13】 インピーダンス整合の必要性について述べよ。
【14】 入力信号の SN 比が 1 000，出力信号の SN 比が 10 のとき，雑音計数 F と雑音指数 NF を求めよ。
【15】 雑音の種類と特徴について（a）〜（l）に適切な語句を入れよ。
　　外部雑音のうち最も大きなものは（a）の混入である。交流電灯線と増幅器，増幅器へのリード線あるいは被験者との間に存在する（b）を介して（c）によって交流雑音が混入する。また，増幅器の入力回路がアンテナとなって電灯線からの（d）や電源トランスからの漏れ（d）を拾い，（e）が発生する。このほか，外部雑音には電極の機械的振動によって発生する（f）や電子計算機内の回路のスイッチングによって発生する（g）がある。一方，内部雑音には抵抗体に電流が流れたとき電子の熱的励起に起因して発生する（h），トランジスタ内に発生する低周波雑音の（i），ダイオードやトランジスタの pn 接合面で電荷移動の際に生じる不規則な雑音の（j）などがある。（h）は雑音の周波数が広く分布していることから（k）とも呼ばれ，これに対して（i）は雑音のパワースペクトルの分布がさほど広くなく，（l）と呼ばれている。

3. 電子回路

【16】 雑音の影響を受けにくくする対策として正しいのはどれか。
a. アースを確実にする。　　b. 電源コードを長くする。
c. シールドを行う。　　　　d. 他の機器とコンセントを共通にする。
e. 雑音源からできる限り遠ざける。

【17】 生体用増幅器の安定性に関して重要なドリフトとオフセットについて誤っているのはどれか。
a. 入力の小さな変動による出力側のきわめて緩やかな電圧変化をドリフトという。
b. ドリフトは増幅器を構成する個々の素子の温度特性に依存する。
c. 入力がゼロであるにもかかわらず一定の出力電圧が生じることをオフセットという。
d. オフセットは回路の不平衡に起因する。
e. ドリフトは外部からの回路調整によってある程度補償し、減少させることができる。

【18】 3種類のトランジスタ増幅回路とそれぞれの等価回路と動作量を求めよ。

【19】 図3.10のエミッタ接地増幅回路の電圧利得、電流利得、電力利得、入力インピーダンスおよび出力インピーダンスを求めよ。ただし、$\beta=99$、$\alpha=0.99$、$r_b=500\,\Omega$、$r_e=25\,\Omega$、$r_c=1\,\mathrm{M}\Omega$、$R_L=1\,\mathrm{k}\Omega$ とする。

【20】 エミッタホロワとソースホロワの特徴を述べよ。

【21】 インピーダンス変換回路を必要とする場合として正しいのはどれか。
a. センサの温度特性を改善する。
b. 高出力インピーダンスのセンサを低入力インピーダンスの回路に接続する。
c. 電源電圧の変動が大きく、増幅回路が不安定である。
d. センサの出力インピーダンスが低い。
e. アナログ信号をディジタル信号に変換する。

【22】 図3.12の CR 結合増幅回路の低域および高域遮断周波数を求めよ。ただし、$R_C=3\,\mathrm{k}\Omega$、$R_L=2\,\mathrm{k}\Omega$、$C=1\,\mu\mathrm{F}$、$C_0=0.01\,\mu\mathrm{F}$ とする。

【23】 負帰還増幅回路の特徴について誤っているのはどれか。
a. 利得は $1/(1-A\beta)$ 倍だけ減少するが、利得の変化率も小さくなり安定な増幅回路が得られる。
b. 低域および高域遮断周波数ともに $(1-A\beta)$ 倍だけ大きくなり、帯域幅が広がる。
c. 回路素子の非直線ひずみや内部雑音は $1/(1-A\beta)$ 倍に抑制される。
d. 増幅回路の利得を A、帰還回路の帰還率を β とすると $1/(A\beta)$ をループ利得

という。
    e．帰還のかけ方により入出力インピーダンスが変化する。
【24】負帰還増幅器の利点を述べよ。
【25】図3.20の帰還増幅器の総合利得 G について正しいものはどれか。ただし，A は増幅器単独の利得，β は帰還回路の伝達特性である。
$$G=\frac{A}{1-A\beta} \quad G=\frac{A}{1+A\beta} \quad G=\frac{A\beta}{1-A\beta} \quad G=\frac{A\beta}{1+A\beta} \quad G=\frac{\beta}{1-A\beta}$$
【26】生体計測器用に差動増幅器が多く使われる理由について正しいのはどれか。
    a．平衡形入力となっている。　　b．周波数特性が良い。
    c．同相雑音に強い。　　　　　　d．利得が大きい。
    e．電源変動に対して影響を受けにくい。
【27】図3.23の差動増幅回路の差動利得 A_d と同相利得 A_c を求めよ。ただし，$\beta=99$，$r_b=500\,\Omega$，$r_e=25\,\Omega$，$R_C=4\,\mathrm{k}\Omega$，$R_E=160\,\Omega$，$R_s=1\,\mathrm{k}\Omega$ とする。
【28】つぎの文の（　）中に適切な語句を入れよ。
　　差動増幅回路の差動利得は一般に（a）ほうがよく，同相利得は（b）ほうがよい。両者の比は（c）または（d）と呼ばれ，common mode rejection ratio 略して（e）という。（e）は同相信号成分の抑制の目安として用いられ，（f）なる式で与えられる。（e）の高い差動増幅回路は（g）やオフセットも少なく，（h）や誘起電圧などの（i）を大幅に抑制するので，（j）として生体計測用に広く用いられている。
【29】つぎの演算増幅器を利用した回路でアナログ回路でないものはどれか。
    a．インピーダンス変換回路　　b．能動フィルタ　　c．論理回路
    d．微積分回路　　e．サンプルホールド回路
【30】演算増幅器について誤っているのはどれか。
    a．差動利得がきわめて高く，同相利得が低い。
    b．ドリフトが少ない。
    c．入力インピーダンスが低い。
    d．負帰還をかけても発振せず安定である。
    e．直流増幅でアナログ演算に使われる。
【31】図3.26の反転増幅回路において入力 v_i と出力 v_o の関係を求めよ。
【32】演算増幅器を使った電圧ホロワの特徴と用途を述べよ。
【33】電力増幅回路について（a）～（h）に適切な語句を入れよ。
　　電力増幅回路には，入力信号の全周期にわたって電流が流れるように増幅する（a），信号の半周期間だけ電流が流れるような動作点のとり方をする（b），入力信号のピーク近くの狭い範囲だけ電流が流れるように増幅する（c）がある。

(a)の電力効率は低く(d)％以下となり，(b)では最大(e)％になる。(c)では平均直流電流が小さくなるので最も大きな電力効率が得られる。(f)は二組の増幅素子をアースに関して(g)に接続し，両者が相補的に働くように構成したものであり，(h)の少ない正弦波出力を得ることができる。

【34】 電源回路について正しいのはどれか。
  a．他の回路や負荷に交流の電力エネルギーを供給する回路である。
  b．通常，商用交流電圧をトランスによって必要な電圧に昇圧または降圧する。
  c．交流を整流回路で整流した後，平滑化する。
  d．半波整流は全波整流より整流効率が高い。
  e．平滑回路はリプルを増やし，安定な出力を得るために用いる。

【35】 アナログ回路およびディジタル回路とその信号について誤っているのはどれか。
  a．アナログ回路では，信号は量子化され不連続量として表される。
  b．ディジタル回路では，信号の大きさは連続量として表される。
  c．アナログ量は雑音による波形ひずみを起こしやすく，信号伝送時の波形ひずみを起こしやすい。
  d．ディジタル量は雑音に強く，演算および伝送中の波形ひずみが生じても影響を受けない。
  e．ディジタル回路のほうが複雑な演算に適している。

【36】 図3.49のターマン発振回路と図3.50のウィーンブリッジ発振回路の発振周波数を求めよ。ただし $C_1=C_2=10^{-9}$ F, $R_1=R_2=100$ Ω とする。

【37】 発振回路について正しいのはどれか。
  a．帰還形発振回路は増幅回路に帰還回路を通して負帰還をかけたものである。
  b．水晶発振回路は水晶振動子の共振現象を利用したものである。
  c．生体信号のテレメータリング用搬送波の発生や超音波の駆動源に用いる。
  d．発振するためには電圧振幅条件と周波数条件を満足しなければならない。
  e．移相形 RC 発振回路は数 MHz 以上の高周波が発振帯域となる。

【38】 図3.51(a)の CR 回路において，入力電圧 v_i と出力電圧 v_o の関係を式で示せ（時定数 $\tau=CR=1$ のとき，v_i と v_o の関係はどうなるか）。v_i に方形波が入力されると出力 v_o はどのような波形になるか図示せよ。また，v_o/v_i の周波数特性を示し，遮断周波数と時定数の関係を求めよ（低域遮断か高域遮断か）。この回路は，微分回路か積分回路か，低域通過フィルタ特性を示すか，高域通過フィルタ特性を示すか。

【39】 図3.51(h)の CR 回路において，入力電圧 v_i と出力電圧 v_o の関係を式で示

せ（時定数 $\tau=CR=1$ のとき，v_i と v_o の関係はどうなるか）。v_i に方形波が入力されると出力 v_o はどのような波形になるか図示せよ。また，v_o/v_i の周波数特性を示し，遮断周波数と時定数の関係を求めよ（低域遮断か高域遮断か）。この回路は，微分回路か積分回路か，低域通過フィルタ特性を示すか，高域通過フィルタ特性を示すか。

【40】 フィルタの種類と特性について正しいのはどれか。
  a. 電気信号に含まれる種々の周波数から特定の周波数帯域を通過させたり，除去したりする。
  b. 帯域通過フィルタはノッチフィルタともいう。
  c. 帯域除去フィルタの適用例として生体信号への商用交流雑音の混入を防ぐことがあげられる。
  d. RC フィルタは，急峻な遮断特性をもたせることができない。
  e. LC リアクタンスフィルタは小形化，低周波化に適している。
  f. スイッチドキャパシタフィルタは MOS コンデンサや MOS オペアンプなどで構成され，LSI 化に適している。

【41】 図 3.60 の能動フィルタにおいて $C_1=C_2=1$ nF，$R_1=R_2=1$ kΩ のときの高域遮断周波数を求めよ。

【42】 図 3.62 の能動フィルタにおいて $C_1=C_2=1$ μF，$R_1=R_2=10$ kΩ のときの低域遮断周波数を求めよ。

【43】 種々のアナログ回路について（a）〜（l）に適切な語句を入れよ。
　　二つの入力電圧を比較し，その差が正か負によって異なるレベルの電圧を出力する（a）は，演算増幅器の飽和特性を利用したり，（b）のような非線形素子を利用している。より実用的な（a）である（c）は，入力電圧がゼロより大きいか小さいかによって正負の出力電圧を出すものである。（d）はアナログ入力電圧に比例して（e）の数，すなわち周波数を発生する回路であり，これに対して（f）は入力した（g）に比例した出力電圧を得る回路である。時々刻々変化する信号波形のピーク値を検出する（h）は，波高分析器，（i），（j）などの分析機器に利用されている。（k）はアナログ波形の任意の時刻の値を抽出して一時的に保持する回路であり，（l）の一部に使われる。

【44】 AD 変換器について正しいのはどれか。
  a. 電圧を電流に変換することである。
  b. アナログ信号をディジタル信号に変換することである。
  c. サンプリング周波数は入力信号の最高周波数の 2 倍以上でなければならない。
  d. サンプルホールド回路やコンパレータも使われる。

e. 二重積分形 AD 変換器は変換速度が早い。

【45】 DA 変換器について正しいのはどれか。
　a. インピーダンスを変換することである。
　b. 直流を交流に変換することである。
　c. 周波数を変換することである。
　d. ディジタル量をアナログ量に変換することである。
　e. 2 進符号の各ビットに重み付けをして加え合わせ，10 進表示の電圧にする。

【46】 図 3.101 を参照して，つぎの (a)～(c) に適切な語句を入れよ。
　図は (a) 回路であり，入力に周期方形パルスを加えるとこのパルスに含まれる周波数成分のうち (b) 以上の成分が除去された波形が出力される。(b) は時定数により定まり，時定数が (c) ほど入力波形に近い出力が得られる。

【47】 つぎの (a)～(f) に適切な語句を入れよ。
　マルチバイブレータとは，二つの増幅器の出力が他方の入力となるように相互接続した回路であり，結合回路の種類によって (a)，(b)，(c) の 3 種類に分類される。(a) は結合回路として，二つとも CR による交流結合を用いた回路である。(c) は結合回路として，二つとも抵抗による直流結合を用いた回路であり，外部からトリガが加わるごとに二つの (d) を交互に繰り返す。この回路は，(e) と呼ばれることもあり，分周回路，(f) などに用いられる。

【48】 図 3.140 のマルチバイブレータの v_{c2} の波形の概略を描け。

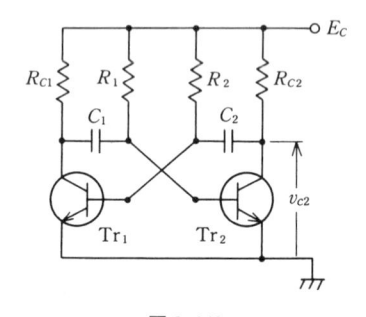

図 3.140

【49】 つぎの文は図 3.106 の回路に，トリガを加えたときの回路の動作を説明したものである。図を参照して，(a)～(h) に適切な語句または記号を入れよ。
　この回路に外部から負のトリガが入力されると，この電位の変化は C_b を介して，(a) を降下させる。この電位の降下は，i_{c2} の減少→(b)→v_{b1} の上昇→(c)→v_{c1} の降下→v_{b2} の降下という (d) を引き起こし，Tr_2 が (e) になる。

演 習 問 題　*221*

その後，v_{b2} は時定数 $C_b R_b$ で徐々に上昇し，i_{c2} が流れるようになる。これによって逆の（d）が起こり，Tr_1 が（f），Tr_2 が（g）という安定状態に戻る。この一連の動作に要する時間はおよそ（h）である。

【50】図3.112の発振回路の出力波形の繰返し周期を求めよ。ただし $R = 1\,\text{k}\Omega$, $C = 100\,\mu\text{F}$, $n = 0.2$ とする。

【51】つぎの（a）～（d）に適切な語句または数値を入れよ。
　非安定マルチバイブレータや非安定ブロッキング発振器に（a）よりも短い周期をもつ（b）を外部から与えると，（b）と同一の周波数で発振するようになる。これを（c）といい，身近な例では（d）があげられる。

【52】波形操作および波形変換回路について正しいのはどれか。
　a. 入力波形に対してある基準レベル以下，あるいは以下の部分のみを取り出す回路をリミッタという。
　b. 入力波形の一定レベル以上の部分を取り除く回路をクリッパという。
　c. 入力波形のきわめて狭い振幅レベル間にある部分だけを取り出す回路をスライサという。
　d. 入力波形に直流分を加えて基準レベルをずらす回路をクランパという。
　e. 方形波入力からのこぎり波を得る回路をストローブ回路という。
　f. 指定された期間だけ出力に入力信号が現れ，その他の期間では出力されない回路をゲート回路という。

【53】つぎの2進数の和を求め，計算結果を括弧内の表現法で示せ。
　① $11010 + 10111$　　　（10進数）
　② $1001010 + 111001$　　（16進数）
　③ $11101 + 101001$　　　（BCD）

【54】つぎの（a）～（c）に適切な語句または数値を入れよ。
　10進数の76を2進数で表すと（a）であり，16進数で表すと（b）となる。また，BCDコードで 0010 0101 を10進数で表すと（c）である。

【55】$A = 1,\ B = 0,\ C = 1,\ D = 1$ のとき，つぎの論理式の値を求めよ。
　① $A + \overline{B + (C \cdot D)}$　　② $\overline{A + (B + A + \overline{C \cdot D}) + C \cdot (A + \overline{B})}$

【56】ド・モルガンの定理を用いて，つぎの論理式がつねに0になることを示せ。
$\overline{D + \overline{(C \cdot A) + B} + D}$

【57】つぎの（a）～（e）に適切な語句を入れよ。
　アナログ量とは（a）的に表された量のことであり，（b）量は不連続的に表されている。例えば，心拍数は（b）量である。アナログ回路は電流や（c）がアナログ的に表される回路である。（b）回路は電流や（c）が（b）量で表される

回路であり，電流が流れるか流れないかの2通りしか考えないのでノイズに（d）という特徴をもつ．したがって，複雑な演算を行う場合には（e）回路が有利であり，計算機内部にも（e）回路が用いられている．

【58】 図 3.141 の回路で入力 A が 0 V，入力 B が 5 V のとき出力 C は何 V か．

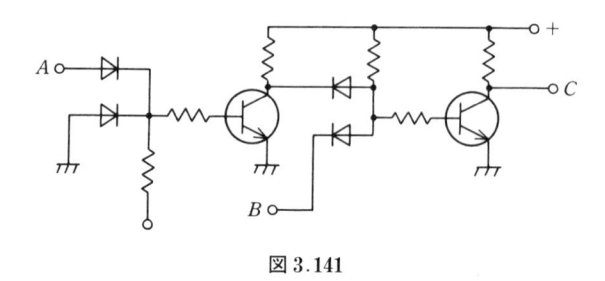

図 3.141

【59】 図 3.142 の論理回路の真理値表を書け．

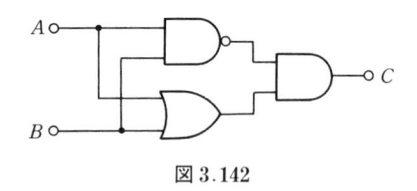

図 3.142

【60】 論理回路と順序回路の類似点と相違点を説明せよ．
【61】 図 3.128 のフリップフロップに状態 "1" を記憶させる手順を述べよ．
【62】 図 3.143 の回路の CLK 端子に方形パルスを入力した場合のタイムチャートを描け．

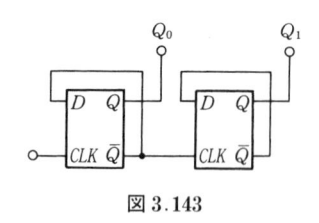

図 3.143

【63】 図 3.138 のシフトレジスタのタイムチャートを描け．また，シリアルデータをパラレルデータに変換するのに何発のクロックが必要か．
【64】 つぎの（a）～（e）に適切な語句または数値を入れよ．

電子計算機は，入力装置，(a)，演算装置，(b)，出力装置の五つの構成要素に大別することができる。これらのうち(c)，(d)，(e)の三つの装置をまとめて中央処理装置（CPU）と呼ぶ。

【65】 つぎの (a)〜(d) に適切な語句を入れよ。

計算機のメモリには，読出し専用の (a) と読み書きができる (b) がある。(a) は電源を切っても記憶している情報が失われることがなく，(b) に比べて低価格である。(b) には (c) を用いたスタティックなものと，小さな容量の (d) を用いたダイナミックなものがある。

【66】 計算機のソフトウェアの分類について簡単にまとめよ。

4 通信

　通信を行うことは情報の送り手と受け手の間で情報の授受を行うことである。情報の授受には一対一と放送のように一対多の場合がある。情報の発生源からこれが受け取られるまでの経路の基本を考えると，図4.1のようになる。送り側と受け側との間に伝送路が入るが，この伝送路に適した形に情報を変換して送る。すなわち，伝送路がケーブルの場合は高周波の電流が，空気であれば電（磁）波が，また水の場合には超音波が適している。このような高周波電流，電磁波および超音波などを搬送波（carrier）と呼んでおり，情報の運び手として働く。搬送波に情報を乗せる操作を変調（modulation）と呼び，逆に変調された搬送波から情報を取り出す作業を復調（demodulation）と呼んでいる。どのように通信を行うかによって以下のような方式がある。

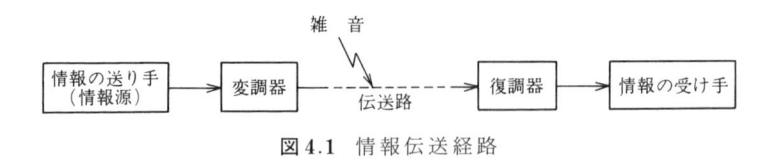

図 4.1　情報伝送経路

4.1　情報伝送

　搬送波には波形の点から大別すると正弦波とパルス波とがあり，前者を用いる方式を正弦波変調，後者を使うものをパルス変調と呼んでいる。なお，変調

は1回だけとは限らず，変調した結果得られた波形を用いてさらに変調を行うこともしばしばあり，これを多重変調という．また，同時に複数の情報を送る場合もあり，このことを多重化と称している．多重化の方法には周波数帯域を分割するものと時間を分割するものとがあり，それぞれ周波数分割（FDMA）および時分割（TDMA）と呼んでいる．

4.1.1 正弦波変調

正弦波または余弦波を搬送波とする変調で，例えば

$$V_c = A\cos(\omega_c t + \varphi) = A\cos\left\{\omega_c\left(t + \frac{\varphi}{\omega_c}\right)\right\} \tag{4.1}$$

のような搬送波を考える．正弦波と余弦波の違いはたがいに90°の位相差をもつことのみであり，変調に関しては両者について同じように考えてよい．

上式において，A は振幅，$\omega_c(=2\pi f_c)$ は角速度，φ は初期位相を表している．φ/ω_c は $t=0$ における時間軸上のずれを示しているので，$\varphi=0$，すなわち V_c の波形を φ/ω_c だけ移動して考えてもよく，$\varphi=0$ として扱う場合もある．

情報によって搬送波 V_c に変化を与えるには，①振幅 A，②周波数 f_c，および③瞬時位相 $\omega_c t$ のいずれかを変えればよい．f_c の値は，無線のようにアンテナから放射する場合には，使用しうるアンテナの長さ，空間での伝搬のしやすさ，電波法をはじめ市販の受信機を利用する場合には入手の難易度など種々の条件を考慮して決められる．小電力の医用テレメトリの周波数は電波法で定められているが，植込形のような微弱出力で至近距離のテレメトリにおいては自由に周波数を決定しうる．しかし，現実には発信機の大きさの制約から超小形部品が用いられ，周波数の下限は数百kHzとなる．なお，植込形の場合は生体組織での減衰を考えると約60MHz以下のほうが有利である．また，電話線を通して伝送する場合には，電話1回線分の周波数範囲300～3400Hzによって決まる．1700Hz付近の伝送特性がよく波形ひずみが少ないので，わが国においてはこの周波数が搬送波として用いられている．

以下に正弦波変調の3種類について示す。

〔1〕 **振幅変調**（amplitude modulation, AM）

この変調は例えば周波数 F_i〔Hz〕の単一余弦波を情報とし，搬送波の振幅 A をつぎの式のように変える。

$$V_{AM} = A(1 + m\cos\omega_i t)\cos(\omega_c t + \varphi) \tag{4.2}$$

ここで，$\omega_i = 2\pi F_i$ で m は変調の深さを表現する計数で変調度と呼ばれる。$0 < m \leqq 1$ の値で，$m = 1$ は変調の深さが100％の状態を示し，1を超えるような大振幅の情報が与えられると過変調になり，図 **4.2** の包絡線がひずむ。その結果，受信側で波形を正しく再現できない。式（4.2）の時間変化は図(a)のようになり，搬送波の包絡線が情報を表現している。すなわち，搬送波の振幅のレベルが A を中心として $m\cos\omega_i t$ に対応して変化する。したがって，振幅変調においては，雑音などによって包絡線が変化すると出力側で情報のひずみとなってしまう。式（4.2）のかっこを外すと二つの正弦波の積となり，振幅変調は搬送波と情報の掛け算によって得られることを示している。

また，展開することによってつぎの式のように書くこともできる。

$$V_{AM} = A\cos(2\pi f_c t + \varphi) + 0.5mA\cos\{2\pi(f_c + F_i)t + \varphi\}$$
$$+ 0.5mA\cos\{2\pi(f_c - F_i)t + \varphi\} \tag{4.3}$$

この式から，周波数成分は搬送波 f_c，**上側帯波**（upper side band）$(f_c + F_i)$ および**下側帯波**（lower side band）$(f_c - F_i)$ の三つであることがわかる。この様子を図示すると図 4.2(b)のようになる。すなわち，情報の成分は搬送波の両側に生じる。

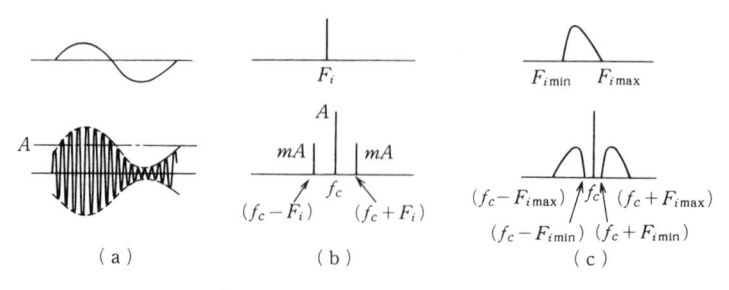

図 **4.2** 振幅変調された波形と周波数スペクトル

ここまでは簡単のために情報が単一の周波数 F_i として説明したが，情報は一般に多くの周波数を含んでおり，しかも周波数成分が時々刻々変化している。いま，ある時刻において情報が含んでいる周波数が $F_{i\min}$ から $F_{i\max}$ までとし，その周波数スペクトルが図 4.2(c) の上部のようになっているとする。この情報によって周波数 f_c の搬送波を振幅変調すると，$(f_c+F_{i\max})\sim(f_c+F_{i\min})$ と $(f_c-F_{i\min})\sim(f_c-F_{i\max})$ の範囲に側帯波が生じ，図(c)のようになる。このように，左右対称の周波数スペクトルを生じるが，下側はスペクトルパターンが反転していることがわかる。なお，側帯波は情報のスペクトルに対応して変化することに注意されたい。

図 4.2(c) において，上側の側帯波はもとの情報と同様なスペクトルパターンとなっているので，帯域フィルタによってこれを取り出して伝送すれば，伝送路の帯域は約半分でよい。このように側帯波の片側を送る方式を **SSB**（single side band）と呼んでおり，電波の有効利用につながるので，近年はこの方式が多く用いられている。ただし，SSB は搬送波を送っていないので，受信機においては復調に必要な搬送波を作り出さなければならない。

また，搬送波のスペクトルには情報を含んでいないので，送信電力を節約する目的で搬送波のみを除いて送る方式もあり，これを **BSB**（both side band）と呼んでいる。以上のほかに，SSB の変形として受信機の回路を複雑にしないように搬送波の電力を減らして送る **VSB**（vestigial side band）方式も実用になっている。バイオテレメトリにおいては送受信機の複雑化を避けるために，全スペクトルを送るのが一般的である。

振幅変調は他の変調方式よりも伝送路を占有する周波数幅は狭いが，伝送中に雑音が包絡線に加わるとそのまま受信機の出力に含まれる。このように信号対雑音比（S/N）が他の変調方式に比べて悪いのが欠点である。したがって，測定値の伝送においては AM のみを用いることはなく，あらかじめ他の変調を行って振幅の変動に対して強くなるようにしておく。

〔2〕 **周波数変調**（frequency modulation, FM）

この方式は雑音に強いので，品質のよい放送をはじめ，臨床用テレメトリな

どに広く用いられている。前述の搬送波を周波数 F_i なる余弦波で周波数変調を行うと，つぎのようになる。

$$V_{FM} = A\cos(2\pi f_c t + \delta \sin 2\pi F_i t + \varphi') \tag{4.4}$$

ここで，δ は変調の深さを示す**変調指数**（modulation index）であり，正の値をとる。また，情報が $\sin 2\pi F_i t$ になっているのは $\cos 2\pi F_i t$ を積分したことによる。φ' は位相の定数分を合計したものである。

式 (4.4) は三角関数の中に三角関数が入っており，この式を展開するとベッセル関数を含む無限個の項の和になるが，番号の大きな項はしだいに値が小さくなるので，実用上はある項までを扱いそれ以降は省略する。上式を展開した結果は第1種のベッセル関数を用いるとつぎのようになる。

$$\begin{aligned}
V_{FM} = & J_0(\delta) A \cos 2\pi f_c t \\
& + J_1(\delta) A \{\cos 2\pi (f_c + F_i) t - \cos 2\pi (f_c - F_i) t\} \\
& + J_2(\delta) A \{\cos 2\pi (f_c + 2F_i) t - \cos 2\pi (f_c - 2F_i) t\} \\
& + J_3(\delta) A \{\cos 2\pi (f_c + 3F_i) t - \cos 2\pi (f_c - 3F_i) t\} \\
& + \cdots\cdots
\end{aligned} \tag{4.5}$$

FM 波の時間波形を図 4.3(a) に，また式 (4.5) に対応する周波数スペクトルを図 (b) に示す。

このように情報の周波数 F_i の間隔で多くの周波数成分が生じる。すなわち，搬送波の周波数 f_c を中心に $(f_c - \Delta f_{max})$ から $(f_c + \Delta f_{max})$ の範囲で情報の振幅に比例して変化する。

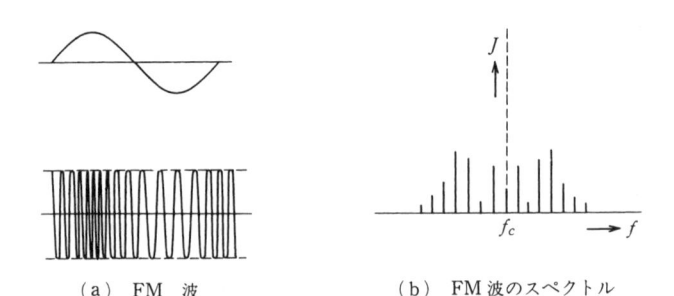

（a）FM 波　　　　　　　（b）FM 波のスペクトル

図 4.3　周波数変調波とその周波数スペクトル

この $\Delta f_{\max}$ を最大周波数偏移と呼び，前述のパラメータ δ に比例する。FM 波は図（a）に示されているように振幅に情報を含んでいないので，振幅が雑音によってある程度変化を受けても受信側で除去できる。したがって AM よりも雑音に強い方式であるといえる。

FM の周波数スペクトルは単一周波数の情報で変調しても図 4.2（b）のように搬送波を中心として左右に F_i の間隔でほぼ対称に広がる。この広がりは変調を深くすると大きくなる。AM に比べるとはるかに広い伝送路を必要とすることがわかる。例えば，0～1 kHz の情報を通常の AM で送るには 2 kHz の周波数帯域を必要とするが，FM では変調指数を 5 とした場合約 10 kHz になる。このように FM 変調は情報を分散して送るので雑音の影響を受けにくいともいえる。なお，FM 変調の指数は情報の周波数 F_i に逆比例する。その結果，種々の周波数成分を含んでいる情報においては，同一の情報の中でも周波数の高い成分に対して変調が浅くなる。この欠点を補正するために，情報を高域通過回路に通してあらかじめ高い周波数成分を強調してから変調を行う。この操作を**プレエンファシス**（pre-emphasis）と呼んでいる。したがって，受信側では復調した後に逆の操作，すなわち高い周波数成分を減衰させる。これは**デエンファシス**（de-emphasis）と呼ばれている。

バイオテレメトリにおいては，情報の周波数成分が比較的低く，忠実な伝送を必要とするので，FM 変調が多く採用されている。

〔3〕 **位相変調**（phase modulation，PM）

この変調は情報により搬送波の位相を直接変えるもので，変調後はつぎの式のようになる。すなわち

$$V_{\mathrm{PM}} = A \cos (2\pi f_c t + m_p \cos 2\pi F_i t + \varphi'') \tag{4.6}$$

上式における m_p は変調の深さを表現する指数で 0～1 の値をとり，φ'' は位相に関する定数項をまとめたものである。

式（4.6）式（4.5）と比べると，PM 波では情報の項が積分されずに式の中に入っている。したがって，PM と FM は似た変調方式であり，したがって，単一の余弦波で位相変調した時間波形は**図 4.4** のようになり，図 4.3（a）の

図4.4 位相変調波

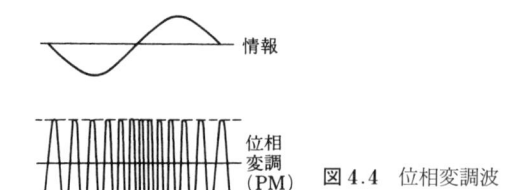

FM波において90°位相がずれた波形と同様になる。また，式 (4.6) を展開すると第1種のベッセル関数によって表現され，FMの周波数スペクトルと同じようになる。

なお，バイオテレメトリにおいては通常，位相変調を用いていない。正弦波を搬送波とする変調は以上の3種類であるが，次項のパルス変調と組み合わせて使用することが伝送の多重化（特に時分割）においては一般的である。

4.1.2 パルス変調

パルス波を搬送波として用いる変調は，情報によって変えうるパラメータが多いので，図4.5に示すように種々の変調方式がある。これらの中で，**パルス**

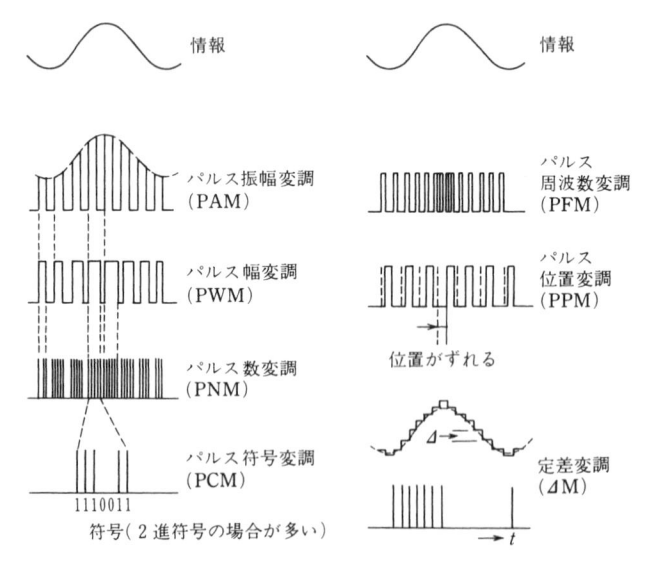

図4.5 パルス変調

振幅変調（pulse amplitude modulation, PAM）は正弦波変調における AM に，**パルス周波数変調**（pulse frequency modulation, PFM）は FM に，また**パルス位置変調**（pulse position modulation, PPM）またはパルス**時変調**（pulse time modulation, PTM）は PM にそれぞれ対応する．なお，**パルス幅変調**（pulse width modulation, PWM），**パルス数変調**（pulse number modulation, PNM），**パルス符号変調**（pulse code modulation, PCM）および**定差変調**（delta modulation, ΔM）はパルス変調固有の変調方式である．

　PAM はパルスの振幅が情報に比例しており，アナログスイッチによって情報をサンプルして得られる．PWM は各パルスの幅がそのときの情報の振幅に比例する．また，PNM は情報の振幅に比例したパルス数を伝送する．PCM は情報の振幅を 2 進符号などの符号によって表現する．以下に多く用いられるパルス変調について説明する．

〔1〕 **パルス振幅変調**

　前述のように，時間的に連続している情報 $f_s(t)$ を時間的に不連続（離散化）にすることによって行われる変調で，他のパルス変調はこれから作られる．パルス振幅変調によって得られたパルスは情報の標本とも呼ばれる．標本を得ることを**サンプリング**（sampling）といい，図 4.6 のように通常はアナログ電子スイッチが用いられる．ここで，標本の周波数はつぎのように標本化定理を満足しなくてはならない．すなわち，標本パルスの周波数を f_s，情報に含まれる最高周波数を $f_{i\max}$ とすると

$$f_s \geq 2 f_{i\max}$$

のように選ぶ．なお，f_s が上式より低いと復調した場合に情報を再現できない．したがって，情報が $f_{i\max}$ を超えないように，低域フィルタによって帯域制限を行う必要がある．

　いま，周期 $T_s = 1/f_s$，幅 τ，振幅 1 V のパルスによってサンプリングを行

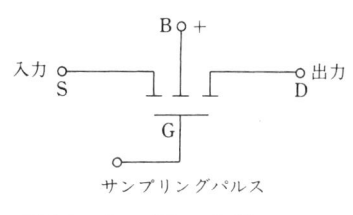

図 4.6　サンプリング回路（MOSFET スイッチの例）

う場合を考える。このパルス列はつぎの式のように直流成分と周期波形の和（フーリエ級数に展開）で表現される。

$$v_s(t) = \frac{\tau}{T_s} + \frac{2\tau}{T_s}\sum_{n=1}^{\infty}\frac{\sin x}{x}\cos n\omega_s t$$

ここで，$x = n\omega_s\tau/2$ である。したがって，変調度を m とし，$v_s(t)$ の振幅を $\sin \omega_i t$ で変調すると，変調された結果は

$$v_m(t) = (1 + m\sin \omega_i t)\left(\frac{\tau}{T_s} + \frac{2\tau}{T_s}\sum_{n=1}^{\infty}\frac{\sin x}{x}\cos n\omega_s t\right)$$

$$= \frac{\tau}{T_s} + \frac{m\tau}{T_s}\sin \omega_i t + \frac{2\tau}{T_s}\sum_{n=1}^{\infty}\frac{\sin x}{x}\cos n\omega_s t$$

$$+ \frac{m\tau}{T_s}\sum_{n=1}^{\infty}\frac{\sin x}{x}\{\sin(n\omega_s + \omega_i)t + \sin(n\omega_s - \omega_i)t\} \quad (4.7)$$

のようになる。これをもとにスペクトルを描くと図 4.7 のように高調波の両側に側帯波が生じる。

上式の第 2 項も伝送される場合，受信側において復調を行うには，低域フィルタによって直流分と第 2 項の情報を取り出し，これから直流分を除去すればよい。なお，パルス変調はケーブル伝送されるが，このままではアンテナから送り出すことはない。なぜなら，ω_s は低い角周波が通常用いられているからである。

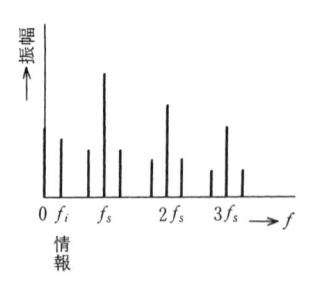

図 4.7 PAM 波の周波数スペクトル

〔2〕 **パルス幅変調**

この変調は **PDM**（pulse duration modulation）とも呼ばれ，情報によってパルスの前縁あるいは後縁，場合によっては両者を同時に変える方式である。

情報 $v_i(t) = \sin \omega_i t$ によって，標本化パルスの幅 τ が $\tau(1 + m\sin \omega_i t)$ のように変化するので，前述の標本化パルス $v_s(t)$ の τ をこれによっておきかえればよい。ここで m は変調の深さを与える定数で，$0 \leq m \leq 1$ である。

$$v_m(t) = \frac{\tau}{T_s}(1 + m\sin \omega_i t)$$

$$+ \sum_{n=1}^{\infty} \frac{2}{n\pi} \sin\left\{\frac{n\omega_s\tau}{2}(1+m\sin\omega_i t)\right\} \cos n\omega_s t \tag{4.8}$$

この式を変形すると

$$\begin{aligned}v_m(t) =& \frac{\tau}{T_s}(1+m\sin\omega_i t) \\ &+ \frac{2}{\pi}\cos\omega_s t\left[\sin\left(\frac{\omega_s\tau}{2}\right)\cos\left\{\left(\frac{m\omega_s\tau}{2}\right)\sin\omega_i t\right\}\right. \\ &\left.+\cos\left(\frac{\omega_s\tau}{2}\right)\sin\left\{\left(\frac{m\omega_s\tau}{2}\right)\sin\omega_i t\right\}\right]+\cdots \end{aligned} \tag{4.9}$$

のようになる。

ここで，FM および PM の場合のようにベッセル関数を用いる。すなわち，上式において

$$\cos\left\{\left(\frac{m\omega_s\tau}{2}\right)\sin\omega_i t\right\} = J_0\left(\frac{m\omega_s\tau}{2}\right) + 2J_2\left(\frac{m\omega_s\tau}{2}\right)\cos 2\omega_i t + \cdots \tag{4.10 a}$$

$$\sin\left\{\left(\frac{m\omega_s\tau}{2}\right)\sin\omega_i t\right\} = 2J_1\left(\frac{m\omega_s\tau}{2}\right)\sin\omega_i t + 2J_3\left(\frac{m\omega_s\tau}{2}\right)\sin 3\omega_i t + \cdots \tag{4.10 b}$$

を代入して整理し，三角関数の積を和または差に変換する。

$$\begin{aligned}v_m(t) =& \frac{\tau}{T_s} + \frac{m\tau}{T_s}\sin\omega_i t \\ &+ \frac{2}{\pi}\sin\left(\frac{\omega_s\tau}{2}\right)J_0\left(\frac{m\omega_s\tau}{2}\right)\cos\omega_s t \\ &+ \frac{2}{\pi}\sin\left(\frac{\omega_s\tau}{2}\right)J_1\left(\frac{m\omega_s\tau}{2}\right)\{\sin(\omega_s+\omega_i)t - \sin(\omega_s-\omega_i)t\} \\ &+ \frac{2}{\pi}\sin\left(\frac{\omega_s\tau}{2}\right)J_2\left(\frac{m\omega_s\tau}{2}\right)\{\cos(\omega_s+2\omega_i)t + \cos(\omega_s-2\omega_i)t\} \end{aligned} \tag{4.11}$$

この式から FM あるいは PM のようにスペクトルが ω_s，すなわち f_s を中心に広がることがわかる。

変調方法は図 4.8 のように"のこぎり波"を情報に重畳し，一定レベル以上の値に対してパルス波形を発生させる方法，あるいは図 4.9 のようにパルス幅

図 4.8 パルス幅変調の一方法

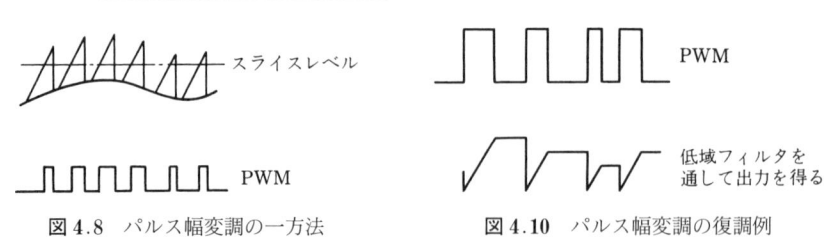

図 4.10 パルス幅変調の復調例

図 4.9 パルス幅が変化する単安定マルチバイブレータ

を電圧によって変えられる単安定マルチバイブレータを使用する方法などがある。上式は直流 τ/T_s および情報 $(m\tau/T_s)\sin\omega_i t$ を含んでいることがわかる。したがって，PAMと同様に復調は低域フィルタによってこれらを分離し，さらに直流成分を除けばよい。なお，パルス幅が情報の振幅に比例しているので積分回路を通して得た"のこぎり波"の波高値を保持して連ねることによっても復調できる。この様子を**図 4.10** に示す。

伝送回路の帯域が広く，変調されたパルスの波形がなまらない場合は雑音の影響が少ない。したがって，PAMより雑音に対して強い。

〔3〕 **パルス位置変調**

パルス位置変調は **PTM**（pulse time modulation）とも呼ばれており，情報の振幅に比例してパルスの発生時刻をシフトする。したがって，情報を $v_i(t)=\sin\omega_i t$ とすると，変調されていないパルス列はPAMで用いたものと同様であるが，PTMにおいては $1/T_0=f_0$，$\omega_s t=\phi_s$ と書く。その結果

$$v_s(t) = \tau f_0 + \sum_{n=1}^{\infty} \frac{2}{n\pi} \sin(n\pi f_s \tau) \cos n\phi_s$$

となる。パルスの発生時刻を情報によって変えるので,位相 ϕ_s は

$$\phi_s(t) = \omega_s(t + \Delta t \sin \omega_i t) \tag{4.12}$$

のようになる。したがって,対応するパルスの周波数 f_s は

$$f_s(t) = \frac{1}{2\pi} \cdot \frac{d\phi_s(t)}{dt} = f_s(1 + m\omega_i T_0 \cos \omega_i t) \tag{4.13}$$

ここで,$m = \Delta t / T_0$(T_0 は変調を行わない場合のパルスの周期)である。よって,変調された結果は

$$\begin{aligned}v_m(t) &= \frac{\tau}{T_0}(1 + m\omega_i T_0 \cos \omega_i t) + \sum_{n=1}^{\infty} \frac{2}{n\pi} \sin\{n\pi f_s(t)\tau\} \cos n\phi_s(t) \\ &= \frac{\tau}{T_0} + m\omega_i \tau \cos \omega_i t \\ &\quad + \sum_{n=1}^{\infty} \frac{2}{n\pi} \sin\left\{\left(\frac{n\omega_s \tau}{2}\right) + \left(\frac{n\omega_s \tau}{2}\right) m\omega_i T_0 \cos \omega_i t\right\} \\ &\quad \times \cos(\omega_s t + m\omega_s T_0 \sin \omega_i t) \end{aligned} \tag{4.14}$$

いま,$\omega_s \tau / 2$ がきわめて小さい場合にはつぎの近似式が得られる。

$$\begin{aligned}v_m(t) &\fallingdotseq \frac{\tau}{T_0} + m\omega_i \tau \cos \omega_i t \\ &\quad + \frac{2\tau}{T} \sum_{n=1}^{\infty} \frac{\sin(n\omega_s \tau / 2)}{n\omega_s \tau / 2}(1 + m\omega_i T_0 \cos \omega_i t) \cos n\{\omega_s t + \phi(t)\}\end{aligned} \tag{4.15}$$

ここで,$\phi(t) = m\omega_s T_0 \sin \omega_i t$ である。

上式は $\cos n\{\ \}$ の $\{\ \}$ に $\phi(t)$,すなわち $\sin \omega_i t$ が入るので PDM などと同様第1種ベッセル関数を含むことになる。

なお,PPM は図 4.11 のように PWM 波を微分することにより得られる。例えば,この図においては前縁は情報によらず一定であるが,後縁は情報の振幅に比例して遅れる。したがって,ダイオードなどにより負のパルスを検出して整形すればよい。また,復調は PPM から PWM に変換して PWM の復調方法を用いる。

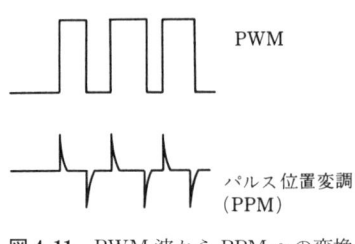

図 4.11　PWM 波から PPM への変換 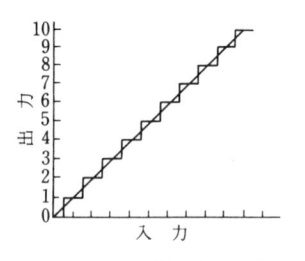　　図 4.12　パルス符号変調の特性
　　　　　　　　　　　　　　　　　　　　　　　　　　（量子化）

〔4〕　パルス符号変調

　パルス符号変調は情報 $v_i(t)$ の振幅を数値で表現する方式で，通常，2進符号によって表現することが多い。このように振幅を数値化することは連続量を四捨五入などによって不連続量に変換することである。これを量子化と呼んでおり，入出力特性が連続的な比例関係ではなく図 4.12 のように階段状の特性になる。したがって最大誤差は 1 ステップの高さ ΔV の 1/2 となる。このように量子化には誤差を伴い，量子化誤差と呼んでいるが，この誤差を少なくするには ΔV を小さくする，すなわち情報の最大値をできる限り細かく分割する。例えば，255（2^8-1，すなわち 8 ビット）に分割すると 0〜255 のレベルとなり，最大約 0.2% の量子化誤差となる。なお，ここまでは ΔV を一定としたが，これは均一量子化と呼ばれているもので，大きな入力レベルの領域では ΔV を大きくとる非均一量子化を行う方法もある。音声信号の変調には低いレベルでの雑音を小さくするために非均一の量子化を行うことが多いが，実際には音声を振幅圧縮回路に通した後に均一量子化器に与える。

　PCM は AD 変換を行うことであり，変換にはいくつもの方法がある。通信においてはリアルタイムの変換が要求される。したがって，通常は音声に対しては比較形が，テレビのように高い周波数成分をもつ画像情報にはフラッシュ形と呼ばれる高速形が用いられる。なお，変換には方式およびビット数に対応した時間を必要とする。比較形を用いる場合，この間は情報の値が変化しないように標本値を保持する回路を通す。これらの構成を示すと図 4.13 のようになる。

PCM の出力は 2 値化された パルス例となるが，"1" と "0" をそれぞれパルスの有無に対応させた場合，あるいは正のパルスと負のパルスに対応させる場合とがある。このように情報をディジタル化して伝送する通信をディジタル通信と称し，最近の主流となっている。

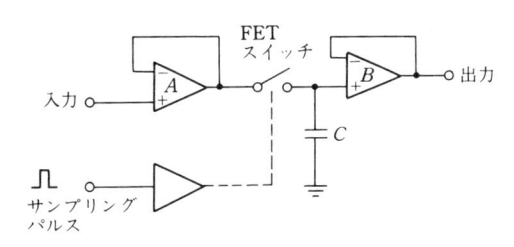

図 4.13 サンプルホールド回路の構成

アナログ的なパルス通信においては，例えばパルスの前縁，後縁に情報を含んでいるので，波形がくずれて前後縁に傾きを生じると復調に際して値が変わってくる。これに対して，PCM は伝送中にパルスの "1"，"0" のパターンが変化しない（ビット誤りを生じない）限り，パルス波形の "ひずみ" に関してはなんら影響を受けない。したがって，パルスが検出しうる範囲で中継し，パルス波形を再生すればよく，中継によって S/N が悪くなることはない。この点が PCM の最大の長所である。

なお，PCM の欠点は伝送すべきパルス数がアナログ的なパルス変調よりも多くなることである。すなわち，情報の周波数の最大値を $f_{i\max}$ とすると，伝送すべきパルス数は N ビットの PCM において $2f_{i\max}N$ となり，N 倍となる。パルス変調の中でも特に広帯域の伝送路を必要とする。

〔5〕 定差変調

この変調は情報の振幅における変化が ΔV 以内であるような十分速い頻度で正または負のパルスを発生させることが特徴である。変化が増加に対しては正のパルスを，減少に対しては負のパルスを対応させる。なお伝送に際しては負のパルスを送らずゼロとし，受信側で再生する。変調回路の構成は図 4.14 のように差 S の正負によってパルスを発生させる。

いま，情報を $v_i(t)$，標本化の周期を T_s とすると

$$\frac{d}{dt}\{v_i(t)\}T_s \leq \Delta V \tag{4.16}$$

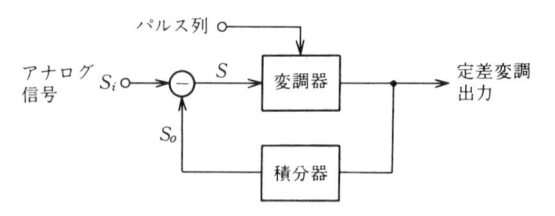

図 4.14 定差変調回路の構成

なる条件を満たす必要がある。したがって，$v_i(t)=V\sin\omega_i t$ なる入力情報においては

$$(V\omega_i\cos\omega_i t)T_s \leqq \varDelta V \tag{4.17}$$

$|\cos\omega_i t|$ の最大＝1においてもこの条件は成立しなければならず

$$V\omega_i T_s \leqq \varDelta V$$

すなわち

$$\frac{V}{\varDelta V} \leqq \frac{f_s}{2\pi f_i} \tag{4.18}$$

の関係が得られる。入力情報の範囲は $2V$ であるから，$(2V/\varDelta V)=S$ はステップ数を与えることになる。したがって，式 (4.18) より

$$S \leqq \frac{f_s}{\pi f_i} \tag{4.19}$$

この式から，変調誤差を少なくするためにステップ数を増やすには標本化周波数を高めなくてはならない。PCMの場合と標本化パルスを比較すると，PCMでは $f_s \geqq 2f_{i\max}N$ であるのに対して定差変調では $f_s \geqq \pi f_{i\max}S$ となり，多くのパルスを必要とする。パルス数を減らす方法に，振幅の変化が少ない箇所では f_s を小さくする適応形定差変調も提案されている。

なお，定差変調の復調は**図 4.15** のように積分器と低域フィルタがあればよい。

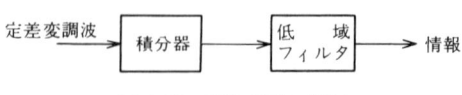

図 4.15 定差変調の復調

4.1.3 スペクトル拡散通信

この方式は **SS**（spread spectrum）と呼ばれており，雑音に強く他の通信との干渉がきわめて少ないなど多くの長所をもっている．その理由は**図 4.16**（a）のように変調後にスペクトルを広げる操作を行う．このように，出力電力のピーク値は低いが，広い帯域で伝送されるので，閾値処理により従来の信号は SS 信号の影響を排除できる．逆に，帯域フィルタによって従来の信号を除去すれば SS 信号も受信しうる．このことは，両方式が同じ周波数帯で両立できるので好都合である．

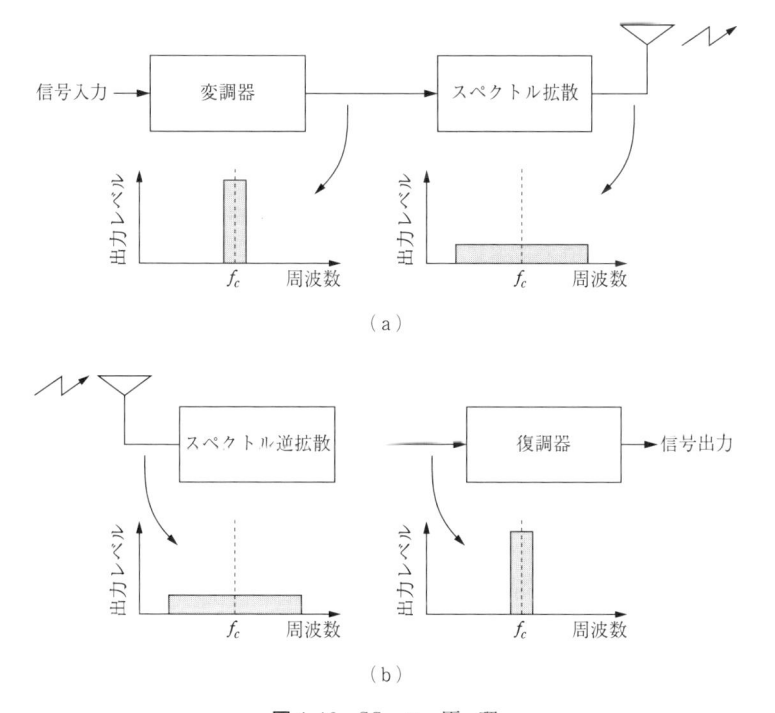

図 4.16 SS の原理

このようにスペクトルを広げることを「拡散」と呼び，図（b）のようにもとのような帯域に戻す作業を「逆拡散」という．SS 方式の特徴をあげると

① 同一周波数帯を用いる同時通信，これには符号分割多重化（**CDMA**：code division multiple access）の適応が可能である．

② 通信の秘匿性を保つことが可能である。

③ 高い耐干渉能力をもっている。

スペクトルの拡散には拡散符号を用いるが，この符号には，①に対しては符号間の直交性が，②に対してはランダム性が，また③に対しては自己相関性がよく他の信号との相互相関が低いことが要求される。

SS方式には大別してつぎの二つの方式が存在する。

（1）　直接拡散：**DS**（direct sequence, direct apread）方式　　この方式は変調された波に擬似ランダム符号を直接乗算することにより，スペクトルを拡散する方式である。ここで用いる符号は擬似ランダムな2値の系列であり，①符号系列どうしの直交性が高い，②ある周期内でランダム性が高い，③平衡符号である，④周期性をもつ，⑤自己相関性がよいなどを考慮する。

これらの条件を満たす符号として**PN**（pseudorandom noise）符号があり，M系列が適している。なお，符号の発生にはシフトレジスタを用いることができる。

（2）　周波数ホッピング：**FH**（frequency hopping）方式　　広い帯域内に多数の搬送周波数を準備しておき，これを擬似ランダムな順番で切り換えることにより平均的に観測した場合のスペクトルを拡散させる。

4.1.4　多重化と変調の組合せ

1種類の情報に対して一つの送信機を用いるのが基本であるが，伝送路を効率よく使うには多重化を行うのが望ましい。IC化によって送信機の小形化が容易になり，例えば，心電図と呼吸流量あるいは複数箇所の筋電図などを同時に送ることができる。基本的には**図4.17**のように周波数帯を分割する**周波数**

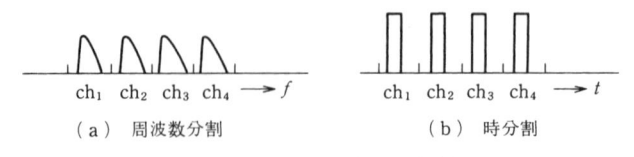

（a）周波数分割　　　　　　（b）時分割

図4.17　周波数分割と時分割

分割(frequency division multiple access, FDMA)と時間軸を分割する**時分割**(time division multiple access, TDMA)とがある。

〔1〕 **周波数分割**

前述のように,正弦波変調を行うと搬送波を中心に情報の周波数スペクトルが生じる。このことは変調によって情報の周波数スペクトルが周波数軸上を移動すると考えることができる。したがって,各情報に対して異なる周波数の搬送波を割り当てればよい。なお,周波数変調のように広帯域の周波数スペクトルを生じる場合は,それぞれ帯域フィルタを通して割り当てられた周波数帯域の外に出ないようにしてから合成する。このように合成された全チャネルを一つの情報として扱う。ケーブルに送り出す場合はこのままでもよいが,無線回線を伝送路とする場合にはさらに無線周波の搬送波を変調する。例えば,これがAMであるならばFM-AMとなる。この例について受信側で復調を行うには,図4.18に示すようにまずAMの復調を行い,出力を各チャネルに対応した帯域フィルタによって分割した後に,それぞれFMの復調を行う。

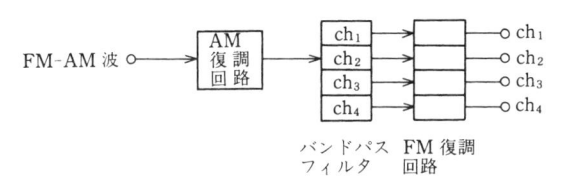

図4.18 FM-AM多重化の復調

〔2〕 **時 分 割**

時分割方式は各チャネルに割り当てられた時間にそれぞれの情報を順に送る。したがって,この順序を受信側で知る必要があり,同期信号を最初に伝送する。通常は第1チャネルのパルス幅を広くとり同期信号を兼ねる。時分割方式の送受信系を図4.19に示す。送受両方のロータリスイッチは電子スイッチで構成され,両者は同期しており,各チャネ

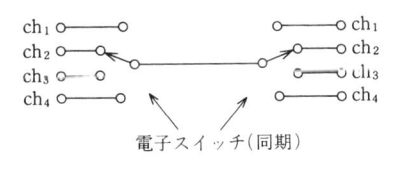

図4.19 時分割方式の送受信

ルの割当時間が一巡すると再びもとのチャネルに戻る。各チャネルに対応するパルスは，パルス変調で述べたように標本化定理による周波数以上に選ばれている。

時分割方式は周波数分割と比較して，パルス変調を含むので帯域の広い伝送路を必要とするが，パルスの波形がなまって尾を引いて他のチャネルの時間に及ばない限り，チャネル間の干渉は生じにくい。これに対して，周波数分割方式は情報の周波数スペクトルが隣接チャネルに入るおそれがあり，また受信側のチャネルごとのフィルタが悪いと隣の信号が漏れる心配がある。

最近のバイオテレメトリは多チャネル化の傾向にあるが，2チャネル程度ならば2組の送受信機を用いたほうが保守などの点から有利なこともある。

〔3〕 **各種変調の組合せ**

変調は1回に限ったことはなく，何段階変調を行ってもよい。現実に行われる方法は，例えばFM-AM，FA-FMあるいはPWM-AMのように組み合わされる。このような方法を多重変調と呼んでおり，前述のようにおもに多チャネル化において用いられている。当然のことであるが，後段の搬送波の周波数を前段よりも高くとらなければならない。したがって，変調のたびに情報のスペクトルは周波数の高いほうに移動していく。多重変調においては，雑音に強い変調方式を一つ入れておくのが普通である。上の例でFM-AMを考えてみると，最初にFMを行っているので情報は周波数変化として表現されている。その結果，つぎのAMにおいては包絡線の周波数変化に情報を含んでおり，AM波の振幅が雑音によって少々変化を受けても問題はない。

〔4〕 **CDMA**

CDMA（符号分割多重接続）はディジタル通信の一方式であり，1組の送受信装置に一つの符号を割り当てるため，送受信機器の数だけ符号が必要となる。同時にこれらの符号間の相互相関が低いことが要求される。SS方式によるCDMAは秘密を保ちやすく無線通信に有利である。したがって，携帯電話および無線LANに現在使用されている。

〔5〕 PACS

PACS（picture archiving and communication system）は病院内における医用画像用のネットワークで，X線CT，MRIおよびPETなどの画像を画像用サーバに伝送してデータベースとして記憶する．最近は多くの断層像を撮影するので，医用画像をフィルムベースで保存するには大きなスペースが必要であり，また必要な場所へフィルムを運ぶなどの手間がある．さらに，フィルムの画像の伝送および処理を行うには，スキャナなどにより電気信号に変換しなくてはならない．なお，電子記録が認められるようになったので，今後はこのような方式を採用する病院が増えるものと予想される．

PACSに関して考慮すべきことは，①電子カルテとの連携，②フィルムでは表現が困難な情報を扱う．例えば，動画，立体画像，きわめて枚数の多い画像，多断面再構成（スライス面を動かして診断），データフュージョン（PET画像とMRI画像，MEG：脳磁図とMRI画像など）．③コストの低減化．フィルムの品質とは異なる基準を作り，無用な高コストを避ける．④DICOMに対応していない診断機器の接続にはスキャナを介して行う．

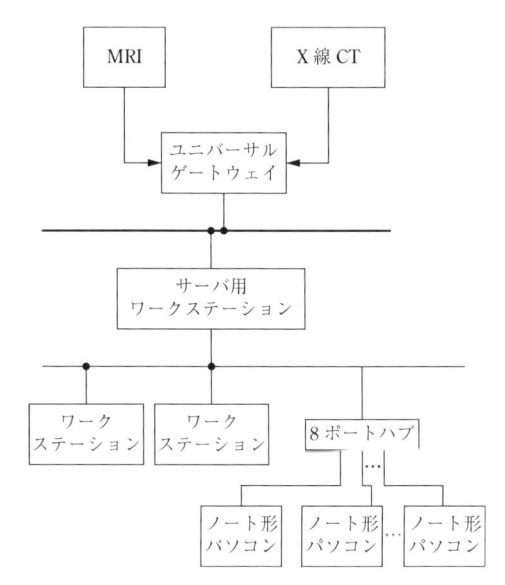

図 4.20 PACS を含む院内ネットワーク

図 4.20 にこのネットワークの一例を示す。

DICOM（DIgital COMmunication）は大形の医用診断用画像機器でディジタル出力をもつものである。したがって，PACS に接続するにはディジタル出力のある機器であることが必要である。これ以外の場合にはフィルムスキャナなどによって AD 変換しなくてはならない。

4.1.5　ネットワーク

通信は一対一からマスコミのように一対多へと進み，その後，電話回線網，テレックス回線網のように変換機を介して通信相手を自由に選べる機種別の通信網が構成された。他方，電子計算機をはじめとするディジタル技術の発達と IC による電子機器の小形化と低価格化は各種の情報サービスを可能にした。すなわち，単なる計算機ネットワーク，情報に付加価値を与える **VAN**（value added network）へと発展している。さらに，電話機に AD 変換器および DA 変換器を組み込むことによって音声もディジタル信号として扱えるので，すべてをディジタル情報として取り扱う総合ディジタル通信網，すなわち **ISDN**（integrated services digital network）へと変わるであろう。

これらのほかに有線テレビ **CATV**（cable television）および類似の **CAPTAIN**（character and pattern telephone access information network）あるいは電子伝言板と呼ばれる中央の計算機のメモリを伝言板のように利用し合う **BBS**（bulletin board system）など，多くの新しい通信サービスがある。これらニューメディアサービスと呼ばれるものがつぎつぎと生まれており，現在はやや混乱気味である。現在，高度情報化社会の具体的な中身は流動的であり，いずれは整理されていくであろう。しかし，多様なサービスを提供しうるネットワークの構築は望まれる。以下に各ネットワークについて述べる。

〔1〕　**LAN**

これは呼び名（local area network）のとおり建物内あるいは構内において構成されるネットワークで，複数台の計算機を接続してたがいに情報の授受を行う。構成方法としては図 4.21 のように，星形，バス（ブランチ）形および

4.1 情報伝送　245

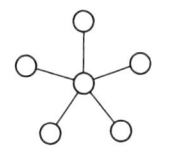

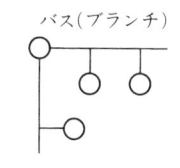

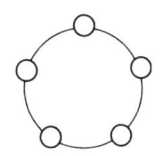

(a) 星形　(b) バス(ブランチ)形　(c) ループ形

図 4.21　LAN の形態

ループ形などがあるが，現在ではループ形が多く用いられている。ループ形で特に**イーサネット**（Ethernet）と呼ばれるものはゼロックス社が開発した実用的なネットワークである。これは図 4.22 のように同軸ケーブルをループ状に張り計算機が直列に接続される。特徴は 1 本のケーブルで双方向に

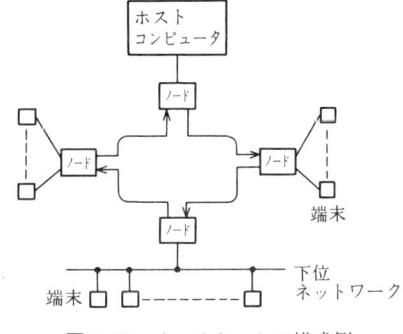

図 4.22　イーサネットの構成例

情報伝送が行えることである。新たに計算機を増設するにはケーブルを切ってこの間に接続すればよく，また取り外す場合にはケーブルを再び接続すればよい。この方式は増設・撤去が容易であるなどの利点をもち，企業内で利用されている例が多い。

なお最近は，大形機の端末機としても用いることが可能なワークステーションを LAN に接続している例もある。この場合，各端末独自でも使用しうるし，他の端末内のデータもたがいに利用し合うことができるなど，ソフトウェア面での工夫もなされている。

〔2〕　VAN

これは 1970 年代にアメリカで開始されたサービスであり，借りた通信回線を不特定多数に再販するが，この回線を通過する情報に種々の付加価値を加えるものである。日本における定義はやや広く"計算機あるいは端末相互間の情報交換をおもな目的とし，単なる通信のみならず必要に応じて計算機による処理を加えるネックワークサービス"であり，昭和 60 年 4 月から新電気通信事

246   4. 通　　信

表 4.1　VAN の 定 義

$$\left.\begin{array}{l}\text{回線リセール}\\\text{サービス}\end{array}\!=\!\text{専用回線}\\\left.\begin{array}{l}\text{サービス}\end{array}\!=\!\text{回線/パケット交換}\\\begin{array}{l}\text{通 信 処 理}\\\text{サービス}\end{array}\!=\!\begin{array}{l}\text{集配信制御}\\\text{変換制御}\end{array}\\\begin{array}{l}\text{情 報 処 理}\\\text{サービス}\end{array}\!=\!\begin{array}{l}\text{情報処理}\\\text{情報検索}\end{array}\right\}\text{狭義のVAN}\right\}\text{広義のVAN}$$

業法によって一般の企業がこれを行えるようになった（**表 4.1**）。

　その結果，企業内で個別に構築されたシステム間が接続されるようになり，物流および金融などの分野に急速に普及し始めた。VAN には**図 4.23** に示すように開放形と閉鎖形とがある。前者は不特定多数を対象としており，これらの加入者は原則として相互に通信することができる。したがって，新しく加入を受け付けるのでこれに応じて計算機あるいは端末機が増設される。これに対して閉鎖形は特定の企業または企業のグループによって構成されるので，開放形が通信的であるのに対して閉鎖形は情報処理的である。

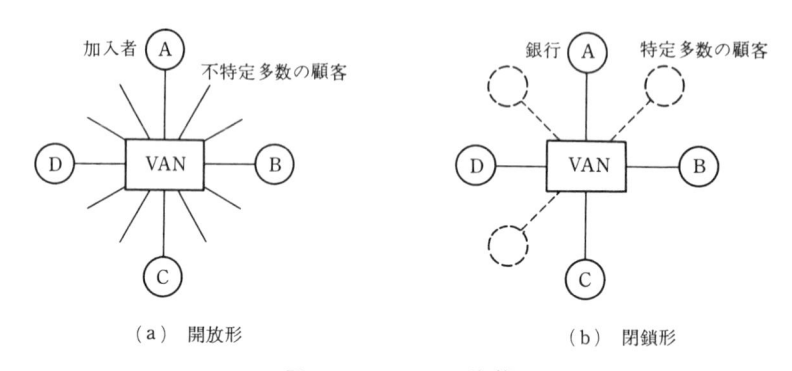

　　　　（a）　開放形　　　　　　　　　　（b）　閉鎖形

図 4.23　VAN の 形 態

　開放形は通信機能，通信処理機能および情報処理機能をもっている。通信機能はある端末からの情報を目的とする端末に送る機能で，ネットワークの利用効率を高めるために情報をパケット（小包）と呼ばれる単位に分割して多重化している。通信処理機能は情報の意味を変更することなく相手方に伝える機能である。例えば，異なるメーカの計算機がデータの表現形式の違いにより直接

に相互通信を行うことができない場合，データの表現形式を変換したうえで通信するなど，加入者間の仲立ちを行う．また，速度の異なる機器間の通信に対しては速度変換を行う．その他ネットワーク内部の計算機のメモリをメールボックスとして使用し，自分あての情報を必要なときに読み出すなどの機能をもっている．情報処理機能としては，在庫管理などのために演算あるいは情報検索などを行う．

閉鎖形 VAN でも開放形のように三つの機能が必要であるが，ネットワークに接続されている機器が固定されているために，3機能が中央のホストコンピュータによって実行されるのが一般的である．

〔3〕 ISDN

電話系から出発した情報網のほかにファクシミリ（FAX），電子計算機など各種の情報機器がそれぞれの回線網をもつに至った．アナログ情報であってもこれを AD 変換してディジタル化すれば同一の回線網で扱うことができる．このように各種の情報を統括して扱う情報網が提案され ISDN（サービス総合ディジタル網）と呼んでいる．わが国では NTT がこのようなサービス網の構成を推進しており，**INS**（information network system）と称している．図 **4.24** に ISDN の構成例を示すが，端末装置としては電話機をはじめ高速

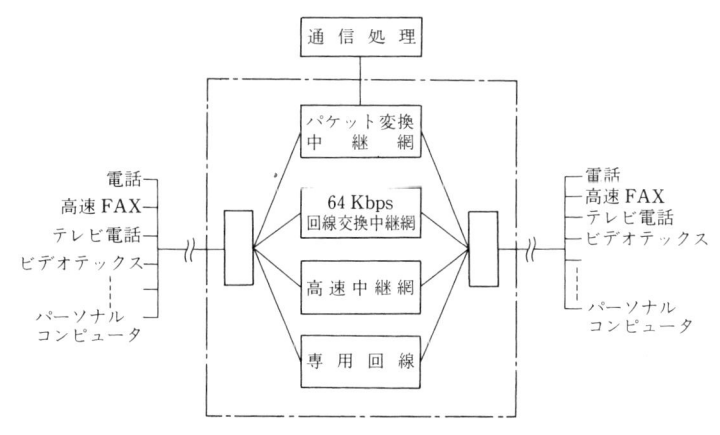

図 **4.24** ISDN の構成例〔参考文献 3），p.2 より〕

FAX, テレビ電話, パーソナルコンピュータなどが接続される。

ISDN によって可能となるサービスは通常のサービスと付加サービスとに大別される〔参考文献 3), p.5 より〕。

〔通常サービス〕
① ビデオフォン（テレビ電話）
② テレファックス（G 4 ファクシミリ）：中間調も伝送できる高速高精細のファクシミリ
③ **MHS**（message handling system）（電子メール）：電子計算機を介して情報の転送，蓄積，検索などを行う。
④ **CCT**（computer communication terminal）：コンピュータ化通信端末のことであり，パーソナルコンピュータなどの端末からファクシミリ，テレックスなどへの情報授受ができる。
⑤ ビデオテックス：わが国ではディジタルキャプテンと呼ばれており，通信網を介して情報センタのコンピュータから音声，文字，図形などの情報を提供する。
⑥ テレコンファレンス（テレビ会議）

〔付加サービス〕
① 通信者番号通知：発信者の番号を受信者側で識別できる。
② 課金情報通知：利用料金の通知
③ ユーザ-ユーザ情報通知：ユーザ間での簡単な伝言などの伝送
④ 着信転送：着信した情報を他の指定した番号に転送
⑤ 終話時再呼出し：相手が話中の場合，その通話終了時に発信者に通知して希望ならば相手を呼び出す。

なお，医療関係のサービスには遠隔診断があり，遠隔問診や心電図・脈拍・血液検査のような医用データの解析などがあげられる。わが国の医師法では患者を直接診察せずに診断をすることはできないが，将来はある制約のもとに遠隔診断が可能となろう。昭和 61 年には東京都三鷹市においてこのような実験が行われた。

以上のように各種の便利なサービスがISDNによって実現しうるが，これに伴う料金体系をどのようにするかが大きな問題である。

〔4〕 光ネットワーク

光通信システムの基本構成を図4.25に示す。発光ダイオードまたはレーザダイオードを光源とし，この光を例えばニオブ酸リチウム（LiNbO$_3$）などの電気光学効果を利用した光変調回路によって位相変調し光ファイバに送る。受信側においては光ファイバの出力を受光素子で受信し，電気信号を得る。

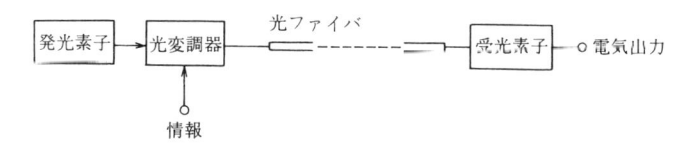

図4.25 光通信システム

光LANは工場をはじめ事務所，研究所などにおいて，特定の計算機および端末間を結合するクローズ形の通信網である。医療の分野においては**PACS**に利用されている。きわめて多くの種類があり，用途の点から分類すると

① 計算機間通信
② 音声およびファクシミリ
③ 画像伝送

などきわめて広い。また，通信速度は9.6 Kbpsから数十Mbpsになっている。

〔5〕 光LANの構成

光LANを分類すると，図4.26のようになり，リング形，バス形およびスター形に分けられる。それぞれ一長一短があり，リング形は機器間の情報伝達量（トラフィック）の大小によらないが，信頼性対策を必要とする。バス形は制御は単純であるが，トラフィックが高い場合には適さない。スター形はファイバに異なる情報が同時に出ることを制御する必要はないが，中央の情報機器に負荷が集中する点が短所である。通常のLANのように高速で大容量の伝送路を同時に多くの機器が共有しているので，たがいに情報が衝突しないように

250　4. 通　　　信

リング形　　　　バス形　　　スター形

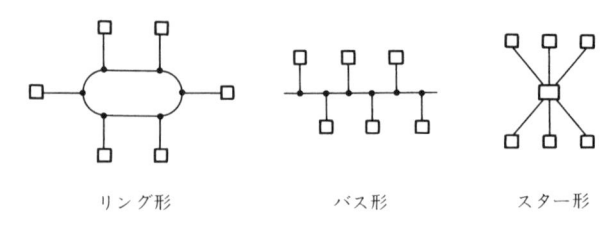

図 4.26　光 LAN の構成

制御することが要求される。

　また，機能面からはトランスペアレントネットワークおよびノントランスペアレントネットワークとに分けられる。前者はネットワークに接続する機器の通信速度および通信プロトコル（通信手順）に対して制約を設けていない。これに対して後者は同じ通信速度および同じプロトコルのみがネットワークに接続できる。

　したがって，トランスペアレントのほうが多種，多数の情報機器を LAN に接続できるので自由度が大きい。

　つぎに上述のネットワークの構成をやや詳しく述べる。

　(a) リング形　　リング形は図 4.27 のように各機器がループ状の伝送路にノードを介して接続される。ノード内は，伝送路から入った信号を再生，識別し，また信号を伝送路に送出するために符号化するトランシーバ部をはじめ，リングと機器の通信速度の差を吸収し整合する速度整合部など五つの部分

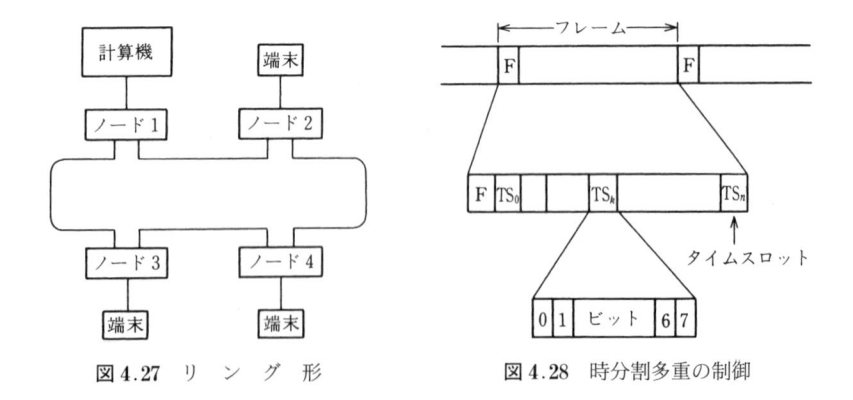

図 4.27　リ ン グ 形　　　　　図 4.28　時分割多重の制御

からなっている。なお，前述のリング上における情報の衝突を防ぐことが必要である。おもな方法として時分割多重があげられる。これは各ノードが自分に割り当てられた時間内に信号を送出する。すなわち，**図4.28**のように制御を行うノードが一定時間ごとにフレーム同期コードを送出し，各ノードにはこのコードの後に続くタイムスロットの一つが割り当てられているので，この時間を利用する。なお，タイムスロットの割当てはシステム内で固定されている場合と動的に割当てを行う方法とがある。

情報の衝突を防ぐ他の方法として「トークン方式」がある。このトークンをもつことによって機器は通信権をもつ。**図4.29**(a)のように親がトークンを送出する集中形と，リングを回っているトークンをとらえたときに（図(b)）送信権をもつ分散形とがある。分散形の場合，フリートークンをつかまえたノードはトークンをビジートークンに変え，これより後のノードがフリートークンを受信しないようにする。なお，送信権をもっているノードが情報を送出し終わると，このノードが再びフリートークンを送出するので，トークンがリング上を巡回する。

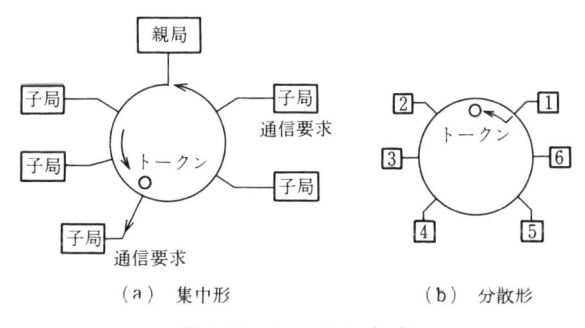

図4.29 トークン方式

（b）バス形　バス形には**図4.30**(a)に示す双方向バスと図(b)のような1方向に光が伝送する1方向バスとがある。バス形の特徴は

① 幹線のレピータの数が大幅に減らせるので高信頼化が可能である。
② 端末とバスとの接続が間接的なため，電源のオン・オフがシステムに対

252　4. 通　　　信

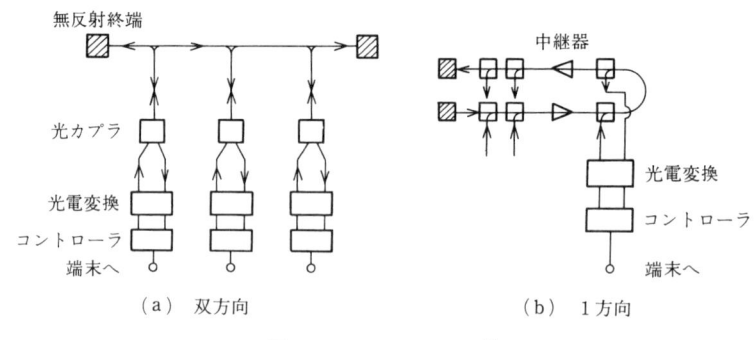

図 4.30　バ　ス　形

(a) 双方向　　(b) 1方向

して影響を与えない。

点である。他方，欠点としては，バスに障害を生じた場合にネットワークの再構成が困難であり，またバスの総延長は数 km 以下と短いことである。

このバス形を分けると光トークンバスおよび光 **CSMA** (carrier sense multiple access) バスとになる。前者はトークンを受けたノードが受信権をもつ。すなわち，ノードの番号順にフリートークンを送る。例えば，ノード i がノード j にフリートークを送ると，ノード j は送信するデータがあればこれを送出する。送出し終わるとノード k にフリートークンを送る。このようにして最後のノードが最初のノードにフリートークンを送るので，トークンはノードを循環している。なお，特別のバスコントローラを設けて制御を行う方式もある。

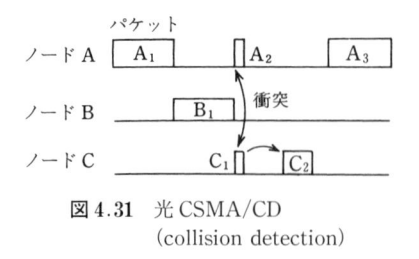

図 4.31　光 CSMA/CD (collision detection)

また，光 CSMA 方式は，各ノード自身がそれぞれアクセス制御を行う。図 4.31 に動作原理を示す。バスに接続されているノードはバスにキャリヤが存在しない（バスが使われていない）ことを確認した後に情報をブロック（パケットと呼ぶ）を送り出す。もし，同時に複数のノードからパケットを送り出すと衝突（コリジョン）が起こるが，衝突が検出されると一度送出を停止する。その

後各ノードは乱数で決められた時間後に再送出（C_2とC_1を含む）を行う。この方式は4.1.5項〔1〕で述べた"Ethernet"に用いられており，制御が簡単である点が優れているが，情報量が多いと衝突が増えて伝送効率がきわめて悪くなる。

（c） **スター形**　スター形にはパッシブハブとアクティブハブとがある。すなわち，**ハブ**（hub）と呼ばれる中心となるノードがパッシブかアクティブかによって分けられる。図4.32(a)は中心となるノードに光反射形または光透過形の結合器を用いており，このノードでは光増幅を行っていない。一方，アクティブハブの場合は図(b)のようにノードにおいて光電変換後に増幅して再び光信号に戻している。

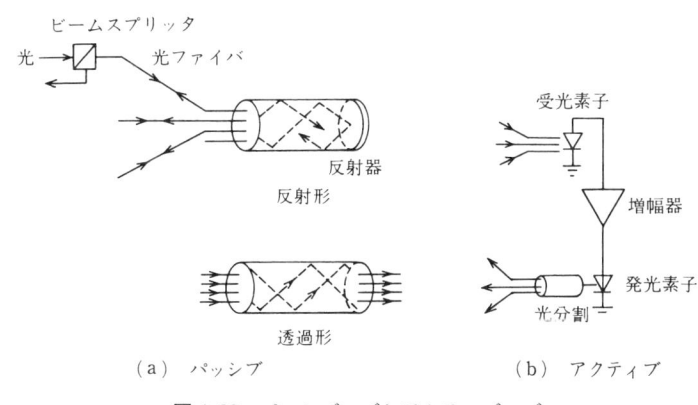

図4.32　パッシブハブとアクティブハブ

なお，アクティブハブにはハブの内部にバスをもつもの，ハブに時分割多重の機能をもたせてあるもの，トークンを用いる制御方式およびCSMAを採用しているものなどがある。アクティブハブの場合は光信号がセンタにおいて再生増幅されるので，各ノードで受信する信号レベルが相手のノードによらず一定になる特長をもつ。

4.2　信号処理

信号処理の目的は，① 入力情報の中から不要な情報（多くの場合は雑音）

を除く，②情報の中から特徴成分を取り出すなどである。なお，医学の分野においては，例えば心電図を得る場合に筋電波形が混入する。それぞれは生体情報であるが，この筋電波形は不要であるので除きたい。いわゆる通常の雑音とは異なるので，筋電波形をアーティファクトと呼ぶ。

処理の手法としてはアナログ方式およびディジタル方式とがあり，後者はさらにハードウェアによるものとソフトウェアによるものとがある。最近は計算機の演算速度が速くなり実時間処理も容易になった結果，特性などを変化しやすいソフトウェアによる信号処理が多くなっている。

この節ではおもにソフトウェアによる信号処理を扱っており，ハードウェアによる方法，具体的にはアナログおよびディジタルフィルタ回路，微分および積分回路，ダイオードを含むクリッパおよびリミッタ回路などのパルス回路も信号処理に用いられる。

これらは，3章に述べられているので参照されたい。

4.2.1 アナログ信号処理

信号は時間関数 $f(t)$ として扱うこともできるが，各種の周波数成分を含んでいるので $F(\omega)$ （$\omega = 2\pi f$）として扱える。したがって，時間領域で処理をしてもよいし周波数領域で処理を行うこともできる。微分回路，積分回路およびフィルタ回路は周波数領域における処理であるが，3.2節で述べてあるので，ここでは加算平均およびロックイン増幅器のみを扱っている。

なお，ディジタル信号処理については現在広く用いられている手法について示す。なお，ウオルシュ関数による処理は将来普及するものと思われるがここでは省略してある。

〔1〕 加算平均（同期加算）

胎児の心音，誘発脳波などのように，必要とする信号成分が不要な信号（母体の心音，自発脳波）に埋もれており，直接には読み取れない場合がある。このような場合に，得られた波形をできる限り多く（例えば，100回以上）加算する。いま加算回数を N_A とすると S/N が $\sqrt{N_A}$ に従って改善される。したが

って，100 回の加算によって S/N が 10 倍となる．この平均方法によると同期信号と相関のない成分については打ち消されるので加算しても大きさが増加しない．特にランダム成分については打消しの効果が大きい．また，周期性のある雑音，例えば電源の交流雑音についても，この周期の整数倍の時間を 1 回当りの加算時間に選ぶことにより打ち消すことができる．

なお，N_A 回加算を行った後に結果を得るので，信号の傾向が徐々に変化する場合でも N_A 回加算後ごとでないと出力が得られない．これでは時間がかかりすぎるので最初は N_A 回の加算を行うが，この結果をもとに以後，例えば $N_A/5$ 回の加算を行うと同時に古いほうから $N_A/5$ 回分のデータを除いていくと，$N_A/5$ 回ごとに加算結果が得られる．これを図 4.33 に示す．ただし，このような修正方法はディジタル的な加算ではないと困難である．

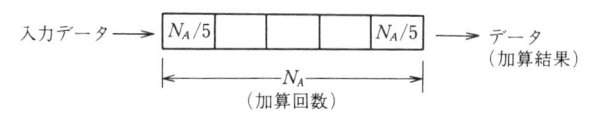

図 4.33 加算時間の短縮方法

〔2〕 **ロックイン増幅器**（lock-in amplifier）

この増幅器は図 4.34 のような構成をしており，ランダム性の雑音の除去にきわめて有効である．雑音を含んだ信号（信号が雑音より小さくてもよい）は，帯域フィルタを通って位相弁別検波器に与えられる．また，同一の入力に位相器によって φ なる位相変移を与える．例えば

$$v_i(t) = V_i \sin \omega t$$

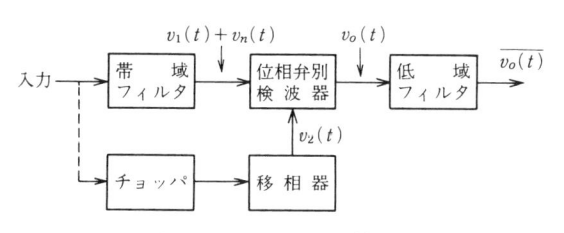

図 4.34 ロックイン増幅器

256   4. 通　　信

なる入力信号に対して

$$v_i'(t) = V_i \sin(\omega t + \varphi) \tag{4.20}$$

なる信号となる。したがって，検波器の出力 $v_o(t)$ は両者の積で得られる。すなわち

$$v_o(t) = v_i(t)v_i'(t) + v_i(t)v_n'(t) + v_i'(t)v_n(t) + v_n(t)v_n'(t) \tag{4.21}$$

となるので，信号と雑音との間に相関がないならば，時間平均をとると第2,3, 4項はゼロとなるので

$$\overline{v_o(t)} = K V_i V_i' \cos \varphi \tag{4.22}$$

になる。ただし，K は回路によって定まる定数である。

式 (4.22) が示すように，出力にはランダム性の雑音が生じないことがわかる。

4.2.2　ディジタル信号処理

AD変換器およびディジタル回路の普及と高速化により，ディジタル的な信号処理が一般化してきた。ディジタルフィルタもその一例である。大別してディジタル回路を用いてハードウェア的に処理する方法とソフトウェア的に処理する方法とがある。**DSP**（digital signal processor）と呼ばれる信号処理装置は前者の方法によるものである。後者の手法は電子計算機によって可能であり，高速のものであれば実時間処理ができる。以下に，パーセプトロンを用いた例について述べる。

パーセプトロン　　これはニューロネットワークとも呼ばれており，神経回路網の機能を模した信号処理回路である。**図 4.35** にその構成例を示すが，多入力・多出力である。入力には情報の特徴に対応する要素 $\{x_i\}$ を与え，要素の違いにより情報のパターンを分類した結果 $\{y_k\}$ を出力として得る。この回

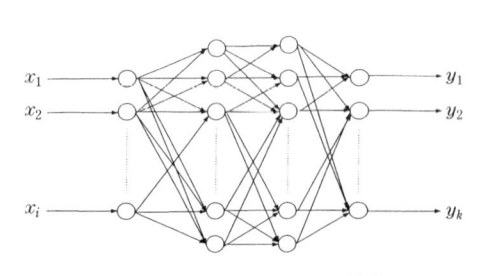

図 4.35　パーセプトロンの構成

路網内の結合の重みを変えて入力に対して所望の出力を得る。すなわち，入力要素のある組合せに対し，対応する端子に出力が出るように調整することを「学習」すると呼んでいる。

　この回路網はソフトウェアで構成することが一般的であり，画像その他のパターン認識に利用される。医療においては，症状の特徴（入力）から病名（出力）を決めることなどに用いることができる。また，雑音を含む波形からあらかじめ教えてある信号を抽出することも可能である。一例として筋電を含む波形から心電成分を取り出した結果を図 4.36 に示す。

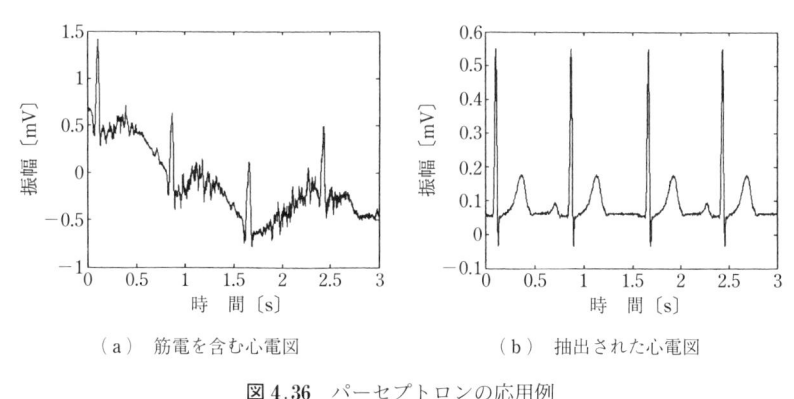

（a）筋電を含む心電図　　　　　（b）抽出された心電図

図 4.36　パーセプトロンの応用例

4.2.3　スペクトル処理

〔1〕　フーリエ変換

　この変換には連続波形を変換するものと時間軸上でサンプリングされた波形を扱う離散フーリエ変換とがある。

　われわれはレコーダあるいはブラウン管に心電図，脳波などを描く。このような時間波形のまま扱う以外に周波数成分を計測しうることも知っている。フーリエ変換によって任意の波形（周期をもたなくてもよい）$f(t)$ の周波数成分をソフトウェア的に求めることができる。この変換および逆変換の定義はつぎのようである。

$$F(\omega) = \int_{-\infty}^{\infty} f(t) e^{-j\omega t} dt \tag{4.23}$$

$$f(t) = \frac{1}{2\pi} \int_{-\infty}^{\infty} F(\omega) e^{j\omega t} d\omega \tag{4.24}$$

式 (4.23) の変換式において，$e^{-j\omega t} = \cos \omega t - j \sin \omega t$ によって書き直すと

$$F(\omega) = \int_{-\infty}^{\infty} f(t) \cos \omega t \, dt - j \int_{-\infty}^{\infty} f(t) \sin \omega t \, dt \tag{4.25}$$

のように実数部と虚数部とになるので

$$F(\omega) = R(\omega) + jX(\omega) = A(\omega) e^{j\phi(\omega)} \tag{4.26}$$

と書くことができる。ここで

$$A(\omega) = |F(\omega)| = \sqrt{R(\omega)^2 + X(\omega)^2} \tag{4.27}$$

$$\phi(\omega) = \tan^{-1}\left(\frac{X(\omega)}{R(\omega)}\right) \tag{4.28}$$

であり，$A(\omega)$ を振幅の周波数特性（周波数スペクトル），$\phi(\omega)$ を位相特性（位相スペクトル）と呼んでいる。なお，フーリエ変換が存在するためには $f(t)$ のエネルギーが有限であること，すなわち

$$\int_{-\infty}^{\infty} |f(t)|^2 dt < \infty \tag{4.29}$$

でなくてはならない。

つぎに変換例として**図 4.37** のような方形波パルスをフーリエ変換してみる。定義に従って

$$F(\omega) = \int_{-\frac{\tau}{2}}^{\frac{\tau}{2}} V e^{-j\omega t} dt = 2V \int_{0}^{\frac{\tau}{2}} e^{-j\omega t} dt = \tau V \frac{\sin(\pi f \tau)}{\pi f \tau} \tag{4.30}$$

上式は $\pi f \tau \equiv x$ とおくと，$\sin x / x$ の形になっており，周波数変化に対する $F(\omega)$ を描くと**図 4.38** のようである。なお，デルタ関数 $\delta(t)$，単一ステップ $u(t)$ などのフーリエ変換を表にすると，**表 4.2** のようになる。

つぎに周期 T をもつ時間波形について考える。この場合は n を自然数としてつぎの式のように多数の周波関数（sin および cos）および直流成分 a_0 の和として表現される。すなわち

4.2 信号処理

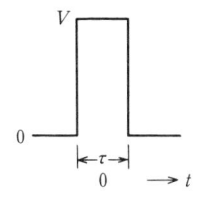

図 4.37 単一パルス

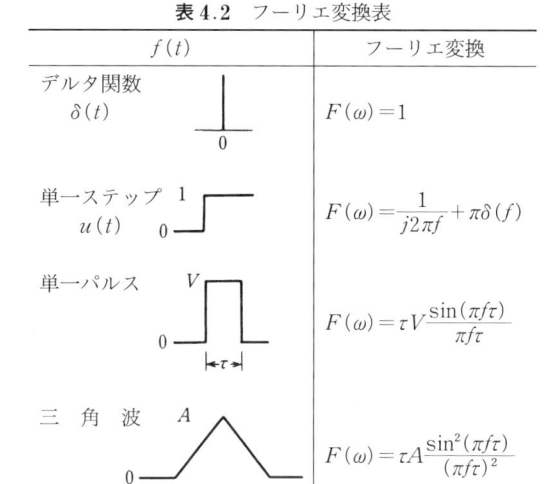

図 4.38 単一パルスの周波数スペクトル

表 4.2 フーリエ変換表

$f(t)$		フーリエ変換
デルタ関数 $\delta(t)$		$F(\omega)=1$
単一ステップ $u(t)$		$F(\omega)=\dfrac{1}{j2\pi f}+\pi\delta(f)$
単一パルス		$F(\omega)=\tau V\dfrac{\sin(\pi f\tau)}{\pi f\tau}$
三角波		$F(\omega)=\tau A\dfrac{\sin^2(\pi f\tau)}{(\pi f\tau)^2}$

$$f(t)=a_0+\sum_{n=1}^{\infty}a_n\sin n\omega t+\sum_{n=1}^{\infty}b_n\cos n\omega t \tag{4.31}$$

となる。ここで

$$a_0=\frac{1}{T}\int_{-\frac{\tau}{2}}^{\frac{\tau}{2}}f(t)\,dt \tag{4.32}$$

$$a_n=\frac{2}{T}\int_{-\frac{\tau}{2}}^{\frac{\tau}{2}}f(t)\sin n\omega t\,dt \tag{4.33}$$

$$b_n=\frac{2}{T}\int_{-\frac{\tau}{2}}^{\frac{\tau}{2}}f(t)\cos n\omega t\,dt \tag{4.34}$$

のように求まる。これら a_n および b_n は各周波数成分の振幅に対応する。例えば，a_1 および b_n は基本波の振幅であり，a_2 および b_2 は第2調波の振幅を意味している。以上のことから，周期波形の周波数スペクトルは連続ではなく $\omega_0=2\pi/T$ ごとの不連続なスペクトル（線スペクトル）になることがわかる。

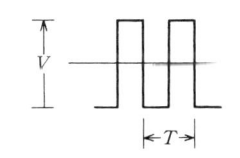

一例として図 4.39 に示す周期 T の方形波をフー

図 4.39 方形波

リエ級数に展開すると式 (4.35) のようになり，周波数スペクトルは奇数調波からなり，$1/n$ の割合で減少する．

$$f(t) = \frac{V}{t} \sum_{n=1}^{\infty} \sin n\omega t \tag{4.35}$$

ただし，n は奇数である．

〔2〕 **離散フーリエ変換**（discrete Fourier transform，DFT）

効率よくスペクトルを計算する方法で，前述のフーリエ変換のような積分を行う必要がない．この変換対はつぎのように周期 T でサンプリングされた N 個の標本からなっている系列 $f(nT)$ のスペクトルを求めるものである．

$$F(kf_0) = \sum_{n=0}^{N-1} f(nT) W_N^{kn} \qquad (k=0,1,\cdots,N-1) \tag{4.36}$$

また，逆変換は

$$f(nT) = \frac{1}{N} \sum_{k=1}^{N-1} F(kf_0) W_N^{-kn} \qquad (k=0,1,\cdots,N-1) \tag{4.37}$$

ただし，$f_0 = 1/(NT)$，$W_N = e^{-j(2\pi/N)}$ であり，見掛け上 NT なる周期をもつ．

いま，**図 4.40** のパルス列について DFT を求めてみる．$N=4$，$T=1$ ms であるから，$f_0 = 1/4$ kHz となる．また，$W_4 = e^{-j(2\pi/4)} = e^{-j(\pi/2)}$ であるから

$$F(kf_0) = \sum_{n=1}^{3} f(nT) W_4^{kn} \tag{4.38}$$

となり

$$\begin{bmatrix} F(0) \\ F(f_0) \\ F(2f_0) \\ F(3f_0) \end{bmatrix} = \begin{bmatrix} W_4^0 & W_4^0 & W_4^0 & W_4^0 \\ W_4^0 & W_4^1 & W_4^2 & W_4^3 \\ W_4^0 & W_4^2 & W_4^4 & W_4^6 \\ W_4^0 & W_4^3 & W_4^6 & W_4^9 \end{bmatrix} \begin{bmatrix} f(0) \\ f(T) \\ f(2T) \\ f(3T) \end{bmatrix} = \begin{bmatrix} 1 & 1 & 1 & 1 \\ 1 & -j & -1 & j \\ 1 & -1 & 1 & -1 \\ 1 & j & -1 & -j \end{bmatrix} \begin{bmatrix} f(0) \\ f(T) \\ f(2T) \\ f(3T) \end{bmatrix} \tag{4.39}$$

のように表現できる．したがって，$f(0)$，$f(T)$，$f(2T)$，$f(3T)$ は与えられているので（＝0，＝1，＝2，＝3）

$$F(0) = f(0) + f(T) + f(2T) + f(3T) = 6$$

$$F(f_0) = f(0) + (-j)f(T) - f(2T) + (+j)f(3T) = -2 + j2$$

$$|F(f_0)| = \sqrt{(-2)^2 + 2^2} = 2\sqrt{2} \fallingdotseq 2.8$$

4.2 信号処理

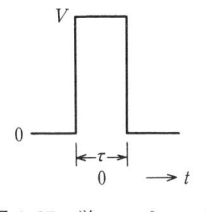

図 4.37 単一パルス

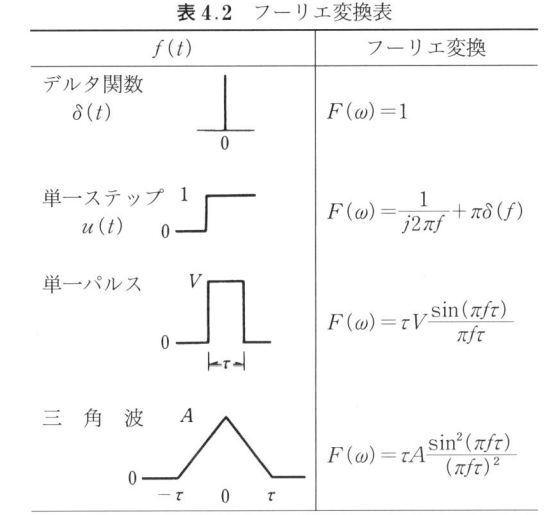

図 4.38 単一パルスの周波数スペクトル

表 4.2 フーリエ変換表

$f(t)$		フーリエ変換
デルタ関数 $\delta(t)$		$F(\omega)=1$
単一ステップ $u(t)$		$F(\omega)=\dfrac{1}{j2\pi f}+\pi\delta(f)$
単一パルス		$F(\omega)=\tau V\dfrac{\sin(\pi f\tau)}{\pi f\tau}$
三角波		$F(\omega)=\tau A\dfrac{\sin^2(\pi f\tau)}{(\pi f\tau)^2}$

$$f(t)=a_0+\sum_{n=1}^{\infty} a_n \sin n\omega t+\sum_{n=1}^{\infty} b_n \cos n\omega t \tag{4.31}$$

となる。ここで

$$a_0=\frac{1}{T}\int_{-\frac{\tau}{2}}^{\frac{\tau}{2}} f(t)\,dt \tag{4.32}$$

$$a_n=\frac{2}{T}\int_{-\frac{\tau}{2}}^{\frac{\tau}{2}} f(t)\sin n\omega t\, dt \tag{4.33}$$

$$b_n=\frac{2}{T}\int_{-\frac{\tau}{2}}^{\frac{\tau}{2}} f(t)\cos n\omega t\, dt \tag{4.34}$$

のように求まる。これら a_n および b_n は各周波数成分の振幅に対応する。例えば，a_1 および b_n は基本波の振幅であり，a_2 および b_2 は第 2 調波の振幅を意味している。以上のことから，周期波形の周波数スペクトルは連続ではなく $\omega_0=2\pi/T$ ごとの不連続なスペクトル（線スペクトル）になることがわかる。

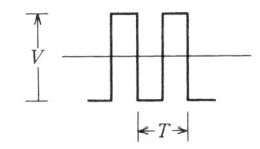

一例として図 4.39 に示す周期 T の方形波をフー

図 4.39 方　形　波

リエ級数に展開すると式 (4.35) のようになり，周波数スペクトルは奇数調波からなり，$1/n$ の割合で減少する。

$$f(t) = \frac{V}{t} \sum_{n=1}^{\infty} \sin n\omega t \tag{4.35}$$

ただし，n は奇数である。

〔2〕 **離散フーリエ変換** (discrete Fourier transform, DFT)

効率よくスペクトルを計算する方法で，前述のフーリエ変換のような積分を行う必要がない。この変換対はつぎのように周期 T でサンプリングされた N 個の標本からなっている系列 $f(nT)$ のスペクトルを求めるものである。

$$F(kf_0) = \sum_{n=1}^{N-1} f(nT) W_N^{kn} \quad (k=0,1,\cdots,N-1) \tag{4.36}$$

また，逆変換は

$$f(nT) = \frac{1}{N} \sum_{k=1}^{N-1} F(kf_0) W_N^{-kn} \quad (k=0,1,\cdots,N-1) \tag{4.37}$$

ただし，$f_0 = 1/(NT)$，$W_N = e^{-j(2\pi/N)}$ であり，見掛け上 NT なる周期をもつ。

いま，**図 4.40** のパルス列について DFT を求めてみる。$N=4$，$T=1$ ms であるから，$f_0 = 1/4$ kHz となる。また，$W_4 = e^{-j(2\pi/4)} = e^{-j(\pi/2)}$ であるから

$$F(kf_0) = \sum_{n=1}^{3} f(nT) W_4^{kn} \tag{4.38}$$

となり

$$\begin{bmatrix} F(0) \\ F(f_0) \\ F(2f_0) \\ F(3f_0) \end{bmatrix} = \begin{bmatrix} W_4^0 & W_4^0 & W_4^0 & W_4^0 \\ W_4^0 & W_4^1 & W_4^2 & W_4^3 \\ W_4^0 & W_4^2 & W_4^4 & W_4^6 \\ W_4^0 & W_4^3 & W_4^6 & W_4^9 \end{bmatrix} \begin{bmatrix} f(0) \\ f(T) \\ f(2T) \\ f(3T) \end{bmatrix} = \begin{bmatrix} 1 & 1 & 1 & 1 \\ 1 & -j & -1 & j \\ 1 & -1 & 1 & -1 \\ 1 & j & -1 & -j \end{bmatrix} \begin{bmatrix} f(0) \\ f(T) \\ f(2T) \\ f(3T) \end{bmatrix}$$
$$\tag{4.39}$$

のように表現できる。したがって，$f(0)$，$f(T)$，$f(2T)$，$f(3T)$ は与えられているので

$\,\|\,\|\|\|$
$\,0\,\,123$

$F(0) = f(0) + f(T) + f(2T) + f(3T) = 6$

$F(f_0) = f(0) + (-j)f(T) - f(2T) + (+j)f(3T) = -2 + j2$

$|F(f_0)| = \sqrt{(-2)^2 + 2^2} = 2\sqrt{2} \fallingdotseq 2.8$

$$F(2f_0) = f(0) - f(T) + f(2T) - f(3T) = -2$$
$$F(3f_0) = f(0) - jf(T) - f(2T) - jf(3T) = -2 - j2$$
$$|F(3f_0)| \fallingdotseq 2.8 \qquad (4.40)$$

のように求まる。したがって周波数スペクトルは**図 4.41** の形になる。

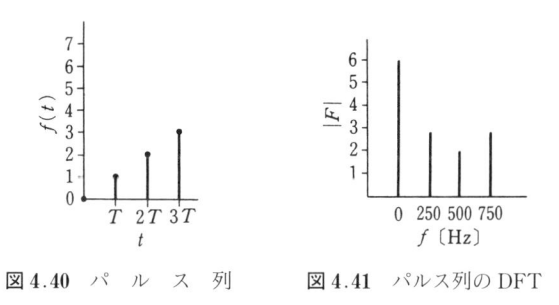

図 4.40 パルス列 **図 4.41** パルス列の DFT

4.3 医用情報

4.3.1 医用画像処理

医用画像にはX線画像，MRI画像，PET画像などのような静止画，あるいは超音波画像のように動画を含む場合とがある。一般の画像と異なるのは情報量が1〜2Mバイトときわめて大きい。処理の目的は，①雑音除去をはじめ，②エッジの検出，③重ね合せ，④三次元化，⑤腫瘍認識および，⑥圧縮などがあり，それぞれの手法がとられる。

（1） 残音除去には単純な閾値処理のほか，二次元のディジタルフィルタ，パーセプトロンなどの学習機能をもつ回路を利用しうる。

（2） 画像の周囲，内部の患部の周囲，同一濃度領域の周囲など目的に応じた周囲の検出を行う。この際に問題となるのは追跡している周囲が途切れている場合に他の方向にいくことを防止しなくてはならない。このような場合には逆方向からの追跡を行うか，途切れた点を中心として，円を描きこの内部に追跡すべき点があるかを調べる。

（3） 画像の重ね合せの具体例としては，PET画像とMRI画像との重ね合せがある。PET画像は機能画像であるが，空間分解能があまりよくない。

したがって，分解能のよい形態画像である MRI 画像を重ねると，各位置での機能が明確になる。目視での重ね合せの手間を省くために両画像を自動的に重ねて表示する。なお，重ねるためには指標が必要であるが，脳画像においては脳幹を指標として自動認識して重ねる。図 4.42 に一例を示す。

また，最近は一つの臓器について異なる方法で得た画像を重ねて表示するデータフュージョンも実用になりつつあり，手術支援に利用され出した。

（4） 三次元化は二次元的に得た断層像を立体的に重ねて三次元表示を行う。このような表示は回転あるいは一部を切り取った場合の表示も可能である。図 4.43 は MRI による脳の三次元表示である。

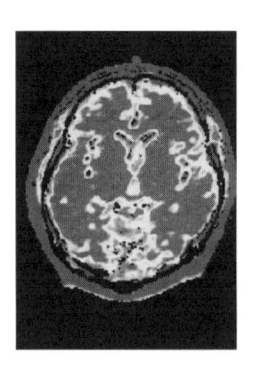

図 4.42　MRI 画像と PET 画像の重ね合せ

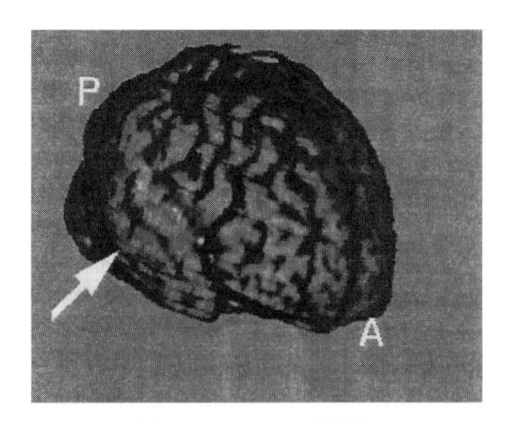

図 4.43　MRI 三次元画像

（5） 腫瘍認識は成人病検査など多量の画像の診断支援として有効である。これにはあらかじめ学習させておいた腫瘍の特徴を自動認識させる。この場合，重要なことは見落としおよび悪性の腫瘍を良性と判断しないような論理を採用することである。

（6） 画像圧縮は，大量の情報を伝送する際などに必要である。JPEG や MPEG などの画像圧縮方法があるが，医用画像において重要なことは患部などの ROI（region of interest），すなわち興味領域の部分が可逆圧縮であるこ

とが必要である。非可逆ではもとに戻した場合にROIが異なる像になってしまう。

目的により以上の方法が組み合わせて用いられるが，情報量が多いので計算時間が問題になる場合もあり，時間の短縮などについても研究されている。

4.3.2 電子カルテ

カルテを電子化することは医療のIT化の一つとして実用化が進められている。医療行為のデータベース化においては重要であり，また，患者が自分のカルテの一部をICカードとしてもつことは，ほかの病院において受診する際にも基礎データを提示できるので有効である。電子カルテについて重要な問題はカルテの改ざんができないこと，患者のプライバシー保護などの点がある。これらは，ソフトウェアにおいて十分考慮するべきである。その他，カルテの方式の互換性に関する問題もある。これは，ほかの病院での使用が可能になるためである。

電子カルテの導入は単にフィルムレス，ペーパレスのみならず，①患者と医師との情報の共有が可能，②医師による手書き入力の手間を軽減し能率を向上，③医師と看護師との情報の共有化，④カルテへの記入は場所を選ばない（無線LANで伝送），⑤カンファレンスに有効（液晶プロジェクタの利用），⑥遠隔医療への応用，⑦待ち時間の短縮，など多くの利点がある。

ただし，①職員の不必要なアクセス，②第三者の不法アクセスおよび，③

表4.3 ICメモリを内蔵した電子カルテの内容例

項　目	内　容
個人基本情報	ID，氏名，住所，健康保険証番号
救急情報	血液型，薬品副作用歴，アレルギー
現病歴情報	病名，医療機関名，発生年月日
既往歴情報	病名，年齢
家族歴情報	父母，兄弟などの病歴
投薬情報	処方日付，回数，薬名，用法，1日当りの数量
検診情報	検診日，種別，データ
検診履歴情報	検診年月日，種別

内容の改ざんが生じないように，教育，ユーザ認証，データ内容の暗号化，アクセスの記録，罰則規定などの整理をしておくことが重要である。

表4.3に電子カルテ内の情報の例を示す。

4.3.3 医用テレメータ

医用情報の無線伝送はモニタをはじめコードレス化のためにも多用されるようになった。テレメータは本来遠隔計測のことであるが，医療においてはモバイルまたはコードを省略する目的であり，屋内など近距離の場合が多い。特に，手術室やICUなどにおいて，患者に多くのチューブとコードが付けられる，いわゆるスパゲティ症候群を減らす目的がある。その他，体内に植え込みまたは飲み込んで体外へ情報を送り出すものも含んでいる。なお，医療用に割

表4.4 医用テレメータの周波数

(a)

周波数〔MHz〕	A型 ch番号	B型 ch番号	C型 ch番号	D型 ch番号
420.0500	1001			
420.0625	1002	1002		
420.0750	1003		1003	1005
420.0875	1004	1004		
420.1000	1005			
〜	〜	〜	〜	〜
449.6000	6075			
449.6125	6076	6076	6075	
449.6250	6077			
449.6375	6078	6078		
449.6500	6079			
449.6625	6080			

(b) 送信装置の占有幅

A型	8.5 kHz
B型	16 kHz
C型	32 kHz
D型	64 kHz
E型	320 kHz

り当てられた周波数の一覧を**表 4.4**に示す.

実例としては

（1）病院内においては，心電波形をナースステーションへ伝送するモニタシステムで，1チャネルのFM方式のほかディジタル方式のものも使用されている．ディジタル方式の送信器を**図 4.44**に示す．なお，救急車から病院への心電図伝送も現在実用になっている.

（2）その他，脳波用，筋電用などの装置もあり，検査および研究用などに利用されている.

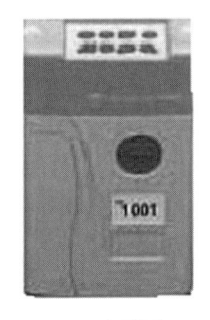

図 4.44　心電用テレ（メータ）送信機

（3）離島など専門病院がない場所から無線または有線で医用データを中核病院に伝送して診断を行う.

（4）在宅医療において，患者宅と病院とを無線または有線で結び，医用データを伝送して診断を仰ぐ．なお，携帯電話が普及しているので，緊急時にはこれを利用する心電図の伝送も有効であろう.

（5）その他，遠隔医療において，X線写真を専門医へ伝送して診断を支援してもらう，あるいは顕微鏡写真を専門医に伝送して診断してもらう（テレパソロジー）などもある.

4.3.4　電磁波障害

医用機器が電磁波により誤動作する問題があり，**EMI**（electro magnetic interference）と呼ばれる．電磁波による障害は一般の公害と同様に，①電源線を通じて入るもの，②空間に放射されたものによる場合がある．その他，特に問題となるものに，例えば電気メスからの高周波電流が患者に付けた電極を通じてモニタに入り，心電波形が雑音波形に埋もれてしまう．その結果，心電図のモニタができなくなる.

病院内は電気メスをはじめ多くの電磁波発生器があり，同時に電磁波の影響を受ける機器も多い．すなわち，加害機器と被害機器とが同居している．**表 4.5**はこれらの機器を分類したものである．これらの機器が同時に動作しうる

表 4.5 雑音発生源と影響を受ける機器の例

加害機器	被害機器
電気メス	患者モニタ
ワイヤレスモニタ	ワイヤレスモニタ
ハイパサーミア	ディジタル機器
X線CT	心臓ペースメーカ
核磁気共鳴装置（MRI）	超音波診断装置
電源線	検体検査装置
ペーシングシステムその他	
通信装置	
人間（静電気）	

ためには加害機器の出力を制限し，被害機器の電磁波排除能力（immunity）を高めることが必要である．電磁シールドによる方法が一般的である．

被害機器の多くは診断機器であるが，心臓ペースメーカや輸液ポンプなどのような治療機器もある．特に問題となるのは，治療機器の誤動作である．病院内では電磁波の管理はある程度可能であるが，植込形心臓ペースメーカのように病院外で使用される治療器もある．携帯電話との関係も距離をおくことにより解決できる．しかし，盗難防止用ゲートなど，今後も種々の電磁波利用機器が開発されるものと予想されるので，これらに対する対応も必要である．

参 考 文 献

1) R.F. コナー（著），高原幹夫（訳）：変調入門，森北出版（1988）
2) 秋山 稔：情報ネットワーク，コロナ社（1989）
3) 郵政省電気通信局，ISDN端末開発協議会（共編）：ISDN サービス開発指針，オーム社（1988）
4) 藤井信生：スイッチトキャパシタフィルタの基礎，オーム社（昭59）
5) 辻井重雄，久保田一：ディジタル信号処理，オーム社（昭62）
6) 小山正樹，箕輪純一郎，藤井洋二：光通信回路とシステム，オーム社（昭62）
7) 岡部哲夫・瓜谷富三編：医用画像工学，医歯薬出版（1997）
8) 内山明彦：医用電子工学，昭晃堂（1997）

演習問題

【1】 変調の目的を述べよ。
【2】 4 kHz の正弦波で 1 MHz の搬送波を振幅変調した場合，両側帯波（サイドバンド）は何 Hz になるか。
【3】 FM 方式の利点を説明せよ。
【4】 PCM の長所と短所を述べよ。
【5】 TDM と FDM とを比較せよ。
【6】 PWM-AM とはなにか。なぜこのようなことを必要とするのか。
【7】 最高周波数が 120 Hz の信号をサンプリングする場合，最低何 Hz にしなくてはならないか。
【8】 サンプルホールド回路の働きについて述べよ。
【9】 方形波をフーリエ級数に展開した場合，第 3 高調波の振幅は基本波の振幅に対して何倍になるか。
【10】 フーリエ変換とフーリエ級数とを比較せよ。
【11】 DFT とは何か。
【12】 z 変換の定義と用途を説明せよ。
【13】 ディジタルフィルタの特徴を述べよ。
【14】 ISDN とはなにか。
【15】 LAN の基本構成を示せ。
【16】 VAN の形態にはどのようなものがあるか。
【17】 光 LAN の長所を述べよ。
【18】 トークン方式とはなにか。
【19】 CSMA の動作原理を示せ。

演習問題解答

2 章

【1】 本文 2.1.1 項参照　【5】 本文 2.2.1 項 〔2〕 参照

【8】 $(n_0 - n_p)e^{-t/\tau_n} + n_p$　【9】 0.87 V　【10】 本文 2.4.1 項参照

【12】 20.68 pT　【13】 本文 2.6.1 項参照　【14】 本文 2.6.1 項 〔1〕 参照

【15】 本文 2.6.1 項参照　【16】 本文 2.6.2 項 〔2〕 参照

【17】 本文 2.6.2 項 〔1〕 参照

3 章

【1】 b, d　【2】 a, e, f　【3】 本文 3.1.2 項参照　【4】 d

【5】 $G_v = 60$ dB, $G_P = 30$ dB　【6】 本文 3.2.2 項参照　【7】 d

【8】 3.1.2 項 〔2〕〜〔4〕 参照　【9】 DF = 102.6%　【10】 b

【11】 b, d, f　【12】 3.1.2 項 〔7〕 参照　【13】 3.1.2 項 〔7〕 参照

【14】 $F = 100$, NF = 20 dB

【15】 （a）商用交流　（b）容量　（c）静電誘導　（d）磁束　（e）電磁誘導雑音　（f）マイクロホニック雑音　（g）パルス性雑音　（h）熱雑音（ジョンソン雑音）　（i）フリッカ雑音　（j）ショット雑音　（k）白色雑音（ホワイトノイズ）　（l）ピンク雑音

【16】 a, c, e　【17】 e　【18】 3.1.4 項 〔1〕 参照

【19】 $A_v = -33$, $A_i = -99$, $A_P ≒ 3\,300$, $Z_i = 3$ kΩ, $Z_o = 10$ kΩ

【20】 3.1.4 項 〔1〕〔2〕 参照　【21】 b　【22】 $f_l = 31.85$ Hz, $f_h = 13.27$ kHz

【23】 b, d　【24】 3.1.4 項 〔5〕 参照　【25】 $G = A/(1/A\beta)$

【26】 a, c, e　【27】 $A_d = -99$, $A_c = -11$

【28】 （a）大きい　（b）小さい　（c）弁別比　（d）同相除去比
　　　（e）CMRR　（f）差動利得/同相利得　（g）ドリフト
　　　（h）外部雑音　（i）同相成分　（j）直流増幅回路

【29】 c 　【30】 c 　【31】 3.1.4項〔7〕(a) 参照
【32】 3.1.4項〔7〕(e) 参照
【33】 (a) A級電力増幅回路　(b) B級電力増幅回路　(c) C級電力増幅回路　(d) 50　(e) 78.5　(f) B級プッシュプル増幅回路　(g) 対称　(h) ひずみ
【34】 b, c 　【35】 a, b 　【36】 約 1.59 MHz 　【37】 b, c
【38】 3.2.2項参照　【39】 3.2.2項参照　【40】 a, c, f
【41】 約 159.2 kHz 　【42】 約 15.9 Hz
【43】 (a) コンパレータ　(b) ツェナーダイオード　(c) ゼロクロス検出器　(d) V-f コンバータ　(e) 出力パルス　(f) f-V コンバータ　(g) パルス周波数　(h) ピーク値検出回路　(i) 放射線測定器　(j) ガスクロマトグラフ　(k) サンプルホールド回路　(l) AD変換器
【44】 b, c, d 　【45】 d, e
【46】 (a) 積分　(b) 高域遮断周波数　(c) 小さい
【47】 (a) 非安定マルチバイブレータ　(b) 単安定マルチバイブレータ　(c) 双安定マルチバイブレータ　(d) 安定状態　(e) フリップフロップ　(f) 2進計数回路
【48】 図 3.105 参照
【49】 (a) v_{b2} または Tr_2 のベース電位　(b) v_{b2} の上昇　(c) i_{c1} の増加　(d) 正帰還作用　(e) オフ　(f) オフ　(g) オン　(h) $0.7 C_b R_b$
【50】 $CR \ln(n+1) = 100 \times 10^{-6} \times 1\,000 \times \ln(1.2) = 18.2$ ms
【51】 (a) 発振周期　(b) トリガ信号　(c) 同期　(d) テレビ信号の送受信
【52】 c, d, f 　【53】 ① 49　② 83　③ 0111 0000
【54】 (a) 1001100　(b) 4C　(c) 25　【55】 ① 1　② 0
【56】 与式にド・モルガンの定理を適用すると，$\overline{D \cdot (\overline{(C \cdot A) + B + D})}$
もう一度ド・モルガンの定理を適用すると，$\overline{D} \cdot (C \cdot A) \cdot B \cdot D = \overline{D} \cdot D \cdot (A \cdot B \cdot$

C) $\overline{D} \cdot D = 0$ より，与式 =0 となる。

【57】（a）連続　（b）ディジタル　（c）電圧　（d）強い　（e）ディジタル

【58】0 V

【59】

A	B	C
0	0	0
1	0	1
0	1	1
1	1	0

【60】3.3.2 項，3.3.3 項参照　【61】3.3.3 項〔1〕（a）参照

【62】図 3.137（b）参照

【63】タイムチャート：図 3.138（b）参照，シリアル-パラレル変換には 5 発のクロックが必要

【64】（a）記憶装置　（b）制御装置　（c）記憶装置　（d）演算装置　（e）制御装置　〔（a）と（b）および（c），（d），（e）の順番は入れ替わっても可〕

【65】（a）ROM　（b）RAM　（c）フリップフロップ　（d）コンデンサ

【66】3.3.4 項〔3〕参照

4 章

【1】本文 4 章のまえがき部分参照

【2】上側帯波 1 004 kHz（1.004 MHz），下側帯波 996 kHz（0.996 MHz）

【3】本文 4.1.1 項〔2〕参照　【4】本文 4.1.2 項〔4〕参照

【5】本文 4.1.4 項参照　【6】本文 4.1.3 項〔3〕参照　【7】240 Hz

【8】本文 4.1.2 項〔4〕参照　【9】1/3 倍

【10】本文 4.2.3 項参照　【11】本文 4.2.3 項〔2〕参照

【12】本文 4.2.2 項〔1〕参照　【13】本文 4.2.2 項〔2〕参照

【14】本文 4.1.5 項〔3〕参照　【15】本文 4.1.5 項〔1〕参照

【16】本文 4.1.5 項〔2〕参照　【17】本文 4.3.3 項参照

【18】本文 4.3.3 項参照　【19】本文 4.3.3 項参照

索引

【あ】

アクセプタ	27
アクセプタイオン	37
アクセプタ準位	27
アクティブ	253
アクティブフィルタ	152
アーティファクト	254
アナログ	60
アナログ回路	136
アナログ信号	136
アナログ信号処理	254
アナログフィルタ	148
アナログ量	197
アバランシェホトダイオード	76
アプリケーションプログラム	212
アルカリマンガン乾電池	88
アンダシュート	180

【い】

イーサネット	245
移相形発振回路	142
位相特性	100
位相ひずみ	101
位相変調	229
位相変調波	230
位置エネルギー	9
一次電池	85
一点接地	106
移動度	13
医用画像処理	261
医用テレメータ	264
——の周波数	264
インタプリタ	212
院内ネットワーク	243
インバータ	61
インピーダンス整合	104
インピーダンス変換回路	112

【う】

ウィーンブリッジ発振回路	144
上側帯波	226

【え】

液晶	79
エシェレット回折格子	82
エジソン効果	2
エネルギー準位	21
エネルギー準位 E	29
エネルギー帯	23
$1/f$ 雑音	107
エミッタ	50
エミッタ接地	109
エミッタ接地増幅回路	109
エミッタ接地電流増幅率	109
エミッタホロワ	112
遠隔医療	265
演算装置	211
演算増幅器	124
エンハンスメント形	58

【お】

オーバシュート	180
オフセット	108
オペアンプ	124
オペレーティングシステム	212
オームの法則	11
温度係数	25

【か】

外因性半導体	27
開口数	71
回路の Q	152
カウンタ	205, 206
加害機器	265
化学電池	85
可逆圧縮	262
拡散	239

拡散形	54
拡散長	44
拡散定数	15, 43, 44
拡散電位	36, 38
拡散電流	19
拡散方程式	15
確率密度関数	17
加算回路	126
加算平均（同期加算）	254
荷重抵抗形 DA コンバータ	173
過剰キャリヤ密度	42
画像圧縮	262
価電子	22
価電子帯	24, 72
ガードシールド	106
過変調	226
可変容量ダイオード	48
干渉フィルタ	83

【き】

記憶装置	211
帰還	119
帰還形発振回路	137
帰還増幅回路	119
帰還率	119
起電力	86
機能画像	261
揮発性メモリ	62
ギブズの自由エネルギー	85
逆拡散	239
逆バイアス	51
逆方向	41
キャプチャレンジ	176
キャリヤ	25
共有結合	22
禁制帯	24, 72
金属リチウム二次電池	91

【く】

空間電荷領域	36
空乏層	36, 55, 75
組立単位	6

クラッド	70		【し】		スイッチドキャパシタ	
クランパ	193				フィルタ	156
クリッパ	191	下側帯波	226	スイッチング素子	63
		し張発振回路	137	スイッチングレギュレータ	
【け】		時定数	145		133, 134
形態画像	262	シフトレジスタ	208	スター形	249, 253
ゲート	55	時分割	225, 241	スターカプラ	80
ゲート回路	193	遮断周波数	100	スタティック RAM	209
ゲート接地	112	シャノンのサンプリング定理		ステップ応答	102
言語処理プログラム	212		170	ストローブ回路	194
検波用ダイオード	47	シャントレギュレータ	133	スネルの法則	71
		集積回路	210	スペクトル拡散通信	239
【こ】		集積度	61	スペクトル処理	257
コ ア	70	充 電	89	スライサ	192
高域遮断周波数	147	周波数条件	138	スルーレート	102
高域通過フィルタ	146	周波数特性	99		
合金形	54	周波数ひずみ	100	【せ】	
広帯域増幅	116	周波数分割	225, 241	正規分布密度関数	16
光電子増倍管	78	周波数変調	227	正極活物質	87
光導電セル	77	周波数変調波	228	制御装置	211
降伏現象	47	周波数ホッピング	240	正弦波変調	225
国際単位系	6	充満帯	24, 28	正 孔	25
コードレス化	264	縮 退	49	正孔-電子対	25
固有障壁電位	36	出力インピーダンス	103	静電誘導	105
コルピッツ形発振回路	140	出力装置	212	静電誘導雑音	105
コレクタ	50	シュミットトリガ回路	186	整流回路	130
コレクタ接地	109	寿 命	43, 44	整流効率	130
コレクタ接地増幅回路	112	順序回路	200	整流作用	2
コンパイラ	212	順バイアス	51	整流特性	35, 40
コンパレータ	164	順方向	41	整流用ダイオード	47
コンプリメンタリ回路	61	少数キャリヤ	26	正論理	197
		状態密度	27, 28	積分回路	145
【さ】		情報伝送経路	224	接合形 FET	55
再結合	26, 36, 51, 73, 74	ジョセフソン接合	65	接合法則	42
最大周波数偏移	229	ショット雑音	107	接合容量	47, 75
在宅医療	265	ジョンソン雑音	106	セパレータ	87
サイリスタ	63	シリーズレギュレータ	133	ゼロクロス検出器	165
サ グ	180	シールド	105	全波整流	130
雑音係数	109	真空管	2		
雑音指数	109	信号対雑音比	108	【そ】	
撮像素子	65	真性半導体	27	双安定マルチバイブレータ	
差動増幅回路	122	真性半導体層	75		185
差動利得	123	心電用テレ送信機	265	増 幅	3, 52, 95
酸化・還元反応	85	振幅変調	226	増幅度	98
三次元表示	262	振幅弁別回路	186	ソース	55
サンプリング	231	真理値表	196	ソース接地	112
サンプリング回路	231			ソース接地増幅回路	112
サンプルホールド回路	168	【す】		ソースホロワ	114
		水晶発振回路	141	ソフトウェア	212

索　　　　　引　　273

【た】

損　失	69
帯域構造	23
帯域除去フィルタ	149
帯域通過フィルタ	149
帯域幅	100
第1種のベッセル関数	230
対数増幅回路	127
ダイナミックRAM	209
ダイナミックレンジ	101
ダイヤモンド構造	22
太陽電池	76
多結晶	23
多重化と変調の組合せ	240
多重変調	225
多数キャリヤ	26
立上り時間	180
立下り時間	180
ターマン発振回路	143
ダーリントン回路	116
ダーリントン接続	116
単安定ブロッキング発振器	189
単安定マルチバイブレータ	183
単位系	6
単一ステップ	258
単結晶	23

【ち】

遅延回路	183, 209
逐次比較形ADコンバータ	170
チャネル	55, 58
調和発振回路	137
直接拡散	240
直流増幅	121
直流増幅器	121
治　療	5

【つ】

ツェナー降伏	48
ツェナーダイオード	132

【て】

低域遮断周波数	146
低域通過フィルタ	147
抵　抗	11

抵抗率	11, 12
定差変調	230, 231, 237
ディジタルIC	60
ディジタル回路	178
ディジタル信号	137
ディジタル信号処理	256
ディジタルフィルタ	158, 160
ディジタル量	197
低周波増幅回路	114
定電圧ダイオード	47
デエンファシス	229
適応形定差変調	238
適応相関フィルタ	163
デシベル	98
データフュージョン	262
デプレッション形	58
デューティ比	135, 136, 178
デルタ関数	258
テレパソロジー	265
電圧制御形発振器	175
電圧増幅器	96
電圧ホロワ	128
電　位	9
電位差	9
電　荷	8, 10, 11
電　界	8, 9, 11, 37
電界効果トランジスタ	55, 112
電解質	87
電源回路	130
電　子	10
電子カルテ	263
電子計算機	210
電子工学	1
電子雪崩効果	76
電磁波	69
電磁波障害	265
電磁誘導雑音	105
伝送モード	71
電　池	84
伝導帯	24, 28, 72
伝導電子	20, 24
電　流	8
電流雑音	107
電流増幅	98
電流増幅器	96
電流伝送率	53

電流密度	12
電力条件	138
電力増幅回路	128
電力増幅器	96

【と】

等価回路	109
同　期	190
同期加算	254
同相除去比	124
同相利得	123
導電率	12
トークン方式	251
ドナー	27
ドナーイオン	37
ドナー準体	27
トーマス・エジソン	2
ド・モルガンの定理	196
トライアック	64
トランジスタ	4, 50
トリガ	181
ドリフト	108
ドリフト電流	13
ドレーン	55
ドレーン接地	112
ドレーン接地増幅回路	113
トンネル現象	49
トンネル効果	48
トンネルダイオード	48

【な】

ナイキストの式	106
雪崩降伏	48
鉛蓄電池	89

【に】

二次電池	85, 89
二重積分形ADコンバータ	172
2進カウンタ	206
2進計数回路	185
2値化	237
ニッケル-カドミウム電池	90
入力インピーダンス	96, 103
入力換算雑音	109
入力装置	211
ニューロネットワーク	256

【ね】

熱雑音	106
熱伝導方程式	15
熱平衡状態	35
熱暴走	55
燃料電池	85, 92

【の】

ノイズキャンセラ	163
能動フィルタ	152
ノッチフィルタ	149

【は】

バイアス	114
バイオテレメトリ	229
バイト	205
ハイブリッドIC	60
バイポーラ	50
パウリの排他律	21, 30
白色雑音	107
波形整形回路	183, 186
バス形	249, 251
バースト雑音	108
パーセプトロン	256
バターワース特性	155
波長多重	82
発光素子	71
発光ダイオード	71
発光波長	73
パッシブ	253
発振回路	137
発振条件	138
ハードウェア	210
ハートレー形発振回路	140
ハブ	253
ハム雑音	108
パルス位置変調	230, 231
パルス回路	178
パルス時変調	231
パルス周波数変調	230, 231
パルス振幅変調	230
パルス数変調	230, 231
パルス性雑音	105
パルス発生回路	181
パルス幅変調	135, 230, 231, 232
パルス符号変調	230, 231, 236
パルス変調	230
搬送波	224
反転層	57
反転増幅回路	125
半導体デバイス	7
バンド構造	72
半波整流	130

【ひ】

非安定ブロッキング発振器	188
非安定マルチバイブレータ	181
被害機器	265
光アイソレータ	83
光回路	80
光結合回路	80
光合波・分波回路	83
光CSMA	252
光CSMA/CD	252
光ネットワーク	249
光ファイバ	69
光分岐回路	80
光LAN	249
ピーク値検出回路	167
ひずみ率	101
非直線ひずみ	101
ビット	205
否定	196
非反転増幅回路	126
微分回路	145
標準水素電極	86
標本化回路	194
標本化定理	231
標本パルス	231
ピンク雑音	107
ピンチオフ	55, 58

【ふ】

フィルタ	148
フェルミエネルギー	29, 32, 38, 56, 76
フェルミエネルギー	31
フェルミ-ディラック分布	29
フェルミレベル	49
フォートラン	212
負帰還	119
不揮発性メモリ	62
負極活物質	87
復調	224
符号分割多重化	239
不純物	27
負性抵抗形発振回路	137
ブートストラップ回路	194
浮遊ゲート	62
ブラウン運動	17
フーリエ級数	232
フーリエ変換	257
フリッカ雑音	107
フリップフロップ	186, 201
プレエンファシス	229
プレーナ技術	54
ブロッキング発振器	187
負論理	197
分散	16
分周	190
分周回路	185

【へ】

平滑回路	130
平均値	16
ベクトル	8
ベーシック	212
ベース	50
ベース接地	51, 109
ベース接地増幅回路	111
ベース接地電流増幅率	109
偏向板	79
変調	224
変調指数	228
変調度	226
偏微分	15
弁別比	124

【ほ】

放電反応	87, 88, 89, 90
飽和電流密度	45
ボーデ線図	101
ポテンシャルエネルギー	9
ホトトランジスタ	77
ホワイトノイズ	107

【ま】

マイクロチャネルプレート	78
マイクロホニック雑音	105
マッチング	96, 104

索引 275

マルチバイブレータ	181
マンガン乾電池	87

【み】

密度	18
ミラー積分器	148, 194

【む】

無定形質体	23

【め】

メモリ効果	90

【も】

モノリシック IC	60
漏れ電流	105

【ゆ】

誘導放出	73, 74
ユーティリティプログラム	212

【よ】

ヨウ素-リチウム電池	89

【ら】

ラッチレジスタ	170
ランダムウォーク	13
ランダム性の雑音	256

【り】

リアクタンスフィルタ	150
離散フーリエ変換	257, 260
理想気体	39
リチウムイオン電池	91
リチウム一次電池	89
利得	98
利得帯域幅積	100
リニア IC	60
リプル	131
リミッタ	192
粒子加速器	11
量子	21
量子数	21
リン	27
臨界角	71
臨界電流値	66
リング形	249, 250

【る】

臨床工学	4
臨床用テレメトリ	227
ループ利得	120

【れ】

レーザ	69
レーザダイオード	72
レーザ発振	74

【ろ】

ログアンプ	127
ロックイン増幅器	255
ロックレンジ	177
論理回路	195, 197
論理積	196
論理代数	195
——の結合法則	196
——の交換法則	196
——の分配法則	197
論理和	195

【A】

AD コンバータ	170
AD 変換	170, 236
AD 変換器	170
AND 回路	198

【B】

BBS	244
BCD	174
binary coded decimal	174
BSB	227

【C】

C 言語	212
CAPTAIN	244
CATV	244
CCD	64
CCT	248
CDMA	239, 242
CdS	77
cgs 単位系	6
CMOS	61
CMRR	124
collision detection	252
CPU	210
CR 結合増幅回路	114

【D】

D フリップフロップ	203
DA コンバータ	173
DA 変換	170
de Morgan	196
DICOM	244
digital signal processor	158
DRAM	62
DS	240
DSP	158, 256

【E】

EMI	265
eV	10

【F】

FH 方式	240
FIR	160
f-V コンバータ	166

【G】

GB 積	100
Ge	22

【I】

IC	210
IIR	161
INS	247
ISDN	244, 247
ISFET	58

【J】

JK フリップフロップ	203

【L】

LAN	81, 244
LC 発振回路	138
LC フィルタ	150
LSI	210

【M】

MHS	248
MISFET	56, 79
MKSA 単位系	6
MOS	56
MRI 画像	262

【N】

n 形半導体	27
n^+	61
NAND 回路	200
Nernst の式	59
NOR 回路	199
NOT 回路	199
npn トランジスタ	50

【O】

OR 回路	198
OS	212

【P】

p 形半導体	27
PACS	243
PCM	236
PDM	232
PET 画像	261
pH 測定	59
phased locked loop	175
pin ホトダイオード	75
PLL	175
pn 接合	35, 52
PN 符号	240
pnp トランジスタ	50
PTM	234
PWM	234

【Q】

quality factor	152

【R】

RAM	209
RC 発振回路	142
RC フィルタ	149
ROI	262
ROM	209
RS フリップフロップ	201

【S】

Si	22
SI 単位	6
SN 比	108
SQUID 素子	65
SS	239

【T】

T フリップフロップ	204
TFT-LCD	79

【V】

VAN	244, 245
VCO	175
V-f コンバータ	165
VSB	227

【Z】

z 変換	158, 159

―― 著者略歴 ――

松尾正之（まつお　ただゆき）
1946 年　東北帝国大学工学部通信工学科卒業
1949 年　東北大学助手
1955 年　東北大学助教授
1961 年　工学博士（東北大学）
1962 年　東北大学教授
1987 年　東北大学名誉教授
1987 年　東京電機大学教授
1991 年　逝去

根本　幾（ねもと　いく）
1971 年　東京大学工学部電子工学科卒業
1976 年　東京大学大学院博士課程修了（電子工学専攻）
　　　　　工学博士（東京大学）
1976 年　東京電機大学講師
1981 年　東京電機大学助教授
1991 年　東京電機大学教授
　　　　　現在に至る

南谷晴之（みなみたに　はるゆき）
1966 年　慶應義塾大学工学部電気工学科卒業
1970 年　慶應義塾大学助手
1971 年　慶應義塾大学大学院博士課程単位取得退学（電気工学専攻）
1973 年　工学博士（慶應義塾大学）
1983 年　慶應義塾大学助教授
1988 年　慶應義塾大学教授
2009 年　慶應義塾大学名誉教授
　　　　　千歳科学技術大学特任教授
2014 年　千歳科学技術大学退職

内山明彦（うちやま　あきひこ）
1958 年　早稲田大学理工学部電気通信学科卒業
1967 年　早稲田大学助教授
1973 年　工学博士（早稲田大学）
1973 年　早稲田大学教授
2005 年　早稲田大学名誉教授
2014 年　逝去

改訂 医用電子工学
Electronic Engineering in Clinical Engineering (Revised Edition)
© Matsuo, Nemoto, Minamitani, and Uchiyama 1991, 2005

1991 年 8 月 20 日	初　版第 1 刷発行
2003 年 11 月 15 日	初　版第12刷発行
2005 年 5 月 10 日	改訂版第 1 刷発行
2018 年 3 月 15 日	改訂版第 8 刷発行

検印省略

著　者　　松　尾　正　之
　　　　　根　本　　　幾
　　　　　南　谷　晴　之
　　　　　内　山　明　彦
発 行 者　株式会社　コロナ社
　　　　　代 表 者　牛来真也
印 刷 所　新日本印刷株式会社
製 本 所　有限会社　愛千製本所

112-0011　東京都文京区千石 4-46-10
発 行 所　株式会社　コロナ社
　　　　　CORONA PUBLISHING CO., LTD.
　　　　　Tokyo Japan
振替 00140-8-14844・電話 (03) 3941-3131 (代)
ホームページ　http://www.coronasha.co.jp

ISBN 978-4-339-07125-2　C3347　Printed in Japan　　　　　（大井）

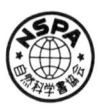

<JCOPY> <出版者著作権管理機構 委託出版物>
本書の無断複製は著作権法上での例外を除き禁じられています。複製される場合は、そのつど事前に、出版者著作権管理機構（電話 03-3513-6969、FAX 03-3513-6979、e-mail: info@jcopy.or.jp）の許諾を得てください。

本書のコピー、スキャン、デジタル化等の無断複製・転載は著作権法上での例外を除き禁じられています。購入者以外の第三者による本書の電子データ化及び電子書籍化は、いかなる場合も認めていません。
落丁・乱丁はお取替えいたします。